JN327650

パーキンソン病に対する標準的理学療法介入
―何を考え，どう進めるか？―

パーキンソン病に対する標準的理学療法介入

何を考え，どう進めるか？

武庫川女子大学教授
編集 ● 松尾善美

文光堂

■編集
松尾善美　　　　武庫川女子大学健康運動科学研究所教授

■執筆(執筆順)
鎌田　理之　　　大阪大学医学部附属病院リハビリテーション部
松尾　善美　　　武庫川女子大学健康運動科学研究所教授
平賀よしみ　　　北里大学東病院リハビリテーション部
橋田　剛一　　　大阪大学医学部附属病院リハビリテーション部技師長
長澤　　弘　　　神奈川県立保健福祉大学大学院教授
岡田　洋平　　　畿央大学健康科学部理学療法学科助教
石井　光昭　　　佛教大学保健医療技術学部理学療法学科准教授
梛野　浩司　　　関西福祉科学大学保健医療学部リハビリテーション学科准教授
Heremans E　　Department of Rehabilitation Sciences, KU Leuven, Belgium
Vercruysse S　　Department of Rehabilitation Sciences, KU Leuven, Belgium
Nackaerts E　　 Department of Rehabilitation Sciences, KU Leuven, Belgium
Spildooren J　　Department of Rehabilitation Sciences, KU Leuven, Belgium
Nieuwboer A　　Department of Rehabilitation Sciences, KU Leuven, Belgium
(訳)松谷綾子　　甲南女子大学看護リハビリテーション学部理学療法学科講師
(訳)小森絵美　　石原内科・リハビリテーション科
柏木　宏彦　　　大阪警察病院リハビリテーション技術科課長
高島　千敬　　　大阪大学医学部附属病院リハビリテーション部主任
大久保智明　　　介護老人保健施設清雅苑リハビリテーション部課長補佐
野尻　晋一　　　介護老人保健施設清雅苑副施設長
柳澤　幸夫　　　徳島県鳴門病院リハビリテーション部係長
三原　雅史　　　大阪大学大学院医学系研究科神経内科学特任助教
望月　秀樹　　　大阪大学大学院医学系研究科神経内科学教授
平岡　浩一　　　大阪府立大学地域保健学域総合リハビリテーション学類教授
望月　　久　　　文京学院大学保健医療技術学部理学療法学科教授
阿部　和夫　　　大阪保健医療大学大学院教授
大森　圭貢　　　聖マリアンナ医科大学横浜市西部病院リハビリテーション部

序　文

　わが国におけるパーキンソン病の有病率は10万人あたり100～150人といわれている．少子高齢化に伴い，患者数は今後増える可能性がある．また，厚生労働省特定疾患医療受給件数の統計によれば，パーキンソン病関連疾患の平成23年度受給件数は116,536件であり，全特定疾患中潰瘍性大腸炎に次いで多い難病である．ただし，これはHoehn & Yahr分類のⅢ度以上でかつ生活機能障害度Ⅱ度ないしⅢ度のものである．このように難病指定された緩徐進行性神経疾患のために，薬物療法を行いながら症状をコントロールされていても生活の質（Quality of Life：QOL）が脅かされている方は少なくない．近年パーキンソン病患者の健康関連QOLには，非運動症状も強く影響しているとも言われており，運動症状のみではない多角的な医学的管理の重要性が叫ばれている．

　一方，パーキンソン病に対する理学療法については近年海外での進歩が目覚ましい．その中でも自由歩行下での歩幅や歩行速度などが計測可能となり，パーキンソン病における歩行障害の特徴が明らかとなっている．また，歩行障害と認知機能との関係も明確になっている．さらに，脳科学の立場から多くの研究が実施され，臨床での理学療法に生かされている側面もある．このように，ここ十年程度で飛躍的に多くの知見が明らかにされ，我々が実施する診療行為の向上につながっていると言っても過言ではない．しかし，パーキンソン病患者の診療に携わる国内の理学療法士諸兄に十分それらの内容が伝わっていないとの声も多い．

　そこで，本書「パーキンソン病に対する標準的理学療法介入」を上梓し，この書籍が発行される時点で述べることのできる理学療法について編者独自の視点で編集し，海外の研究者も交えた各専門家に執筆いただいた．敢えて，標準的理学療法介入としたのは，医療経済の今後が危惧される中，世界で強調されており，医療専門職の責任として最少の介入（費用）で一定の効果を導きだす医療行為であるベスト・プラクティスを意識し，標準化したコンセンサス・メニューを作成したいとの思いも入っていることをご理解願えれば幸いである．本書がパーキンソン病で困っておられる患者を診療する理学療法士の海図となり，患者・ご家族の福音となることを期待したい．

平成26年1月

松尾　善美

目 次

実 践 編

01 認知負荷を含む動作・運動分析の手順とクリニカル・リーズニング（歩行障害を中心に） …… 002

1. PD患者における認知負荷を含む歩行分析の必要性 …… 002
   - (1) PD患者の歩行障害の概要 …… 002
   - (2) PD患者の歩行能力は変動する …… 002
     - ①日内変動 …… 003
     - ②突発的な変動 …… 004
   - (3) PD歩行の変動と歩行分析 …… 005
2. PD患者における認知負荷を含む歩行観察条件とその理論的背景 …… 005
   - (1) 歩行と注意の関連とその理論的背景 …… 005
     - ①注意と二重課題 …… 005
     - ②歩行の自動性と注意 …… 006
     - ③PD患者では歩行の自動性が低下している …… 006
     - ④PD患者では注意自体も低下している …… 007
     - ⑤二重課題中のPD歩行の実際 …… 007
   - (2) 認知負荷を含む歩行分析に必要な歩行観察条件 …… 007
3. PD患者の認知負荷を含む歩行分析の手順とクリニカル・リーズニング …… 009
   - (1) PD患者の歩行分析手順の概要 …… 009
   - (2) 各手順の進め方 …… 010
     - ①手順1：日常生活における歩行障害の把握 …… 010
     - ②手順2：日内変動の確認 …… 011
     - ③手順3：機能障害の把握 …… 013
     - ④手順4：歩行観察 …… 014
     - ⑤手順5：観察結果のクリニカル・リーズニング …… 016
   - (3) 模擬症例 …… 016

02 関節可動域，姿勢矯正はどうすれば効果があがるか？ …… 021

1. パーキンソン病で起こる姿勢異常の特徴 …… 021
   - (1) 定義 …… 021
   - (2) 姿勢異常の発生時期 …… 022
   - (3) 高度な姿勢異常・脊柱の変形，薬剤性の姿勢異常 …… 023
     - ①腰曲り（腰曲り，camptocormia，bent spine など） …… 023
     - ②体幹側屈（側屈，側彎，lateral trunk flexion，Pisa syndrome など） …… 023
     - ③首下がり（首下がり，dropped head syndrome など） …… 024
     - ④薬剤性の姿勢異常 …… 025
2. 姿勢異常が及ぼす影響 …… 025
   - ①姿勢維持筋力の低下 …… 025
   - ②歩行障害への影響 …… 026
   - ③筋肉のこわばりや疼痛の増強（腰痛，頭痛，頸部痛，肩凝りの悪化） …… 026
   - ④呼吸運動の障害 …… 026
   - ⑤嚥下障害 …… 027
   - ⑥発話の明瞭度や大きさ，視線

i

　　　　を合わせにくいなどコミュニ
　　　　ケーションの障害となる ─── 027
　　　⑦腹部圧迫による消化機能への
　　　　影響 ─────────────── 027
　3. 医学的治療 ─────────────── 027
　　　①薬物治療 ─────────────── 027
　　　②深部脳刺激療法 ─────────── 027
　　　③ボツリヌス菌注射 ────────── 027
　　　④ブロック注射 ─────────── 028

　　　⑤その他 ─────────────── 028
　4. 姿勢異常の評価 ─────────── 028
　5. 理学療法 ─────────────── 028
　　　(1) ストレッチング・関節可動域
　　　　練習 ─────────────── 031
　　　(2) 筋力強化 ─────────── 032
　　　(3) 正しい姿勢を維持するために
　　　　〜環境の整備 ─────────── 032

03 筋力増強運動は必要か？ ─────────────────────────── 035

　1. パーキンソン病で起こる筋力低下の
　　特徴 ─────────────── 035

　2. アプローチの理論的背景 ───── 037
　3. 具体的アプローチとその効果 ── 040

04 全身持久力に対するアプローチはこうする ─────────────── 047

　1. パーキンソン病で起こる全身持久力
　　低下の特徴 ─────────── 048
　　　(1) 定義 ─────────────── 048
　　　(2) パーキンソン病における全身持
　　　　久力低下 ─────────── 048
　2. アプローチの理論的背景 ───── 049
　　　(1) オランダ理学療法士協会におけ
　　　　るパーキンソン病の理学療法ガ
　　　　イドライン ─────────── 049
　　　(2) 日本理学療法士協会理学療法診
　　　　療ガイドライン ─────────── 049
　　　①理学療法全般（複合的運動：
　　　　全身持久力を含む）─────── 049
　　　②全身運動（全身持久力に着目
　　　　したもの）─────────── 050
　　　③その他の全身運動と運動耐容
　　　　能 ─────────────── 050

　　　(3) 日本理学療法士協会理学療法診
　　　　療ガイドライン2011以降の全身
　　　　持久力に関する検討 ─────── 051
　3. 具体的アプローチとその効果 ── 051
　　　(1) 重症度別の理学療法介入の必要
　　　　性 ─────────────── 051
　　　(2) 全身持久力維持・改善のための
　　　　ストレッチング ─────────── 052
　　　(3) 運動耐容能を向上するための理
　　　　学療法介入 ─────────── 054
　　　①健常者とパーキンソン病患者
　　　　の酸素摂取量 ─────────── 054
　　　②パーキンソン病患者の1日の
　　　　活動量 ─────────────── 054
　　　③運動療法の介入による変化 ── 056
　4. 軽症パーキンソン病患者への介入
　　効果 ─────────────── 057

05 効果的なバランス練習はどうすればいいか？ ─────────────── 061

　1. パーキンソン病で起こるバランス能
　　力低下の特徴 ─────────── 061
　　　(1) バランス能力 ─────────── 061
　　　(2) 静的姿勢制御 ─────────── 061

　　　(3) 外乱負荷応答 ─────────── 062
　　　(4) 随意運動に伴う姿勢制御 ── 064
　2. アプローチの理論的背景 ───── 066
　　　(1) バランス障害の関連要因と理学

療法介入のポイント ―― 066
　　　①感覚情報統合の異常 ―― 066
　　　②姿勢制御戦略の異常 ―― 066
　　　③予測的姿勢制御の異常 ―― 067
　　　④安定性限界 ―― 068
　　　⑤生体力学的因子 ―― 068
　　　⑥認知情報処理の異常 ―― 068
　　（2）バランス練習を効果的に行うための原則 ―― 068
　3. 具体的アプローチとその効果 ―― 069

　　（1）感覚情報統合の異常に対する介入 ―― 069
　　（2）姿勢制御戦略の異常に対する介入 ―― 070
　　（3）予測的姿勢制御の異常に対する介入 ―― 073
　　（4）安定性限界に対する介入 ―― 073
　　（5）認知情報処理の異常に対する介入 ―― 074

06　患者に即した歩行練習とは？ ―― 077

　A. すくみ足 ―― 077
　1. パーキンソン病で起こるすくみ足の特徴 ―― 077
　　（1）定義 ―― 077
　　（2）進行と医学的治療 ―― 078
　　（3）発生状況 ―― 079
　2. アプローチの理論的背景 ―― 080
　　（1）認知運動戦略の理論的基盤 ―― 080
　　（2）外的手掛かりの機序 ―― 081
　　（3）心理的アプローチの背景 ―― 082
　　（4）遂行機能障害への配慮が必要な背景 ―― 082
　　（5）環境設定が必要な背景 ―― 083
　3. 具体的アプローチとその効果 ―― 083
　　（1）アプローチの種類と内容 ―― 084
　　　①認知運動戦略 ―― 084
　　　②手掛かり戦略 ―― 085
　　　③認知行動的（心理的）介入 ―― 085
　　　④遂行機能障害への配慮 ―― 086
　　　⑤環境調整 ―― 087
　　（2）動作課題別の指導方法 ―― 087
　　　①歩きはじめ ―― 087
　　　②方向転換 ―― 088
　　　③目標物の手前 ―― 089
　　　④狭所の通過 ―― 089

　B. すくみ足以外 ―― 091
　1. パーキンソン病で起こるすくみ足以外の歩行の特徴 ―― 091
　　（1）すくみ足以外の歩行障害 ―― 091
　　（2）加速歩行 ―― 091
　2. アプローチの理論的背景 ―― 094
　　（1）歩行障害の病態とアプローチの背景 ―― 094
　　（2）加速歩行に対するアプローチの背景 ―― 094
　　（3）運動力学的分析からみたアプローチの背景 ―― 096
　3. 具体的アプローチとその効果 ―― 097
　　（1）指導のポイント ―― 097
　　　①外的手掛かりの利用 ―― 097
　　　②二重課題の回避 ―― 097
　　　③歩行への意識の集中 ―― 097
　　　④加速歩行に対するその他の指導 ―― 098
　　（2）オランダ理学療法士協会によるパーキンソン病の理学療法ガイドライン（KNGF guideline） ―― 099

07 基本動作練習（歩行以外）はどうすればいいか？ ... 101

1. パーキンソン病で起こる基本動作障害の特徴 ... 101
   - (1) 寝返り困難 ... 104
   - (2) 立ち上がり困難 ... 105
   - (3) 起き上がり困難 ... 105
   - (4) バランス障害 ... 105
2. アプローチの理論的背景 ... 107
   - (1) パーキンソン病の随意運動 ... 107
   - (2) 基本動作障害に関与する運動障害 ... 108
     - ① 筋固縮 ... 108
     - ② 無動 ... 109
     - ③ 姿勢反射障害 ... 110
   - (3) 基本的動作の障害に対する理学療法の目的 ... 110
   - (4) 認知運動戦略 ... 110
3. 具体的アプローチとその効果 ... 111
   - (1) 関節可動域運動 ... 111
   - (2) 筋力増強運動 ... 111
   - (3) バランス練習 ... 112
   - (4) 基本動作練習 ... 114

08 外的キューをいかに効果的に使用するか？ ... 120

1. パーキンソン病患者における視覚キュー，聴覚キューの役割 ... 120
   - (1) 外的キューの即時効果 ... 120
   - (2) 外的キューの持続効果 ... 122
2. アプローチの理論的背景 ... 123
3. 具体的アプローチとその効果 ... 125
   - (1) 歩行に対する外的キュー ... 125
     - ① 視覚キュー ... 125
     - ② 聴覚キュー ... 128
   - (2) 歩行以外に対する外的キュー ... 129

09 パーキンソン病患者のリハビリテーションにおける運動イメージの活用 ... 133

1. 運動イメージ：定義，タイプ，働き ... 133
2. 運動イメージの論理的背景 ... 134
3. 運動イメージ：神経リハビリテーションにおける新しい方法か？ ... 135
4. パーキンソン病患者における運動イメージ能力 ... 136
5. パーキンソン病患者における運動イメージ療法の医学的応用 ... 137
6. 今後の研究の方向性 ... 138
7. 結論 ... 139

10 併発する大腿骨頸部骨折後の理学療法の特徴とその実際 ... 142

1. パーキンソン病で起こる大腿骨頸部骨折について ... 142
   - (1) 大腿骨頸部骨折の分類 ... 142
   - (2) 外科的治療（手術） ... 143
     - ① 骨接合術 ... 144
     - ② 人工骨頭置換術 ... 144
     - ③ 人工股関節全置換術 ... 144
   - (3) 手術に伴うリスク ... 144
2. PDと併発する大腿骨頸部骨折の障害像について ... 146
   - (1) 大腿骨頸部骨折による一次性機能障害 ... 146
     - ① 骨構造障害・骨可動性障害 ... 146
     - ② 関節可動性障害・関節安定性障害 ... 146
     - ③ 疼痛 ... 146
     - ④ 筋力低下 ... 146
   - (2) PDによる一次性機能障害 ... 147

- ① 無動，寡動 …… 147
- ② 固縮 …… 147
- ③ 不随意運動，安静時振戦，ジスキネジア …… 147
- ④ 不随意運動反応機能低下 …… 147
- ⑤ 認知機能低下 …… 148
- ⑥ その他の非運動要素 …… 148
- (3) 二次性機能障害 …… 148
  - ① 骨構造変化 …… 148
  - ② 関節機能低下・関節可動域制限 …… 148
  - ③ 筋機能低下（筋力，筋持久力低下） …… 148
  - ④ 拘束性呼吸障害，循環機能低下 …… 148
  - ⑤ 情動認知機能低下 …… 149
- (4) 加齢変化による影響 …… 149
- (5) 抗 PD 薬などによる影響 …… 149
- (6) 転倒に対する恐怖心 …… 149
- (7) 活動制限および参加制約 …… 150
- 3. 具体的アプローチ …… 150
  - (1) 周術期 …… 150
    - ① 筋力維持 …… 150
    - ② 肺炎，褥瘡の予防 …… 151
    - ③ 深部静脈血栓症（DVT），肺塞栓症（PE）の予防 …… 151
  - (2) 術後の基本的介入 …… 151
    - ① 離床：術後早期 …… 151
    - ② 運動療法・関節可動域運動／筋力増強運動 …… 153
    - ③ 運動療法・リラクセーション …… 155
    - ④ 疼痛への対処 …… 155
  - (3) 基本的動作練習 …… 156
    - ① 寝返り動作 …… 156
    - ② 起き上がり動作 …… 157
    - ③ 立ち上がり動作 …… 159
    - ④ 着座動作 …… 159
    - ⑤ 移乗動作（ベッド⇄車いす・椅子） …… 159
    - ⑥ 立位〜歩行 …… 159
    - ⑦ 日常生活動作の制限 …… 161

11 摂食嚥下・呼吸機能障害に対する理学療法も知るべし …… 164

- 1. パーキンソン病で起こる摂食嚥下・呼吸機能障害の特徴 …… 164
  - (1) 呼吸機能障害 …… 164
    - ① 拘束性障害 …… 164
    - ② 上気道閉塞 …… 164
    - ③ 咳嗽障害 …… 165
  - (2) 摂食嚥下障害（誤嚥性肺炎） …… 166
- 2. アプローチの理論的背景 …… 167
  - (1) 呼吸障害に対するアプローチの背景 …… 167
    - ① 胸郭の可動域運動 …… 167
    - ② 姿勢矯正・ポジショニング …… 167
    - ③ 吸気筋トレーニング …… 167
  - (2) 摂食嚥下障害に対するアプローチの背景 …… 167
    - ① 姿勢矯正・ポジショニング …… 168
    - ② 代償的嚥下方法の指導 …… 168
    - ③ 頸部の可動域運動 …… 169
    - ④ 咳嗽の補助・強制呼気 …… 169
- 3. 具体的アプローチとその効果 …… 170
  - (1) 呼吸障害に対するアプローチ …… 170
    - ① 胸郭の可動域運動 …… 170
    - ② ポジショニング …… 170
  - (2) 摂食嚥下障害に対するアプローチ …… 171
    - ① 嚥下機能の改善を目的とした間接練習 …… 171
    - ② 摂食時の注意 …… 171

12 効果的な家屋改修，環境の修正とは？ — 175

1. パーキンソン病患者における家屋改修，環境の調整 — 175
   - (1) パーキンソン病の生活障害と家屋改修の目的 — 175
   - (2) 病期別の生活障害 — 175
     - ① Stage Ⅰ — 176
     - ② Stage Ⅱ — 176
     - ③ Stage Ⅲ — 177
     - ④ Stage Ⅳ — 177
     - ⑤ Stage Ⅴ — 177
   - (3) 病期別・症状別の家屋改修のポイント — 177
   - (4) 適切な情報収集 — 178
     - ① 家屋評価の実際 — 179
     - ② 手すりの種類と使用目的 — 179
2. アプローチの理論背景 — 181
3. 具体的アプローチとその効果 — 182
   - (1) 場所別家屋改修の実際 — 182
     - ① 玄関 — 183
     - ② 廊下・階段 — 183
     - ③ 浴室 — 184
     - ④ トイレ — 185
     - ⑤ 居間 — 186
     - ⑥ 台所(家事) — 187
     - ⑦ 車いすの選定 — 187
   - (2) パーキンソニズムを生じる類似疾患での注意点 — 189
   - (3) 利用できる制度 — 189

13 老人保健施設における理学療法の実際 — 191

1. 老健の機能 — 191
2. パーキンソン病に対する標準的リハビリ介入のポイント — 193
   - (1) 病院から直接自宅に退院するのが難しい時の在宅復帰準備 — 193
   - (2) 在宅療養中に一時的に生活機能が低下した時のリハビリ — 193

14 訪問理学療法の実際 — 205

1. 訪問理学療法の役割と保険サービス — 205
   - (1) 役割 — 205
   - (2) 訪問理学療法の保険サービス — 205
   - (3) 訪問理学療法の提供 — 205
   - (4) 介護保険サービスにおける要介護認定 — 206
     - ① 要介護認定とは — 206
     - ② 要介護認定の流れ — 207
   - (5) 要介護度の区分支給限度額 — 207
   - (6) 医療保険および介護保険によるサービス請求について — 208
     - ① 医療保険 — 208
     - ② 介護保険 — 208
2. アプローチのポイント — 209
   - (1) 在宅アプローチの方法 — 209
   - (2) 福祉用具と住宅改修 — 209
     - ① 福祉用具の利用 — 209
     - ② 住宅改修の利用 — 210
3. 事例紹介 — 210
   - (1) 事例1（住環境整備を中心にアプローチした事例） — 210
   - (2) 事例2（発症後，長期経過している事例） — 212
   - (3) 事例3（呼気筋トレーニングを実施した事例） — 213

理論編

01 パーキンソン病における標準的介入構築の必要性 — 218

1. はじめに — 218
2. 標準的理学療法介入構築の前に―専門職としてどのようにパーキンソン病患者とその家族に臨むのか?― — 220
3. パーキンソン病に対する標準的理学療法介入とは? — 221
4. 理学療法介入効果をどのように考えればよいのか?―ベストプラクティスを目指して― — 223
5. パーキンソン病患者の障害構造と理学療法士による介入 — 224
6. パーキンソン病は運動機能の障害だけでない―高次脳機能を把握することが必要である― — 227
7. おわりに — 229

02 パーキンソン病の医学的治療パラダイム — 230

1. パーキンソン病とは — 230
2. パーキンソン病の診断と治療 — 234
3. パーキンソン病に対する薬物治療 — 236
4. パーキンソン病に対する非薬物療法 — 239

03 パーキンソン病の運動障害―運動障害を理解する — 242

1. 大脳基底核の活動異常 — 242
2. 治療効果から推測される運動障害の責任病巣 — 244
3. 無動 — 244
   (1) 症候 — 244
   (2) メカニズム — 245
      ① 筋出力低下説 — 245
      ② 筋活動・筋出力増加速度の低下 — 245
      ③ 繰り返される筋収縮 — 246
      ④ 拮抗筋の活動 — 246
      ⑤ 運動のスケーリング — 246
      ⑥ 速度-精度交換則障害 — 247
      ⑦ 運動プログラミング障害 — 247
      ⑧ 系列動作障害 — 248
      ⑨ 高次脳機能の関与 — 248
   (3) kinesioparadox — 248
4. すくみ足 — 249
   (1) 症候 — 249
   (2) すくみ足の状況依存性 — 249
   (3) 前兆 — 250
   (4) すくみ足と予測的姿勢制御 — 250
   (5) すくみ足と中枢パターン発生器 — 250
5. 振戦 — 252
   (1) 症候 — 252
   (2) メカニズム — 252
   (3) 静止時振戦はなぜ運動によって抑制されるのか? — 253
6. 固縮 — 253
   (1) 症候 — 253
   (2) メカニズム — 254
7. 姿勢制御障害 — 254
8. 姿勢アライメント異常 — 255
   (1) 体幹の側屈 — 255
      ① 症候 — 255
      ② メカニズム — 255
   (2) camptocormia — 255
      ① 症候 — 255

②メカニズム ― 255

04 パーキンソン病の理学療法評価 ― 259

1. 理学療法評価の目的 ― 259
2. 評価の手順 ― 260
3. 検査・測定バッテリー ― 263
   (1) Hoehn & Yahr の重症度分類 ― 263
   (2) 統一パーキンソン病スケール（UPDRS） ― 263
   (3) 運動機能障害の評価 ― 264
      ①振戦 ― 265
      ②筋緊張 ― 265
      ③無動（寡動）― 265
      ④すくみ足 ― 265
      ⑤姿勢・姿勢反応障害 ― 266
      ⑥関節可動域 ― 266
      ⑦筋力低下・筋萎縮 ― 266
      ⑧全身持久性・活動性 ― 267
      ⑨バランス能力 ― 267
      ⑩呼吸・嚥下機能 ― 268
   (4) 非運動機能障害の評価 ― 268
      ①感覚機能・疼痛 ― 268
      ②自律神経機能障害 ― 269
      ③認知・遂行機能検査，二重課題 ― 269
      ④動作の見積もり誤差（運動イメージの障害） ― 269
      ⑤心理・精神面の評価 ― 271
   (5) 活動制限 ― 271
      ①起居移動動作機能検査（動作分析を含む） ― 271
      ②ADL ― 272
   (6) 参加制約，QOL ― 272
   (7) リスク評価 ― 272
      ①転倒 ― 272
      ②嚥下障害 ― 272
      ③肺炎（呼吸機能） ― 273
      ④薬物による副作用 ― 275

05 パーキンソン病患者における薬効と運動 ― 277

1. PDに対する薬物療法とその効果 ― 277
   (1) 薬物治療を行う前に ― 277
   (2) 薬物治療 ― 278
2. 薬物療法による症状の変動，副作用 ― 280
3. 薬物療法と運動の関係 ― 281

06 パーキンソン病における理学療法のエビデンス ― 283

1. 理学療法のエビデンスレビュー ― 283
   (1) パーキンソン病の日常生活活動，生活の質に関連する運動障害のエビデンス ― 283
   (2) 理学療法全般のエビデンス ― 284
   (3) 介入方法別のエビデンス ― 285
      ①筋力トレーニング，バランストレーニング ― 285
      ②トレッドミル歩行運動 ― 287
      ③感覚刺激，手掛かり刺激 ― 289
      ④患者教育と介入場所，実行性 ― 290
      ⑤その他の介入 ― 292
   (4) 認知機能に対する介入のエビデンス ― 294
2. 診療ガイドラインの紹介 ― 295
   (1) わが国におけるガイドライン ― 295
3. エビデンスをどう生かすか？ ― 298

実践編

01 実践編

(大阪大学：鎌田理之・武庫川女子大学：松尾善美)

認知負荷を含む動作・運動分析の手順とクリニカル・リーズニング（歩行障害を中心に）

何をどう解決するか？

- パーキンソン病（Parkinson's disease：PD）患者の歩行能力はL-ドパの副作用，すくみ足，精神・認知負荷などにより変動する．この項では，そのような歩行能力の変動を考慮した上で，PD患者の歩行障害の問題点に関するクリニカル・リーズニングを試みるため，認知負荷を含むPD歩行の分析手順を提示する．

1 PD患者における認知負荷を含む歩行分析の必要性

(1) PD患者の歩行障害の概要

　　PD患者の疾患の進行具合や重症度はしばしばHoehn & Yahr（HY）の分類を用いて表現される（表1）．例えば，HYステージⅢであれば姿勢反射障害を有するが日常生活は独立して可能，HYステージⅣであれば困難を伴うものの1人で歩行可能であるが日常生活が障害される，といった具合である．このように，PD患者では疾患の進行に伴い，立位や歩行が障害される．

　　PD患者の歩行障害は歩行速度の低下により自覚されることが多い．歩行中の姿勢は前傾前屈位で腕の振りは小さく，歩幅が狭く脚の運びの細かい，いわゆる小刻み歩行を呈する．さらに，進行すると歩行中に歩行リズムが速くなり，自分では止まれなくなる加速歩行や，すくみ足が見られるようになる．すくみ足はPD患者の約50％に出現する[1]とされ，その原因の1つとして両下肢間協調性低下[2]が報告されている（図1）．

　　また，PD患者は40～70％の頻度で転倒すると報告され，その発生率は健常高齢者の6倍リスクが高い[3]．PD患者が転倒時に行っていた活動は，移動45％，立位32％，移乗動作21％の順に多く，移動時の転倒のうち，31％が歩行，29％がつまずき，16％がすくみ足や加速歩行が原因である[4]と報告されている．このように，PDでは歩行に関連した転倒が最も多い．

(2) PD患者の歩行能力は変動する

　　PD歩行の症状は，小刻み歩行や加速歩行，すくみ足，転倒といったように，リ

表1● 修正版 Hoehn & Yahr 分類

1	症状は片側のみで，機能障害はあっても軽微
1.5	片側の症状および体幹の障害
2	両側に症状があるもののバランスは保たれている
2.5	両側の症状およびバランス障害．ただし，pull test において立ち直り可能
3	軽度から中等度の両側障害．姿勢反射障害を伴うが，身体的に自立している
4	日常生活が障害される．困難を伴うが1人で歩行，もしくは介助なく立位が可能
5	介助なしではほとんど寝たきり．移動には車いすが必要

(Goetz G, et al, 2004 より筆者訳)

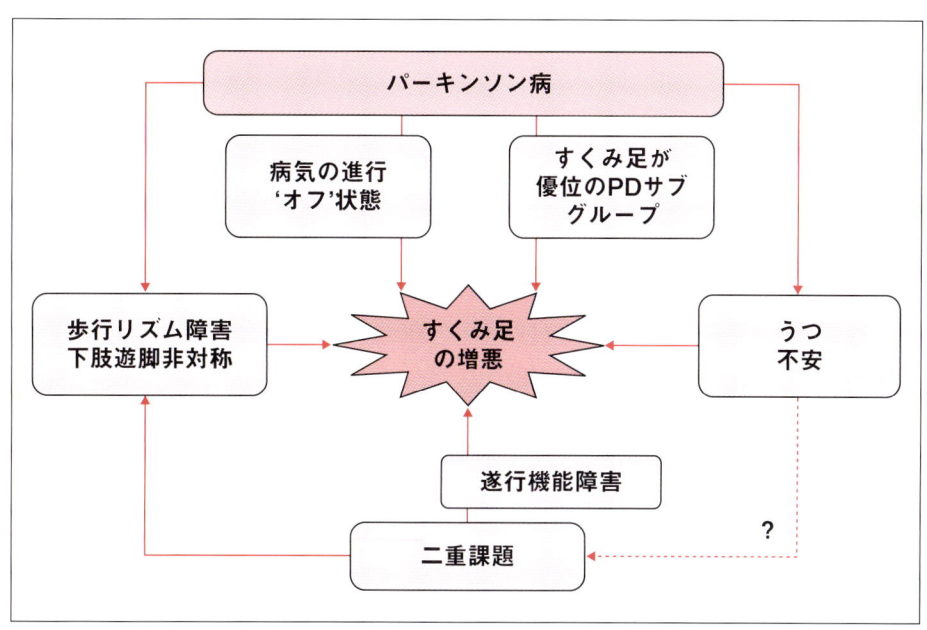

図1● すくみ足と運動面・精神面との関連を示す概念図

(文献1)より和訳改変引用)

ハビリ場面で生じれば容易に観察することができる．しかし，PD患者の中にはリハビリ場面ではあまり症状が見られないにも関わらず，病室や日常生活ではリハビリ場面からは想像し難い歩きにくさを訴えられることがしばしばある．このようなリハビリ場面と生活場面との乖離が生じるのは，PDでは患者の歩行能力が変動するという，他の疾患ではあまり見られない特徴を有するためである．

①日内変動

日内変動は，L-ドパの効果が発現してPDの症状が良い状態(オン状態)と，薬効がなく悪い状態（オフ状態）が1日のうちに混在する状態である．L-ドパの長期服用に伴い出現する合併症の1つであり，L-ドパの薬効時間が短くなる wearing off 現象，その薬効が突然見られなくなるオン・オフ現象などの変化により生じる．したがって，PD患者が長期にL-ドパを服用されている場合，このようなL-ドパの効果の変化に伴い，歩行能力が変動することがある．

表 2 ● すくみ足の特徴

すくみ足の種類
1. すり足によりわずかに前進するすくみ足（shuffling forward with small steps）
2. 数歩足踏みするが，前進はしないすくみ足（trembling in place）
3. 下肢の動きが伴わないすくみ足（akinesia）

すくみ足が生じやすい状況
1. 方向転換時（turning hesitation）
2. 歩行開始時（start hesitation）
3. 狭い場所を通過する時
4. 二重課題時
5. 目的地に手を伸ばす時（destination hesitation）

②**突発的な変動**

a.**すくみ足**

　すくみ足は，「パーキンソニズムもしくは高次歩行障害（high-level gait disorders）以外に原因がなく，有効な足の振り出しが突然（数秒間継続して）できなくなる症状である．方向転換や歩行開始で最もよく経験され，狭い空間やストレス，注意散漫においても生じやすい．注意の集中や外部刺激（手掛かり）により時に症状克服が可能である」[5]と定義される．

　すくみ足の有効な足の振り出しができない状態は，その下肢運動の特徴から軽度な順に，すり足によりわずかに前進するすくみ足（shuffling forward with small steps），数歩足踏みするが，前進はしないすくみ足（trembling in place），下肢の動きが伴わないすくみ足（akinesia）の3つのタイプに分類される．また，すくみ足の発生時間は比較的短く，ほとんどのすくみ足が10秒未満で消失し，30秒以上の持続はまれである[6]とされている．このような有効な脚の振出しが数秒間継続してできなくなる状態が予測困難に突然生じることから，すくみ足はPD患者の歩行に突発的な変動をもたらす．すくみ足はまっすぐ歩いている際よりも，特に歩行開始や方向転換，椅子・ベッドなどの移動目標の手前，狭い場所を通るなどの課題で発生しやすいとされている（表2）．

b.**PD患者の歩行と精神・認知機能の関連**

　PD患者では先ほどまで歩けていたのに，歩きながら会話を始めると次の瞬間には歩幅が短くなる，歩行が止まるなどの場面をしばしば見かける．また，日常生活では横断歩道を渡る，電話に対応するなどの際に歩行しにくくなることがある．これらの事象から，PD患者では歩行中に何らかの精神・認知負荷が加わることで，歩行能力に突発的な変動が生じることがわかる．

　図1は2006年にGiladiら[2]が提示した，PD患者におけるすくみ足と精神面との関連を示す概念図である．すくみ足をはじめとするPD歩行が，病気の進行やオフ状態だけでなく，不安やうつ，二重課題・遂行機能障害によっても増悪するメカニズムが示されている．

(3) PD 歩行の変動と歩行分析

　　L-ドパの副作用に伴い，日内変動が生じると，PD 患者の歩行能力が変動する可能性がある．また，リハビリ場面は通常運動課題が平易かつ精神・認知負荷が少ない環境である一方，日常生活場面では PD 患者に課される運動課題は複雑で，精神・認知負荷が追加されることも多い．このような違いにより，日常生活における歩行障害と，リハビリ場面における歩行分析結果に差が生じると考えられる．したがって，PD 患者の歩行分析は，PD 患者の歩行能力の変動を加味して実施できる手順が必要である．

　　特に，歩行観察では一般的に観察された患者の歩容から日常生活でも自立歩行が可能かを推測するが，そのためには観察された患者の歩容がある程度生活場面でも同一であるという前提が成立しなければならない．しかし，PD 患者では日内変動や突発的な変動によってこの前提が成立しない可能性がある．なぜなら，通常の歩行観察条件であるストレスの少ない環境下において，一定時間帯の 10 m 直線歩行の歩容を観察するのみでは PD 患者の歩行能力の変動を捉えきれないからである．したがって，このような通常の歩行観察から，日常生活の歩行障害の問題点を推測するには無理がある．以上より，PD 患者の歩行を分析する前提として，歩行能力の変動を観察可能な歩行条件を設定すべきである．

❷ PD患者における認知負荷を含む歩行観察条件とその理論的背景

(1) 歩行と注意の関連とその理論的背景
①注意と二重課題

　　注意(attention)とは，意識的にさまざまな外的，内的刺激の中から対象を選択し，そのときどきの環境や状況に合わせて意識を操作する認知機能である[7]．注意の要素には選択機能(selective attention)，持続性注意(sustained attention)，注意の容量や変換，配分などの注意による認知機能の制御機能（capacity, switching attention, divided attention）などがあげられる．

　　ここで，注意の容量に着目し，個人によってその容量には上限があり，ある課題を行う場合にはその容量の一部を必要とすると仮定する．もし，2つの課題を同時に行い，それらが注意容量の上限を超えて使用した場合，2つの課題のうちどちらか，もしくは両課題のパフォーマンスが低下すると考えられる．このような2つの課題を同時に行い，課題のパフォーマンス変化を通じて主に注意の容量を観察する方法を二重課題という．歩行や姿勢制御と注意との関連は，第1課題（primary task）を歩行や立位などの姿勢制御課題とし，会話などの第2課題（secondary task）を同時に行う二重課題により調査されている[8]（表3）.

表3● 歩行中に課す第2課題例

会話 (conversation) 　歩行中に会話をする グラスをトレイに載せて運ぶ課題 (carrying the tray and glasses) 　グラスを載せたトレイを運びながら歩く 反応時間課題 (reaction time task) 言語流暢性課題 (verbal fluency test) 　ある決まった文字から始まる言葉や，一般的なカテゴリーに関する言葉を述べながら歩行する 曜日の逆唱 (repeat the days of the week backwards) 計算 (sirial 7 (or 3) subtractions) 　一定の数字 (例えば100) から，7 (もしくは3) を引き続けながら歩行する

②歩行の自動性と注意

　歩行は通常意識されることはない．歩行リズムや筋緊張は自動的に調整され，特に意識することなく歩行の開始や停止が可能である．さらに，歩行中に会話や物を運ぶなどの他の課題に注意が向いていても安全に歩行できる．このような歩行の自動性には，基底核-皮質ループと基底核-脳幹系といった大脳基底核の関与が指摘されている[9]．

　Lajoieらは，座位，立位，歩行中に反応時間課題を実施し，各運動課題中の反応時間を比較した[10]．結果，反応時間は座位，開脚立位，閉脚立位，歩行の順に早かった．加えて，歩行中の反応時間は両脚支持期で片脚支持期より早くなっていた．さらに，歩行周期は反応時間課題を行っても違いはなかった．これらの結果から，歩行などの姿勢調整は注意を要求すること，この注意要求 (attentional demand) は実施される運動課題のバランスの複雑さに伴って増加することが示唆された．以上より，歩行は自動性の高い課題であるものの完全には自動的ではなく，歩行中も注意を一部使用していると考えられる．

　日常生活で実際に移動する場合，ただ歩くことだけに気を向けていればよいわけではなく，会話しながら歩くなどをしている場合が多い．また，日常生活では段差や障害物，通路幅などの環境にも適切に注意を払いながら移動する必要がある．よって，人が安全に環境を移動するには，環境や第2課題にも注意を配分しつつ，歩行などの第1課題に適切に注意を配分する能力も重要となる．

③PD患者では歩行の自動性が低下している

　PD患者では大脳基底核の機能異常により歩行の自動性は低下し，立位時のバランスも低下している．つまり，PD患者ではただ歩いているだけ，立っているだけで第2課題も追加されていない場合においても，注意に対する注意要求はすでに高い状態にある（図2）．言い換えれば，PD患者では通常の立位・歩行においても注意を含む皮質活動が代償的に高い状態にあり，配分可能な注意の容量が減少している状態にある．

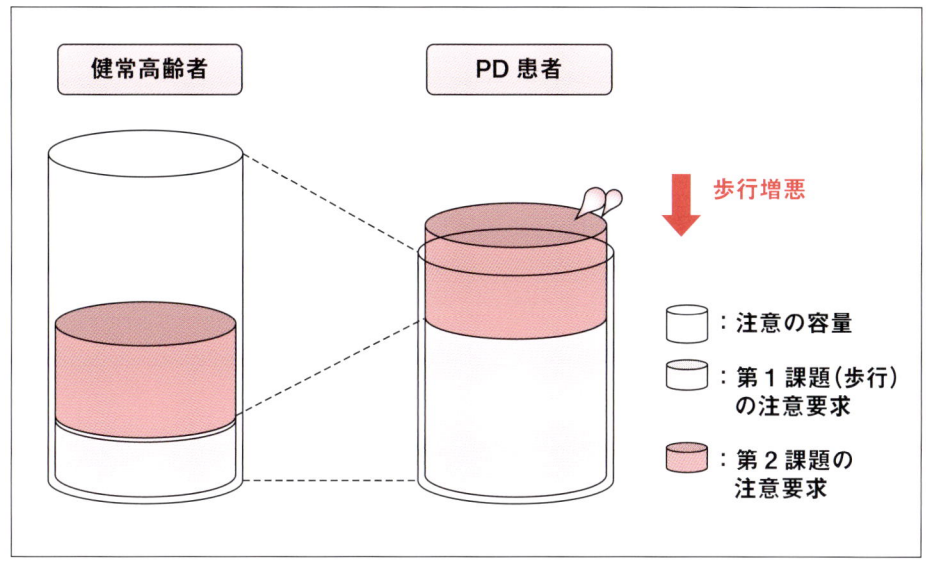

図2● 二重課題によるPD歩行増悪の発生機序
PD患者では注意の容量が健常者より少ない．さらに歩行の自動性低下の代償のため，歩行からの注意要求はすでに健常者より高い状態にある．よって第2課題を負荷すると，PD患者では注意要求の総和が容量を超え，結果歩行障害が表出する．

④PD患者では注意自体も低下している

さらに，PD患者では注意自体も低下している．PD患者はある課題に注意を向けている場合，他の課題に注意を移すことが困難である．加えて，PD患者は健常者と異なり，歩行の安定性より認知課題の遂行を優先する傾向（posture second strategy）にある[11]と報告されている．よって，PD患者では注意の変換が不適切なため大脳基底核の機能異常に対する代償が不十分となり，その結果二重課題下において歩行障害が表出しやすいと考えられる．

⑤二重課題中のPD歩行の実際

PD患者では歩行中にグラスを載せたトレイを運ぶ課題を行うと，歩行速度やストライド長は健常者よりも低下する[12]．また，歩行中に計算を行うと，遊脚時間のばらつきは健常者よりもPD患者で大きくなる[13]．歩行中に言語流暢性課題（verbal fluency test）を行うと，PD患者の中でもすくみ足を有する群において一定距離当たりの歩数が増加する傾向となる[14]．また，日曜日から順に曜日を逆唱する課題を負荷した timed up and go test（TUGT）の実施時間は，PD患者において過去1年間の複数回転倒群で非転倒群よりも有意に延長する[15]．このように，PD患者では第2課題を負荷して注意要求を増加することで，歩行能力が変動する様子を観察できる．

(2)認知負荷を含む歩行分析に必要な歩行観察条件

以上の理論的背景を踏まえて，表4にPD患者の歩行観察条件設定を示す．第1課題は10m直線歩行とTUGTとし，第2課題の有無とあわせた計4条件（表4A

表4 ● PD患者の認知負荷を含む歩行観察条件

		第2課題	
		無（第1課題のみ）	有（二重課題下）
第1課題	10m直線歩行	A	B
	timed up and go test (TUGT)	C	D

＊PD患者が日内変動を有する場合，オン状態・オフ状態も条件とする

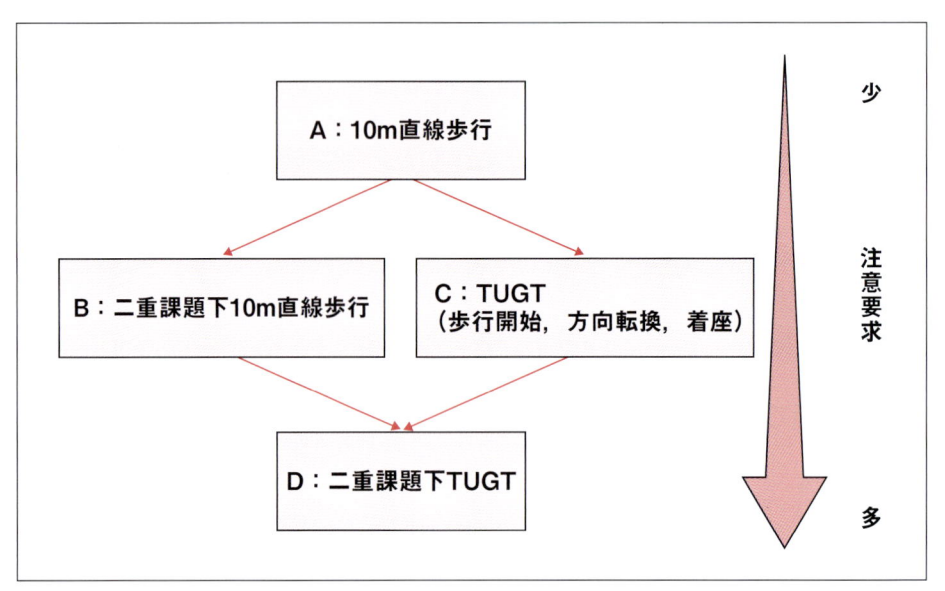

図3 ● PD患者の歩行観察条件と注意要求の関係
注意要求は，条件A→Cと条件B→Dでは第1課題の姿勢制御の複雑さの変更に伴い，条件A→Bと条件C→Dでは第2課題の追加に伴い増加する．
TUGT：timed up and go test

〜D）でPD患者の歩容を観察する．これら条件間の歩容の変化を比較することによって，PD患者の歩行能力の変動を観察・分析可能となる．

　TUGTは椅子から立ち上がった後3m歩行し，方向転換して3m歩行して戻り，椅子に座るまでの一連の動作を行うため，10m直線歩行よりも注意要求の高い第1課題といえる（図3）．さらに，椅子からの立ち上がり，歩行開始，方向転換，着座といった状況を含んでおり，歩行開始時や方向転換，目標の手前でのすくみ足の質的観察も可能である．また，10m直線歩行やTUGT中に第2課題を追加して歩行を観察することで，PD患者の歩行能力の突発的な変動が観察可能である．

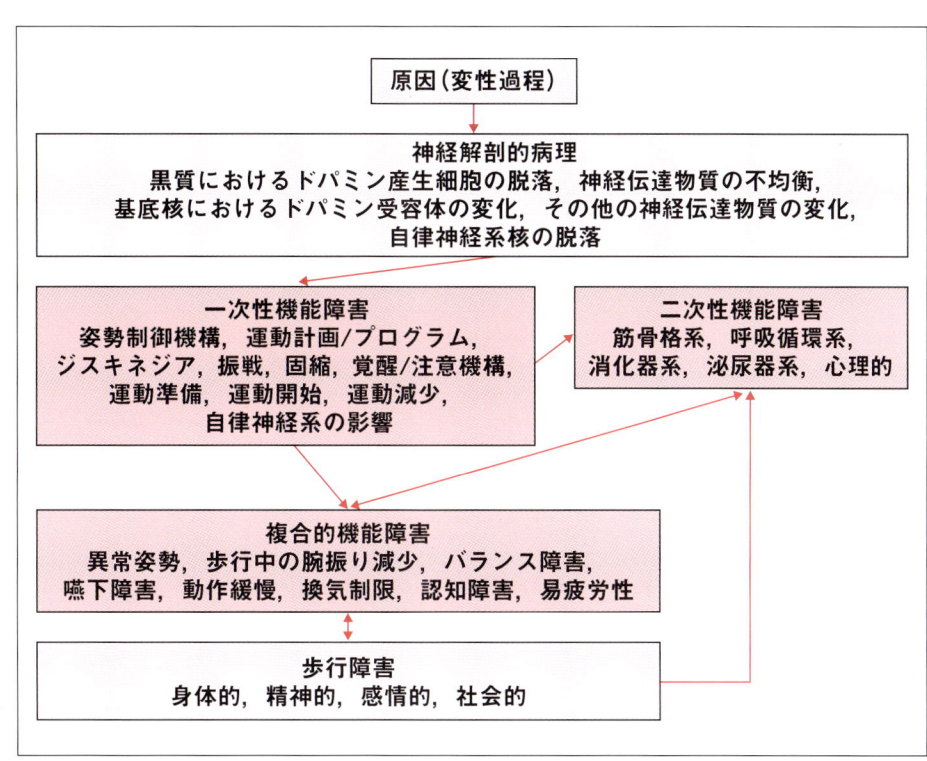

```
                原因（変性過程）
                      ↓
              神経解剖的病理
    黒質におけるドパミン産生細胞の脱落，神経伝達物質の不均衡，
    基底核におけるドパミン受容体の変化，その他の神経伝達物質の変化，
              自律神経系核の脱落
                      ↓
  一次性機能障害                    二次性機能障害
  姿勢制御機構，運動計画/プログラム，    筋骨格系，呼吸循環系，
  ジスキネジア，振戦，固縮，覚醒/注意機構， 消化器系，泌尿器系，心理的
  運動準備，運動開始，運動減少，
  自律神経系の影響
                      ↓
             複合的機能障害
    異常姿勢，歩行中の腕振り減少，バランス障害，
    嚥下障害，動作緩慢，換気制限，認知障害，易疲労性
                      ↓
               歩行障害
         身体的，精神的，感情的，社会的
```

図4●PD患者の歩行分析と治療の概念図

（文献16）より和訳改変引用）

❸ PD患者の認知負荷を含む歩行分析の手順とクリニカル・リーズニング

（1）PD患者の歩行分析手順の概要

　図4に，Schenkmanら[16]が報告したPD患者の障害像を示す．この図はPDによる神経変性過程から歩行障害までの構造をうまく表現している．特に，PD患者の機能障害を，一次性機能障害だけでなく，二次性機能障害や複合的機能障害の3つに分類して捉えた点で優れている．PD患者の歩行障害の問題点を明らかにするには，この障害像を基本として分析を進めるとよい．

　このようなPD歩行の障害像の解明に必要な歩行分析手順の概要を図5に示す．この手順の他にも，はじめに患者の歩行観察を行い，観察された歩容から問題点を検討する分析手順も考えうる．しかし，PD患者では歩行能力が変動する可能性があることから，先に歩行を観察しても結局はその問題点の解明が困難となりかねない．したがって，ここでは歩行観察をすぐには行わず，歩行能力の変動に関する問診・情報収集（手順1・2）や機能障害の検査・測定（手順3）を十分に検討した後に歩行を観察する手順（手順4・5）とした．

```
┌─────────────────────────────────────────────┐
│  手順1：日常生活における歩行障害の把握        │
│        特に日常生活における歩行障害を確認      │
│        a.すくみ足，b.転倒                    │
└─────────────────────────────────────────────┘
                    ↓
┌─────────────────────────────────────────────┐
│  手順2：日内変動の把握                       │
│        PD患者の歩行能力変動の一因を確認       │
└─────────────────────────────────────────────┘
                    ↓
┌─────────────────────────────────────────────┐
│  手順3：機能障害の把握                       │
│        歩行能力に影響する機能面を確認         │
│        a.認知機能，b.筋力，c.姿勢，d.バランス │
└─────────────────────────────────────────────┘
                    ↓
┌─────────────────────────────────────────────┐
│  手順4：歩行観察                             │
└─────────────────────────────────────────────┘
                    ↓
┌─────────────────────────────────────────────┐
│  手順5：観察結果のクリニカル・リーズニング     │
└─────────────────────────────────────────────┘
```

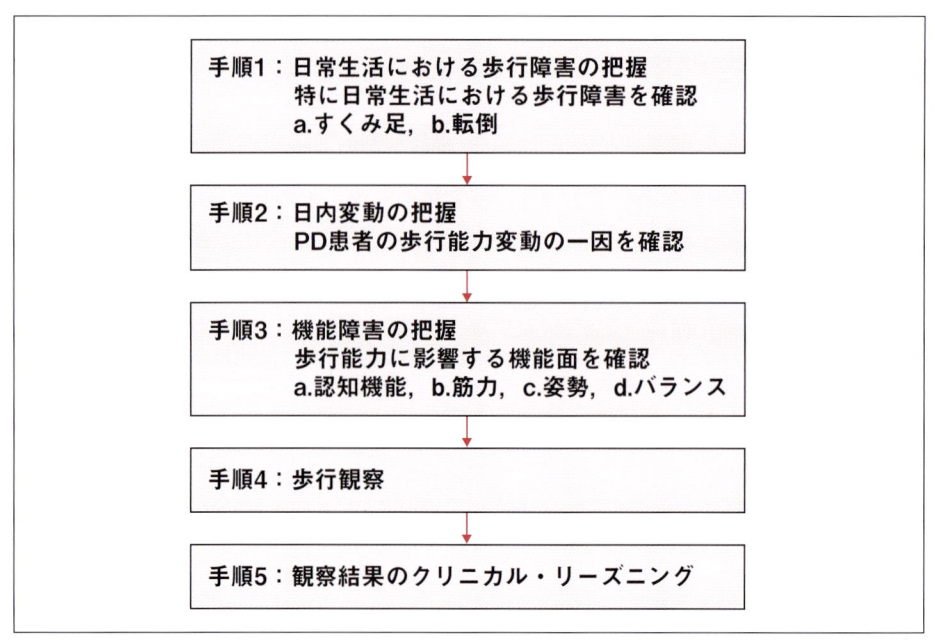

図5 ● PD患者の歩行分析手順の概要

(2) 各手順の進め方

①手順1：日常生活における歩行障害の把握

はじめに，日常生活においてPD患者にどの程度歩行障害を認めるか，特にすくみ足や転倒が出現していないかを把握していく．

a. すくみ足

すくみ足のような突発的な変動が日常生活で生じているかは慎重に問診した方がよい(表5)．なぜなら，患者自身が足がでにくい，歩きにくいこと自体をすくみ足と混同しているかもしれないからである．医療者がすくみ足の有無を聞き取る際は，すくみ足がありますかといった質問ではなく，足が床に貼り付いたような感じがするかといった，自覚的な感覚について質問する，もしくは実際にすくみ足を真似た動作や動画を見てもらいながら質問するなど工夫することが望ましい．

すくみ足質問紙(Freezing of Gait Questionnaire：FOGQ)はGiladiら[17]が開発した患者や家族がすくみ足を報告する質問紙法である(表6)．FOGQは一般的な歩行状態を評価する2項目と，すくみ足の重症度を評価する4項目の計6項目(0～24点)から構成されており，日常生活におけるPD患者のすくみ足を含む歩行困難感の把握に適している．

b. 転倒

PD患者から過去1年間の転倒回数や転倒恐怖感の有無を問診し，患者の転倒しやすさについて確認する．PD患者が過去1年間に2回以上転倒していれば，今後3ヵ月内に転倒する患者を68％予測でき，過去1年間の転倒が1回以下であれば，今

表5 ● 日常生活で生じるすくみ足の問診における工夫

1. "床に貼り付いた"感じについて尋ねる
2. すくみ足のタイプについて実際に見せる
   すり足によりわずかに前進するすくみ足（shuffling forward with small steps）
   数歩足踏みするが，前進はしないすくみ足（trembling in place）
   下肢の動きが伴わないすくみ足（akinesia）
3. 家族や他の介護者にも尋ねる
4. 患者もしくは介護者にすくみ足記録を付けるよう尋ねる
5. すくみ足の引き金となる環境について尋ねる
   方向転換
   歩行開始
   狭い場所
   二重課題
   目的地に手を伸ばす
6. すくみ足質問紙（FOGQ）を利用する

(Snijders et al. 2008, table 1 を和訳改変引用)

後3ヵ月内に転倒しない患者を81％予測できる[18]とされている．転倒歴を有する場合，可能であれば，転倒時の場所（屋外・屋内，施設・病院など）や時間帯（昼間・夜間，朝・昼・夕・晩など），活動（歩行・立位など）なども聞き取り，転倒要因を検討しておくとよい．

②手順2：日内変動の確認

　PD患者が日内変動の合併症を有するかを把握するため，L-ドパの服用状況やその効果について確認する．PDの診断やL-ドパの服用開始から何年経過しているか，1日の服用時間帯と回数などを確認する．服用開始からの期間が長いほど日内変動を有する可能性が高い．また，1日の服用時間帯が毎食後だけでなく，起床時などの食前や，食間にも設定されている場合も薬効時間の短縮がうかがえる．

　次に，PD患者がL-ドパの薬効をどのように自覚しているかを問診する．L-ドパを服用してもこれまでより動きにくいか，効くまでの時間が長くなっているか，薬効時間が短くなっていないか，L-ドパの服用と関係なく動きにくくなるかなどを問診する．これらが該当すれば日内変動が疑われる．さらに，日内変動の程度をより客観的に確認するため，患者が自覚的に動きやすい時間帯と動きにくい時間帯でUnified Parkinson's Disease Rating Scale（UPDRS）のPart Ⅲ（運動機能）などを測定・比較するとよい．通常L-ドパ服用後1.5時間がオン状態，服用後12時間，もしくは起床直後がオフ状態と考えられることから，それら時間帯のUPDRS比較によっても日内変動の程度を確認できる．

　この手順によりPD患者が日内変動を有すると判断された場合，PD患者がオン状態・オフ状態のどちらにあるかを把握した上で，以後の手順を進めるべきである．

表6 ● すくみ足質問紙（FOGQ）

1. 最も調子の悪いときに歩行はどのようになりますか？
    0：正常
    1：ほとんど正常ではあるが少しゆっくりである
    2：ゆっくりとしか歩けないが、独りで歩ける
    3：歩くのには介助や補助具が必要
    4：歩けない
2. 歩けないことで日常生活が障害されたり手助けが必要になりますか？
    0：全くされない
    1：軽度障害される
    2：中等度障害される
    3：重度障害される
    4：歩けない
3. 歩いているとき、方向を変えるときや歩き始めのときに足が床に張り付いたように感じることがありますか？
    0：全くない
    1：非常にまれである．1ヵ月に1回程度
    2：たまにある．1週間に1回程度
    3：よくそうなる．日に1回程度
    4：歩いているといつもそうなる
4. そのすくみ足は、どのくらい続きますか？
    0：すくみは全くない
    1：1～2秒
    2：3～10秒
    3：11～30秒
    4：30秒以上
5. 歩き始めにすくむと、動けるまでにどれだけかかりますか？
    0：全くない
    1：1秒以上
    2：3秒以上
    3：10秒以上
    4：30秒以上
6. 方向を変えるときにすくむと、動けるまでにどれだけかかりますか？
    0：全くない
    1：1～2秒
    2：3～10秒
    3：11～30秒
    4：30秒以上

計24点満点

（文献17）より引用筆者訳）

> **メモ ▶ Unified Parkinson's Disease Rating Scale（UPDRS）**
>
> UPDRSは4つのPart、計42の小項目から構成され、PD患者の精神機能、日常生活動作、運動機能などを分けて評価できる指標として開発され、日本語版においても高い信頼性が確認されている[19]．さらに2008年には検査者への説明を改良し、非運動症状に関する小項目を増やすなどされた新しいUPDRSがMovement Disorder SocietyよりMDS-UPDRSとして作成されている[20]．

③手順3：機能障害の把握

PD患者の歩行はPDからの直接的な神経症状以外に，活動性低下に伴う廃用症候群や加齢を含めた二次性機能障害および複合機能障害に影響を受け，その能力が低下している可能性がある．そのため，歩行観察の前にPD患者の認知機能や筋力，姿勢，バランスといった身体機能を把握し，歩行への影響を検討しておくことが望ましい．

a. 認知機能

全般的認知機能のスクリーニングとしてMini-Mental State Examination（MMSE）がよく用いられる．認知症を判定する場合，MMSEでは23/24点をカットオフ値とされていることが多いが，PDではそれ以上の場合でも遂行機能や注意などの認知機能の低下を認めることがある．その場合，前頭葉機能を簡便に評価できるFrontal Assessment Battery（FAB）や，Trail Making Test（TMT）などの神経心理学的検査を用いて評価する．

> **知っておきたいこと　ア.ラ.カルト.**
>
> **Trail Making Test（TMT）**
>
> TMTにはPart AとPart Bの2種類ある．TMT Part Aでは紙面にランダムに並べられた数字を，TMT Part Bでは数字と仮名を交互に順に結び，その時間を測定する．TMT Part Aは主に持続性注意や視覚性探索，TMT Part Bは注意や概念の変換能力（attentional set-shifting）をみる．PD患者は健常高齢者と比較して，TMT Part AではなくTMT Part Bで有意に時間を要する[21]．さらに，PD患者ではTMT Part Bに要した時間とFOGQの点数が相関することがわかっており，すくみ足と遂行機能障害との関連が示唆されている[22]．

b. 筋力

PD患者の筋力は同年代と比較して低下している[23]．PD患者の筋力はレジスタンストレーニングによって改善可能であり，歩行速度や歩幅を増加する．また，PDに対するレジスタンストレーニングはバランストレーニングと合わせて施行することで，より効果的にバランス機能を改善する[24]と報告されており，PD患者における筋力と歩行・バランス能力との関連がうかがえる．

c. 姿勢

PD患者の異常姿勢の検査例を表7[20]に示す．患者が前屈姿勢や一側へ傾いた姿勢をとるか，自分で姿勢を正すことができるかを確認する．PDの異常姿勢の1つである腰曲りは，「胸腰椎部の極端な前傾であり，歩行中や立位保持により増悪するが臥位では完全に消失する」と定義される．よって，自分で立位姿勢を正せない

表7 ● 姿勢の検査例

検査者への指示:椅子からの立ち上がり後や歩行中,姿勢反射テスト中の患者の姿勢を評価する.
もし姿勢に問題があれば,患者に姿勢を正すよう知らせ,改善するかを確認する.観察時の最も悪い姿勢を評価する.前屈や側屈を観察する.
 0:正常;問題なし
 1:わずか;高齢者であれば正常な程度
 2:軽度;ある程度の前彎や一側への傾きがあるものの,促せば自分で修正できる
 3:中等度;前彎や一側への傾きがあり,自分では修正できない
 4:重度;姿勢の極度な異常を伴う前彎や傾きがある

(文献20)より引用筆者訳)

場合,可能であれば患者の姿勢が臥位であればどの程度改善するかを確認する.姿勢が臥位でも改善しない場合,異常姿勢の原因として関節可動域制限や脊柱変形などの骨関節疾患の影響も考慮する.

d. バランス

PDのバランス障害の臨床指標としてBerg Balance ScaleやFunctional Reach TestがよくPD患者では片足立ちなどの支持面を狭くする課題よりもむしろ,重心を前後左右に移動する課題や方向転換課題でより障害を認める[25].また,PD患者のバランス障害の主要因の1つは姿勢反射障害であり,その検査例を表8[20]に示す.

④手順4:歩行観察(図6)

a. 歩行観察の背景確認

PD患者に日内変動が認められる場合はオン状態とオフ状態の両方で歩行観察することが望ましいが,少なくとも歩行観察時点でL-ドパ服用から何時間経過しているか,患者が自覚的にどの程度動きやすいかを確認しておく.

患者には過度に歩行を意識したりせず,自然に歩くよう説明する.観察時は歩行路を広くとり,気を取られそうな物をどけておくなど,できるだけ周囲の環境を整えておく.また,歩行中は話しかける,患者の前を人が横切ることなどがないよう配慮する.各歩行観察条件においてすくみ足のタイプや時間を確認できるよう,歩行時に動画撮影しておくとその確認がより客観的に行いやすい.

b. 通常歩行の確認

歩行路の環境が整えば,二重課題を用いない通常歩行を観察していく.はじめに10m直線歩行にて歩行を観察する(表4A).直線歩行路では通常,すくみ足が発生しにくい.最初は患者の好む速さで,次に最大歩行時の歩容を観察する.また,10m直線歩行に要する時間と歩数を測定し,歩行速度や歩幅,歩行率,歩行比を算出することでPD歩行の異常を確認する.また,TUGTでの観察(表4C)ではTUGT時間に加えて,すくみ足が歩行開始や方向転換,着座の手前などで発生しないかを観察する.

表8● 姿勢反射テスト例

検査者への指示：
両肩をすばやく勢いよく引くことで生じる，身体位置の急激な変化に対する反応を調べる．患者は両脚を楽に開いて平行にし，開眼にて直立姿勢をとる．
患者の後ろに立ち，これから何が起こるかを知らせ，転倒しないように後ろに脚を踏み出してもよいことを説明する．検査者の後ろに壁があるべきだが，後ろへ踏み出す歩数を観察できるように少なくとも1〜2mは離れるようにする．
1回目はデモンストレーションとし，故意に緩やかにし評価としない．2回目は，後ろへ1歩踏み出すのに十分な重心移動が生じるように，検査者の方に勢いよく肩を引く．検査者は補助できるように準備をし，患者が自分で立ち直るため数歩踏み出すのに十分な程度後方に立つ．患者が引かれるのを予測して異常に体を前に曲げないようにする．
後ろに何歩踏み出したか，転倒したかを観察する．2歩までは正常とし，3歩から異常とする．
　0：正常；1，2歩で立ち直る
　1：わずか；3〜5歩必要であるが，助けなしで立ち直る
　2：軽度；5歩以上必要であるが，助けなしで立ち直る
　3：中等度；安全に立てるが，姿勢反応は見られずに助けなしでは転倒する
　4：重度；不安定であり，何もしなくても，または軽く肩を引くだけでもバランスを崩す傾向にある

（文献20）より引用筆者訳）

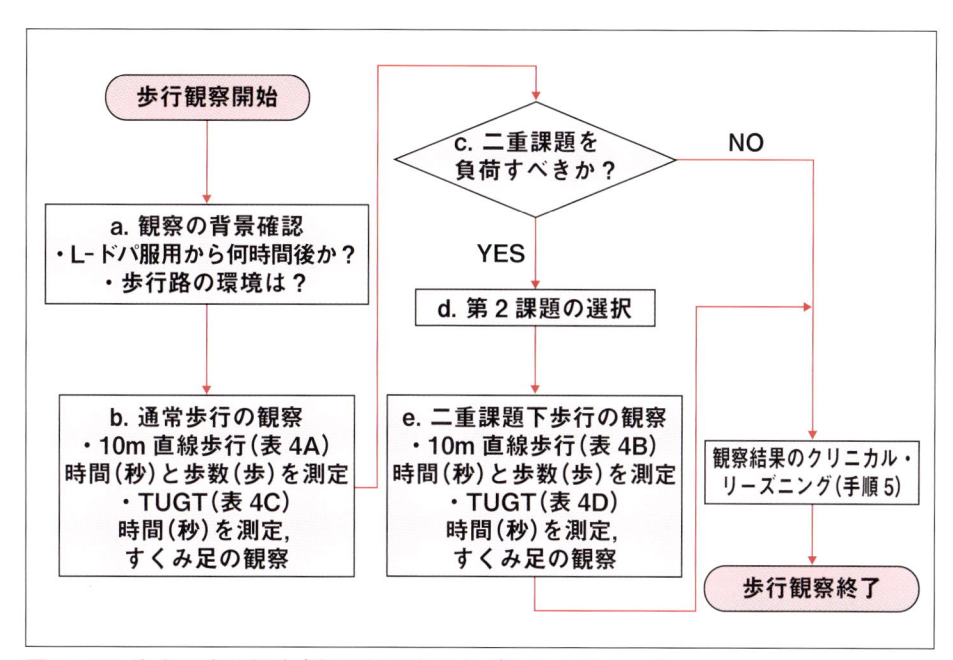

図6● PD患者の歩行観察（歩行分析手順4, 5）フローチャート

c. 二重課題を負荷すべきか？

　　PD患者の歩行観察に認知負荷が必要であることはこれまで述べたとおりである．しかしながら，すべてのPD患者で注意要求の増加により歩行能力が変動するわけではなく，認知負荷が歩行観察に必ずしも必要とは限らない．そこで，対象のPD患者の歩行観察に認知負荷を含むべきかを判断するために，手順1〜3で得ら

れた情報を活用するとよい．例えば，手順1では，歩行障害の訴えがリハビリ場面と生活場面で乖離する場合や，複数の課題が要求される場合に歩きにくくなるエピソードが確認された場合，手順3では，PD患者に何らかの認知機能が低下を認められた場合は，二重課題を負荷した歩行観察条件が設定されるべきである．

d. 二重課題の選択

例えば表3のような課題から第2課題を選択し，歩行観察前にPD患者がその課題単独で遂行可能かを確認しておくとよい．

e. 二重課題下歩行の観察

まず二重課題下で10m直線歩行を観察する（表4B）．最大歩行速度で歩容を観察し，歩行時間や歩数を計測する．さらにTUGTでも二重課題下で観察を行い（表4D），それに要した時間を計測する．二重課題下TUGTでは注意要求が最も多くなるため，すくみ足などPD患者の歩行能力の突発的な変動が最も発生しやすい条件と考えられる．

⑤手順5：観察結果のクリニカル・リーズニング

a. 歩行条件A-Cの比較

両条件共に第1課題のみの条件であり，条件Cで条件Aよりも第1課題の注意要求が多い．PD患者は第2課題に注意を配分する必要はなく，第1課題の注意要求増加に対してPD患者の歩行がどのように変化したかを検討できる．

b. 歩行条件A-Bの比較

両条件共に第1課題は10m直線歩行で同様であるが，条件Bのみ第2課題の注意要求が追加される．したがって，PD患者は第2課題にも注意を配分する必要があり，第2課題の注意要求増加に対してPD患者の歩行がどのように変化したかを検討できる．

c. 歩行条件C-Dの比較

両条件共に第1課題がTUGTと同様であるが，条件Dのみ第2課題の注意要求が増加する．第1課題がTUGTであり，第1課題の注意要求がすでに高い状態にある．したがって，PD患者は注意要求の水準がすでに高い状態の中で第2課題にも注意を配分する必要があり，最も注意要求が多い条件下においてPD患者の歩行がどのように変化したかを検討できる．

d. まとめ

手順1~4および歩行観察結果の検討を含めて，PD患者の歩行障害の問題点を解釈する．

(3) 模擬症例

認知負荷を含むPD患者の歩行分析の手順とその解釈について，模擬症例を通して解説する．

基本情報

年齢：70歳代.
性別：男性.
診断名：PD（HYステージⅢ）.
現病歴：
　1昨年前より歩行障害出現．PDと診断．
　ビ・シフロール0.25mg，マドパー200mg（朝，夕）開始．
　ビ・シフロールによる突発性意識障害に対する投薬調整目的で入院．
　入院後理学療法開始．

手順1：日常生活における歩行障害の把握
　すくみ足：FOGQ 計9（1, 1, 2, 2, 1, 2）/24点．
　転倒歴：過去1年間に転倒歴なし．転倒恐怖感なし．
　解釈：本症例は日常生活では転倒には至っていないものの軽度の歩行困難感を自覚しており，すくみ足の出現も疑われることがわかる．

手順2：日内変動の確認
　入院時処方：ビ・シフロール中止，マドパー100mg 2錠（朝，夕食後）．PDの診断から約2年経過．
　UPDRS Part Ⅲ：21/108点．
　問診：自覚的には歩きやすさは変動していない．
　解釈：L-ドパ服用開始からの期間が短く，1日の服用回数も少ないことから，この患者では日内変動は認めないと推測できる．したがって，手順1で確認された日常生活における歩行困難感が突発的な変動に関連するかを確認していく．

手順3：機能障害のチェック
　a. MMSE：23/30点（②場所の見当識-1点　④計算-5点　⑤遅延再生-1点）
　　TMT Part A 241秒，TMT Part B 遂行不可．
　b. 筋力：上下肢・体幹は徒手筋力検査にて4-5レベル．
　c. 姿勢：UPDRS項目28（姿勢）1．首下がり・腰曲りを認めない．
　d. バランス：UPDRS項目30（姿勢の安定性）2．FR 24.5cm, BBS 50/56点．
　解釈：姿勢反射障害が見られるものの，筋力，姿勢，バランス機能とも比較的保たれている．認知機能では，計算およびTMT Part Bの結果から本

表9 ● 10m直線歩行結果

	第2課題無(歩行観察条件A)		第2課題有(歩行観察条件B)
	通常歩行	最大歩行	最大歩行
時間	11.5	9.6	14.2 (s)
歩数	22	20	26 (steps)
歩行速度	52.2	62.5	42.3 (m/min)
歩幅	0.45	0.5	0.38 (m)
歩行率	115	125	110 (steps/min)
歩行比	0.004	0.004	0.0035 (m/steps/min)
すくみ足	—	—	—

課題中の時間,歩数を計測する.歩行速度,歩幅,歩行率,歩行比は時間,歩数の結果より算出する.

表10 ● timed up and go test 結果

	第2課題無(歩行観察条件C)	第2課題有(歩行観察条件D)
時間	20.4	33.4 (s)
すくみ足		
歩行開始時	—	—
方向転換時	—	—
目標物の手前	—	+*

＊すり足によりわずかに前進するすくみ足(small steps)が2秒間出現.

症例の注意・遂行機能の低下が確認でき,認知負荷による歩行能力の突発的な変動が疑われる.

手順4：歩行観察
　＊L-ドパ服用1.5時間後に観察.
　10m直線歩行の結果(表9).
　TUGTの結果(表10).

手順5：観察結果のクリニカル・リーズニング
a. 歩行条件A-Cの解釈
　歩行条件Aでは歩行速度,歩幅の低下が認められ小刻み歩行を呈しているものの,歩行率は正常範囲であった.最大速度においても歩幅は増加し,歩行比は変化しなかった.歩行条件CでもTUGT時間の遅れを認めるものの,すくみ足が出現することなく遂行可能であった.これらのことから,本症例は第1課題のみであれば注意要求増加に対処可能であり,ある程度注意容量に余裕があるものと推測できる.

b. 歩行条件A-Bの解釈
　歩行条件Bでは,二重課題により歩行速度,歩幅,歩行率,歩行比のす

べてが低下していた．したがって，本症例では直線歩行下でもすでに第2課題の注意要求に対処する余裕はなく，2つの課題を同時に処理するだけの注意の容量や，その変換に余裕がない可能性が示唆される．

c. 歩行条件 C-D の解釈

歩行条件 D において，二重課題下における TUGT 時間の延長は明らかであり，さらに 2 秒程度のすくみ足（small steps）がはじめて出現した．したがって，本症例において日常生活で見られるすくみ足は，直線歩行以外で複数の課題が負荷される条件において生じる可能性がある．

d. まとめ

本症例では日常生活において軽度の歩行困難感が自覚され，すくみ足の出現も疑われた．筋力，姿勢，バランス機能に明らかな問題は見られなかった．また，歩行観察において，第 2 課題を負荷しない 10 m 直線歩行と TUGT では，速度の低下を認めるもののすくみ足は出現しなかった．したがって，認知負荷を考慮しない歩行分析のみでは，本症例の日常生活における歩行困難感やすくみ足を再現できず，歩行障害の問題点を十分に検討できなかった可能性がある．

一方，認知機能の結果では注意・遂行機能の低下が示された．さらに，第 1 課題だけではなく，特に第 2 課題の注意要求が追加された際に歩容が増悪し，二重課題下 TUGT でのみすくみ足が観察された．したがって，認知負荷を含む歩行分析によってはじめて，日常生活における歩行困難感やすくみ足を再現でき，本症例の歩行障害の主要な問題点に認知機能低下の関与が示唆された．本症例では，二重課題下での歩行練習が日常生活における歩行困難感の軽減に有効と考えられた．

標準化の方向性と今後の課題

- この項では，認知負荷を含む PD 歩行の分析手順を提示し，PD 患者の歩行能力の変動を考慮した上で，歩行障害の問題点に関するクリニカル・リーズニングを試みた．PD 患者の歩行障害の問題点は認知機能も含めて多岐にわたるため，今後理学療法介入の精度を上げるためには，このような臨床思考プロセスを良く検討し，個々の PD 患者の歩行障害の問題点や理学療法介入のアウトカム抽出までのフローが標準化されるべきである．

引用文献

1) Giladi N, Treves TA, Simon ES, et al：Freezing of gait in patients with advanced Parkinson's disease. J Neural Transm, 108：53-61, 2001
2) Giladi N, Hausdorff JM：The role of mental function in the pathogenesis of freezing of gait in Parkinson's disease. J Neurol Sci,

248：173-176, 2006
3) Bloem BR, Grimbergen YA, Cramer M, et al：Prospective assessment of falls in Parkinson's disease. J Neurol, 248：950-958, 2001
4) Ashburn A, Stack E, Ballinger C, et al：The circumstances of falls among people with Parkinson's disease and the use of Falls Diaries to facilitate reporting. Disabil Rehabil, 30：1205-1212, 2008
5) Giladi N, Nieuwboer A：Understanding and treating freezing of gait in Parkinsonism. Proposed working definition and setting the stage. Mov Disord, 23 (suppl 2)：S423-425, 2008
6) Schaafsma JD, Balash Y, Gurevich T, et al：Characterization of freezing of gait subtypes and the response of each to levodopa in Parkinson's disease. Eur J Neurol, 10：391-398, 2003
7) 竹内孝仁, 望月秀樹：注意・プログラミング障害（行為障害）のリハビリテーション. 神経内科, 60：616-622, 2004
8) Woollacott, M, Shumway-Cook A：Attention and the control of posture and gait：a review of an emerging area of research. Gait Posture, 16：1-14, 2002
9) 高草木薫, 斉藤和也, 幅口達也, 他：大脳基底核による歩行と筋緊張の制御. 脳の科学, 23：1049-1054, 2003
10) Lajoie Y, Teasdale N, Bard C, et al：Attentional demands for static and dynamic equilibrium. Exp Brain Res, 97：139-144, 1993
11) Bloem BR, Grimbergen YA, van Dijk JG, et al：The "posture second" strategy：a review of wrong priorities in Parkinson's disease. J Neurol Sci, 248：196-204, 2006
12) Bond JM, Morris M：Goal-directed secondary motor tasks：their effects on gait in subjects with Parkinson disease. Arch Phys Med Rehabil, 81：110-116, 2000
13) Yogev G, Giladi N, Peretz C, et al：Dual tasking, gait rhythmicity, and Parkinson's disease：which aspects of gait are attention demanding? Eur J Neurosci, 22：1248-1256, 2005
14) Camicioli R, Oken BS, Sexton G, et al：Verbal fluency task affects gait in Parkinson's disease with motor freezing. J Geriatr Psychiatry Neurol, 11：181-185, 1998
15) Dibble LE, Lange M：Predicting falls in individuals with Parkinson disease：a reconsideration of clinical balance measures. J Neurol Phys Ther, 30：60-67, 2006
16) Schenkman M, Butler RB：A model for multisystem evaluation treatment of individuals with Parkinson's disease. Phys Ther, 69：932-943, 1989
17) Giladi N, Shabtai H, Simon E, et al：Construction of freezing of gait questionnaire for patients with Parkinsonism. Parkinsonism Relat Disord, 6：165-170, 2000
18) Pickering RM, Grimbergen YA, Rigney U, et al：A meta-analysis of six prospective studies of falling in Parkinson's disease. Mov Disord, 22：1892-1900, 2000
19) 折笠秀樹, 久野貞子, 長谷川一子, 他：パーキンソン病の重症度を測る日本語版UPDRS尺度の信頼性評価. 神経治療学, 17：577-591, 2000
20) Goetz CG, et al：Movement Disorder Society-sponsored revision of the Unified Parkinson's Disease Rating Scale (MDS-UPDRS)：scale presentation and clinimetric testing results. Mov Disord, 15：2129-2170, 2008
21) Tamura I, Kikuchi S, Otsuki M, et al：Deficits of working memory during mental calculation in patients with Parkinson's disease. J Neurol Sci, 209：19-23, 2003
22) Naismith SL, Shine JM, Lewis SJ：The specific contributions of set-shifting to freezing of gait in Parkinson's disease. Mov Disord, 25：1000-1004, 2010
23) Cano-de-la-Cuerda R, et al：Is there muscular weakness in Parkinson's disease? Am J Phys Med Rehabil, 89：70-76, 2010
24) Hirsch MA, Toole T, Maitland CG, et al：The effects of balance training and high-intensity resistance training on persons with idiopathic Parkinson's disease. Arch Phys Med Rehabil, 84：1109-1117, 2003
25) 鎌田理之, 松尾善美, 橋田剛一, 他：パーキンソン病患者における方向転換時バランス保持の重要性―転倒予防に向けて―. 甲南女子大学研究紀要（看護学・リハビリテーション学編）, 2：47-50, 2009

（鎌田理之・松尾善美）

02 実践編

(北里大学東病院:平賀よしみ)

関節可動域,姿勢矯正はどうすれば効果があがるか?

> **何をどう解決するか？**
>
> - 姿勢異常によって起こる四肢・体幹の可動域制限や変形は，疼痛や不快感を増強し，バランス障害，歩行障害，転倒のリスクを増加させる．症状の特性を理解し，病状の初期にはストレッチング，筋力トレーニングなどの自主トレーニングを中心とした自己管理を指導する．病状が進行し自動運動が難しくなった時期では他動運動中心に行い，関節可動域の維持を図り変形の進行を予防する．

1 パーキンソン病で起こる姿勢異常の特徴

(1) 定義

　パーキンソン病(PD)では，一見してその病気と判断できる特有の異常姿勢をとることが知られている．PDをはじめて報告したJames Parkinsonもその著書の中で前傾姿勢になることを指摘している[1]．

　姿勢異常は全身に及んでおり，
- 頭頸部の前屈
- 円背
- 体幹の前屈・前傾，側屈
- 骨盤の後傾
- 股関節・膝関節の屈曲
- 足関節の底屈
- 足趾の屈曲
- 肘関節の屈曲
- 手首，手指の屈曲

などが認められる(図1)．

　その症状は軽度から重度な変形までさまざまである．この症状はPD患者にとって誰にでも認められることから，四大徴候(振戦，固縮，無動，姿勢反射障害)などの運動症状に比べ注目されてこなかった．しかし薬物治療の進展により，動ける状態が長く維持されるようになった結果，長期的にさまざまな問題がクローズアップされるようになった．その1つが姿勢異常である．姿勢異常に伴う体幹の変形や関節

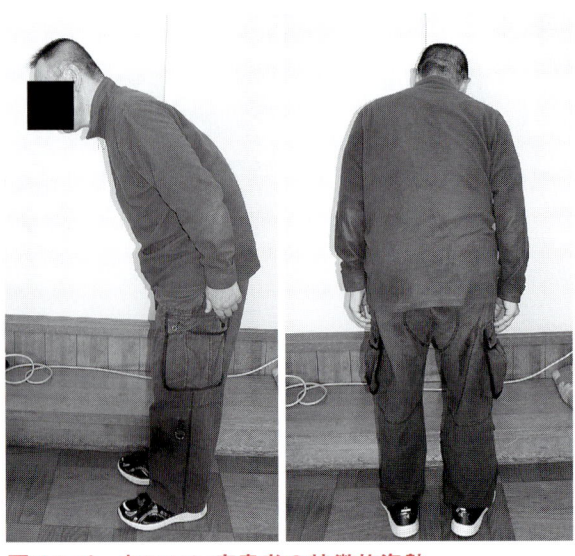

図1● パーキンソン病患者の特徴的姿勢

可動域制限は，疼痛，不快感，平衡障害，歩行障害，転倒リスクの増加などに影響し，患者のQOLを著しく障害する可能性がある[2]．

> **知っておきたいこと ア.ラ.カルト.**
>
> **大脳基底核と姿勢・運動制御[3]（図2）**
>
> 　パーキンソン病では中脳のドパミン細胞が変性し，基底核からの抑制性出力が増加する．基底核からの過剰な出力は大脳皮質の活動を低下させ，前頭前野における意思の発動，6野における運動プログラムの生成，4野における随意運動の指令が低下する．これにより，随意運動の速度低下や運動量減少が誘発される．また脳幹の活動も低下する．
>
> 　姿勢は脳幹に対する基底核からの脱抑制と，大脳皮質からの興奮の協調的作用によって制御されている．大脳基底核の障害やこれを修飾するドパミン作動系の異常は協調的な調節機構を破綻させ，随意運動や姿勢筋緊張，歩行の異常など基底核疾患に特有の運動障害を出現させている．
>
> 　姿勢異常は大脳基底核の機能障害が関与し，筋強剛，無動，姿勢反射障害が組み合わさって生じていると考えられる．

(2) 姿勢異常の発生時期

　PD患者の典型的姿勢は，病状の進行期YahrⅢくらいから目立ってくることが多い．四肢の筋強剛は筋・腱の短縮を招き，寡動，無動による運動範囲の減少も相まって関節可動域制限を引き起こす．運動障害の進行により転倒リスクが高まり，生活全般の活動性が低下することも影響している．しかし中にはもっと病状の早期

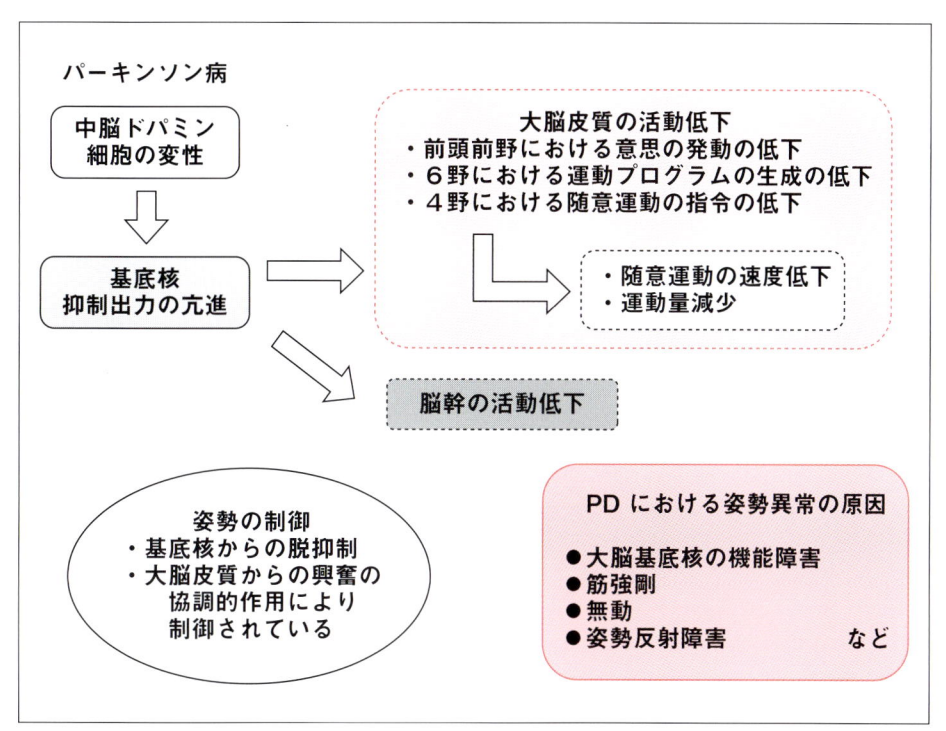

図2 ● パーキンソン病における基底核の障害と姿勢異常

から姿勢異常を認める場合もある．

(3) 高度な姿勢異常・脊柱の変形，薬剤性の姿勢異常

PDの高度な姿勢異常・脊柱の変形として，高度な体幹の前屈，体幹の傾き，頭頸部の前屈がある．その原因は諸説あり定まっていない．

①腰曲り（腰曲り，camptocormia，bent spine など）[4〜6]（図3）

「腰曲り」と呼ばれる極端な前傾姿勢が認められることがある．腰が曲るだけでなく，猫背になることも含まれる．立位，歩行で出現し，仰臥位になると消失する特徴があり，骨に原因がある脊柱後彎変形とは一致しない．神経筋疾患，脊柱起立筋の筋変性，脊柱筋のジストニア（異常運動，姿勢あるいはその両者を伴うことが多い持続的な筋収縮），多系統変性症など諸説ある．

②体幹側屈（側屈，側彎，lateral trunk flexion，Pisa syndrome など）[7〜10]（図4）

PDにおいて体幹側屈はしばしば認められる症状である．前傾姿勢と相まって極端な側屈を呈する患者もいる．脊柱起立筋と腹筋において筋緊張の左右非対称性が認められ，また筋の大きさにも左右差が認められる．抗精神病薬によって引き起こされた側屈をPisa syndromeというが，PD患者に認められる側屈との関連について議論されている．

側方の傾きは頸部筋の緊張の左右差を助長するため，頸部可動域制限の一因とも

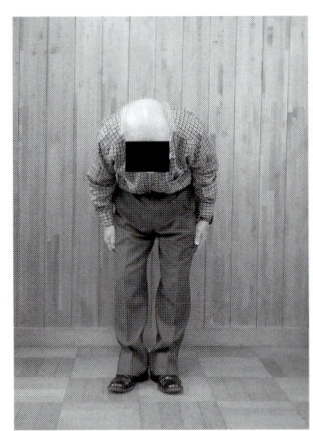

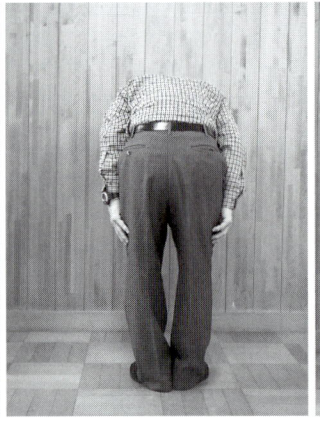

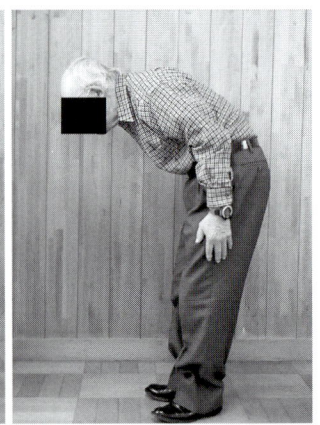

前額面　　　　　　　　　　　　　矢状面

腹臥位

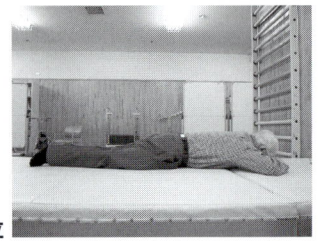

図3● 腰曲り

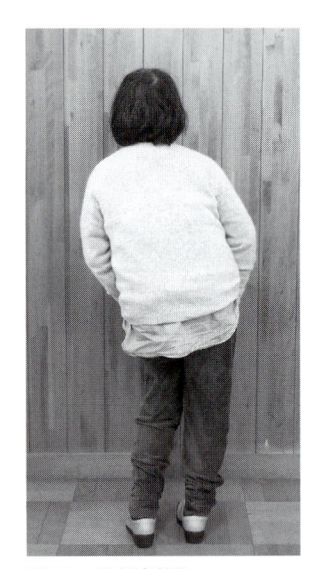

図4● 体幹側屈

なる．脊柱起立筋のジストニア，固縮の左右差などが原因としてあげられている．

③首下がり(首下がり，dropped head syndromeなど)(図5)

PDの前傾前屈姿勢では頭部は前彎(伸展)し，顎が前方にやや突き出しているような姿勢である．側方からみると首はむしろ上がっている．首下がりは，頭が下を向き，常に地面を見ているような状態にあり，多系統萎縮症(multiple system atrophy：MSA)などの神経変性疾患に多く認められる[11]．日本でのPDにおける

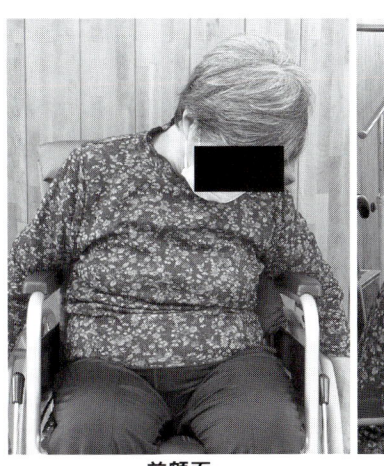

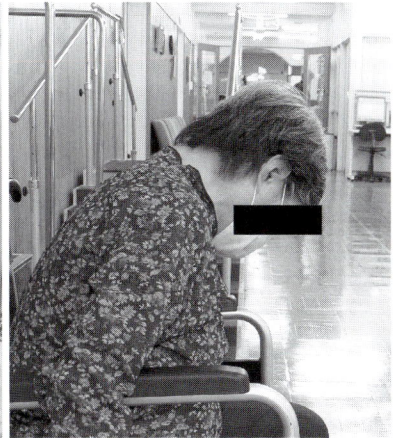

前額面　　　　　　　　　矢状面
図5● 首下がり

首下がりの発生頻度は約6%とされているが[12]，MSAのPD型(MSA-P)との鑑別が必要でありより少ない可能性が指摘されている[13]．首下がりの原因として，頭・頸部屈筋のジストニア，頸部伸筋の筋力低下などの原因があげられている[14]．

自力で顔面を持ち上げることが困難なため前が見えにくい，歩きにくい，視線が合わせにくい，屈曲した頸部が咽頭や気道を圧迫し嚥下や呼吸の障害となるなど日常生活全般にわたり影響し，QOLを低下させる原因となる．

林はPDおよびPD症候群16例の姿勢異常と首下がりについて分析した．頸部に局所筋肥大(肩甲挙筋)を認め，表面筋電図では，頸部体幹の屈筋の活動亢進はなく伸筋の持続的活動亢進を認めたと報告している[15]．

④薬剤性の姿勢異常

PD治療薬による薬剤性の姿勢異常も報告されている．治療薬の変更や増量により急速に症状が出現し，服薬中止により異常姿勢が改善する例があり，抗精神病薬によって引き起こされるPisa syndromeとの関連が検討されている．抗PD薬のなかで，ドパミンアゴニストと姿勢異常の関連が指摘されている．治療歴や服薬期間と姿勢異常との関連は，明らかではない[7]．

2 姿勢異常が及ぼす影響

PDにおける異常姿勢は，筋骨格系だけでなく，呼吸，嚥下，内臓，心理面へも影響を与える(図6)．

①姿勢維持筋力の低下

極端な前屈，前傾姿勢により伸展された側の筋肉，頸部伸筋群や傍脊柱筋の筋萎縮が起こり姿勢を維持する筋力が低下する．

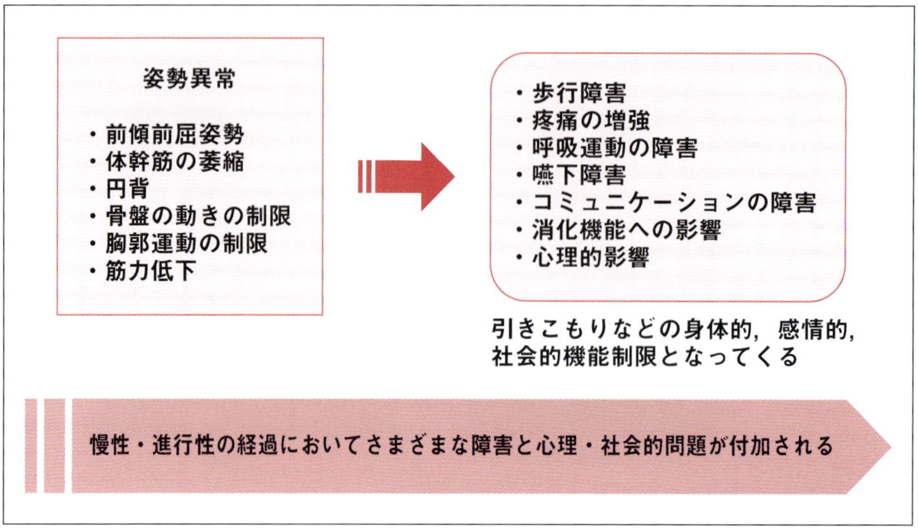

図6● 姿勢異常が及ぼす影響

②歩行障害への影響

　　PDは静止時立位から歩きはじめる動作に困難を要し，歩行開始前の立位姿勢が原因になっていることが多い．特定の筋の緊張が高まった状態では，股関節，膝関節，足関節の協調性が失われ，外乱に対してうまく反応ができずバランスを崩しやすくなる[16]．PD前傾姿勢は歩行中増強し，加速度歩行や転倒の原因になることが多い．姿勢障害の進行により歩行障害も重度化する傾向がある．

③筋肉のこわばりや疼痛の増強（腰痛，頭痛，頸部痛，肩凝りの悪化）

a. 腰痛

　　PD患者においては，腰痛の有病率が高いことが指摘されている[17]．腰椎の伸筋，屈筋は姿勢調整において重要な役割を果たしているが，PDではジストニアがしばしば観察され，このメカニズムが正常に機能していないと考えられる[18]．PD患者における腰痛と姿勢，およびPD運動症状との関連については，腰痛の程度と骨盤の前傾傾斜角度，固縮の程度との関連が報告されている[19]．

b. 頸部・上肢の運動制限，頸部痛，肩凝り

　　顎を突き出したような姿勢は，上位頸椎（C1〜C3）に伸展方向のストレスを与える．また胸椎後彎と肩甲帯の前方突出は，頸部〜肩甲帯の伸筋が持続的に緊張し肩関節の動きも制限する．これらは椎間関節による関連痛，頸部痛，肩凝りの原因となる[20]．

④呼吸運動の障害

　　体幹の前傾・前屈姿勢では，胸椎部分でより大きく後彎し，胸郭が下前方に偏倚する胸郭変形を生じさせる．肋骨は動きにくい状態となり，肺が膨らみにくくなる．また無動や固縮は胸郭および肋間筋などの呼吸筋の柔軟性に影響し，肺活量の低下

を招き，胸郭運動の障害による拘束性呼吸障害の原因となる[21]．

呼吸機能に及ぼす胸・腹部運動の影響について検討した結果，PD患者の呼吸機能低下には吸気および呼気における，胸・腹部運動量の低下が関与していることが報告されている[22]．

⑤嚥下障害

PD患者の体幹前屈姿勢では，頭頸部が前方に突出し頸部が過伸展となる．咽頭挙上が困難になり，気道が無防備な状態となり誤嚥の危険性が高まる．首下がりでは咽頭部が水平に近くなることから，口腔から咽頭への送りこみ時間が延長する可能性がある．喉頭閉鎖不全がある場合はさらに誤嚥のリスクが高まる恐れがある[23]．

⑥発話の明瞭度や大きさ，視線を合わせにくいなどコミュニケーションの障害となる

⑦腹部圧迫による消化機能への影響

PD患者における食道裂孔ヘルニアの合併症は正常人より高く，腹筋の緊張や消化管の蠕動運動低下が原因とされる[24]．高度な脊柱後彎を呈した患者において体幹の姿勢異常がレボドパ吸収に影響を与えており，内服時の飲水量増加と体幹伸展姿勢を維持するよう指導したところ薬剤吸収が改善したとの報告がある[25]．

3 医学的治療

姿勢異常に対する治療として薬物療法，深部脳刺激療法，ボツリヌス菌注射などが報告されているが確立されたものはない．

①薬物治療

薬物治療はPDの主な運動症状をコントロールするには有効であるが，姿勢異常に対する効果は限定されている[7]．ドパミンアゴニストは姿勢異常を惹起する傾向があり，レボドパは姿勢異常を改善させる場合が多い[14]．薬剤性が疑われる場合は，原因薬を見つけ中止することで改善する可能性が高い[9]．

②深部脳刺激療法（deep brain stimulation）

前屈，側屈の異常姿勢に対して効果があったとの報告がある[7]．一方DBSは腰曲りの発生を予防しないとの報告もある[5]．

③ボツリヌス菌注射

腰曲りに対して，腹直筋にボツリヌス菌注射を行ったが効果がなかったと報告されている[4]．体幹側屈に対してボツリヌス菌注射を行い改善したとの報告がある[26]．

首下がりに対し，両側の胸鎖乳突筋および一側の斜角筋に対しボツリヌス菌注射を行い改善したとの報告がある[27]．

④ブロック注射(muscles afferent block (MAB) sternocleidomastoid)

筋緊張が異常に亢進している症例では頸部屈筋への効果があったとの報告がある[14].

⑤その他

腰曲りに対しレボドパ大量投与，ステロイド経口摂取，コルセット装着，理学療法などは，効果がないか限定されたものであったと報告されている[5].

4 姿勢異常の評価

立位，座位においてそれぞれ前額面(正面・後面)，矢状面から観察する．

前額面では，体幹側方偏倚，頭部，頸部，肩関節の位置関係を評価する．

矢状面では，頸部，体幹の前屈，円背，首垂れ，肩・肘関節，股関節，膝関節の屈曲位について評価する．

仰臥位では，頸部，体幹，股関節，膝関節のアライメントを評価する．

四肢関節の関節可動域や体幹頸部の可動性の評価にあたり，筋強剛の程度，疼痛の有無を合わせて評価する．股関節，膝関節の伸展制限，足関節の背屈制限は，前傾・前屈姿勢の進行により出現してくる．頸部，体幹の可動性，屈曲，伸展，側屈，回旋について評価する．

> **メモ▶姿勢の評価　MDS-UPDRS（改訂版）Part Ⅲ：運動機能検査　No.28**
> 姿勢について4段階で評価している．
> 0：正常
> 1：軽度の前屈姿勢，高齢者では正常な程度
> 2：中等度に前屈姿勢で，脊柱後彎（亀背）を伴う．中等度に左右一方に偏っていてよい
> 3：高度の前屈姿勢，姿勢は極端に異常である
> 固縮や姿勢反射障害，歩行とともに評価し全体像の把握につなげる．

5 理学療法

健康な成人において，脊柱の柔軟性とリーチや仰臥位から座位になる時間，立位での方向転換の時間に関連があると報告されている[28]．PD患者において，姿勢異常により脊柱の柔軟性が障害されることはバランス障害，歩行障害，転倒のリスクが増化することを意味する．できるだけ早く姿勢異常に対し介入を図ることで，将来の機能障害を予防し，遅らせることが可能になると考えられる．PDの姿勢異常

| あごをひく | 伸展 |
| 回旋 | 側屈 |

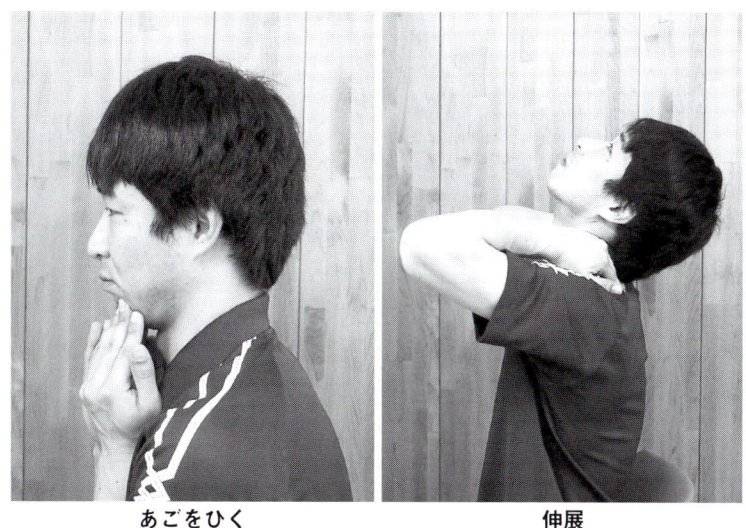

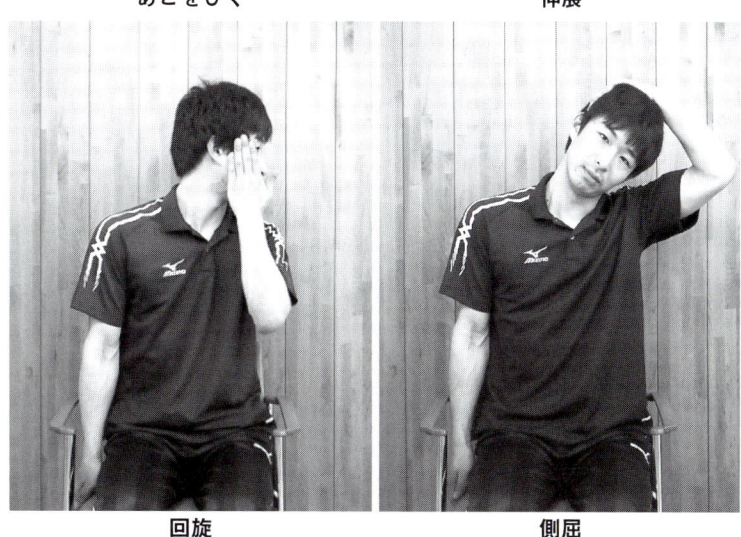

図7 ● 頸部のストレッチ

に対する理学療法（PT）の介入が報告されているがエビデンスは少ない[29, 30]．

　Morris は筋，関節，骨格の評価を行い，軟部組織の短縮が原因の場合，視覚的フィードバック（写真，鏡，ビデオ）を行うと同時に，ストレッチングと筋力強化を行うことをすすめている．また筋の伸長性を維持するために仰臥位，腹臥位を少なくとも 30 分程度とることをすすめている[31]．

　Karen はエアロビクスと体幹筋強化の運動を 12 週にわたり実施した結果，コントロール群に比べ，体幹筋の活動が改善したが，可動域や PD の重症度に関しては相違がなかったと報告している[32]．

　Schenkman は Hoehn & Yahr Ⅱ～Ⅲ の PD 患者に対し脊柱の可動性を高めるトレーニングを 16 ヵ月間，個別，グループで実施した結果，ファンクショナルリーチが改善したと報告している[33]．

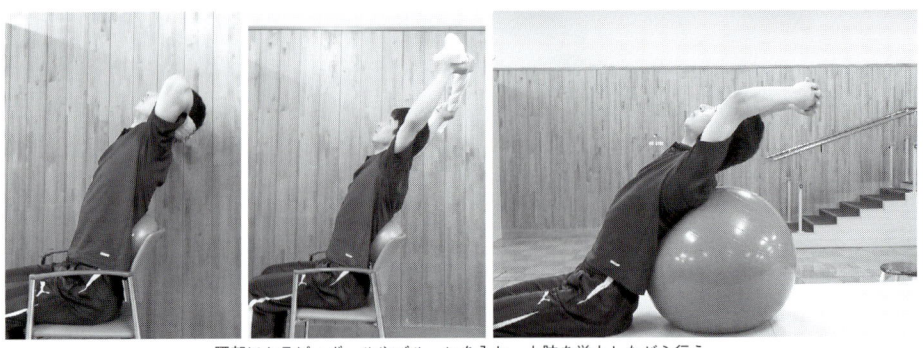

腰部にセラピィボールやバルーンを入れ，上肢を挙上しながら行う

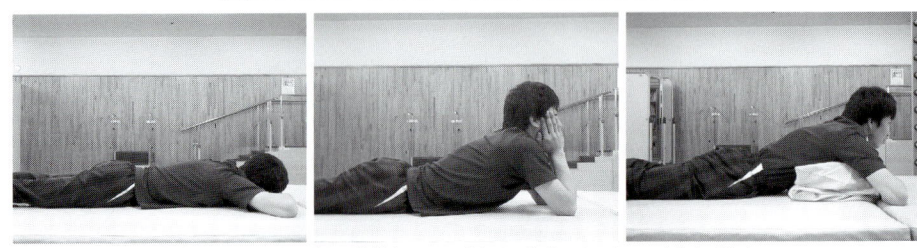

状態にあわせ，それぞれの姿勢を5〜10分とる．胸部にクッションを入れてもよい．
腰部の側方偏位がある場合は，アライメントを修正してから行う

図8● 体幹の伸展

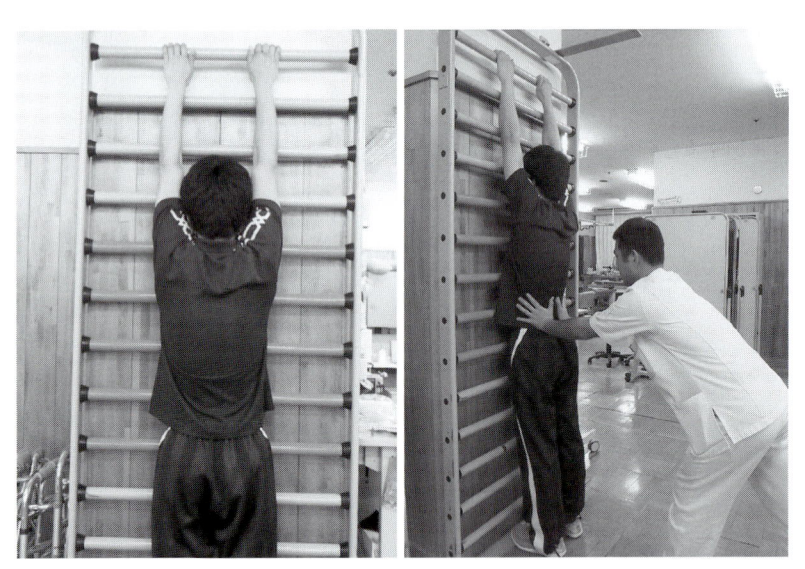

図9● 体幹の伸展

　Bartoloは投薬治療による改善効果が低いとされるPD患者の体幹側屈に対し，姿勢の逸脱を正し，体幹コントロールを改善する目的で週5日，4週間にわたり90分間の運動を実施した．プログラムはウォームアップ，ストレッチング，体幹筋のストレッチング，歩行練習，バランストレーニング，リラクセーションである．姿勢と体幹の屈曲および側屈の可動性を改善する効果があったと報告している[34]．

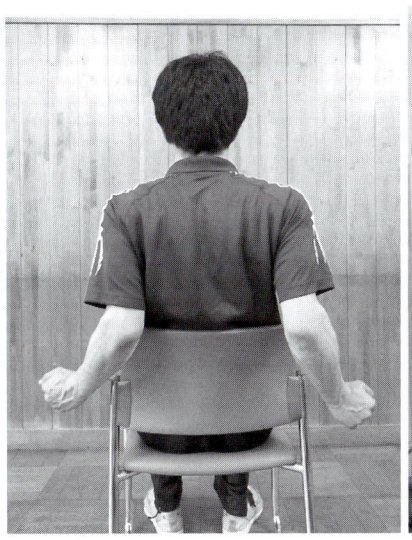

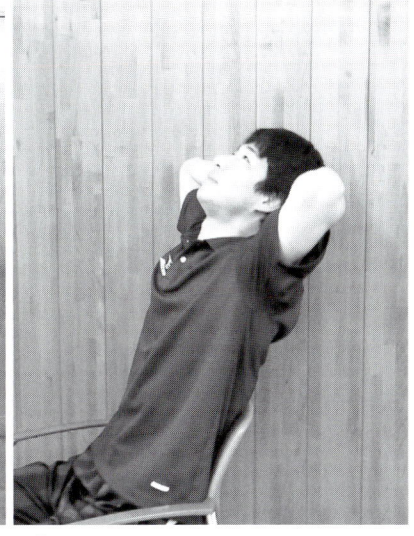

図10●肩甲帯の内転と胸郭のストレッチ

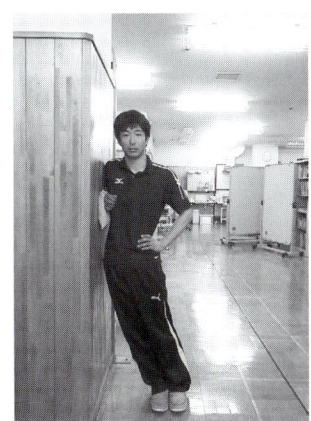

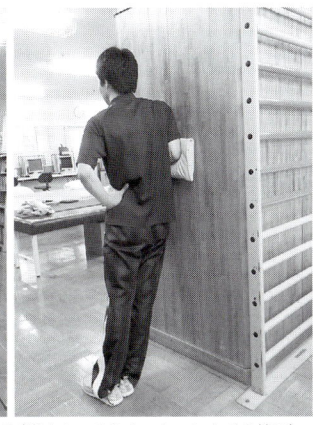

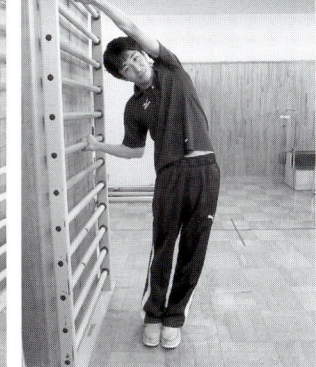

側屈している側の肘を曲げ壁につける（痛くないようクッションなどを挟む）
両下肢を揃え，斜めに寄りかかるようにし反対側の手は腰に当てる
この姿勢で10秒程度保持する．5〜10回繰り返す

側屈している側を外側にし，肋木を把持する
弓なりに反らし，体幹側方を伸長させる

図11●体幹の側屈に対するストレッチ

　　林らは，PDおよびPD症候群14例の姿勢異常と首下がりに対してPTの介入を行った．腰椎・胸椎・頸椎のアライメント修正を行ったところ6例（43％）で改善を認めたと報告している[15]．

(1) ストレッチング・関節可動域練習 (図7〜12)

　　PDに関連する前傾姿勢は胸郭，肩，頸部を含む体前面の筋肉の柔軟性を低下させる．頸椎は伸展，回旋制限が起きやすく，肩関節は屈曲制限が起きやすい．また骨盤の前後屈，回旋，腰椎の伸展制限は立位時のアライメント異常と腰痛の発生に関与する．下肢では股関節の伸展と外転制限，膝関節の伸展制限，足関節の背屈制限〜柔軟性の二次的障害として出現する．

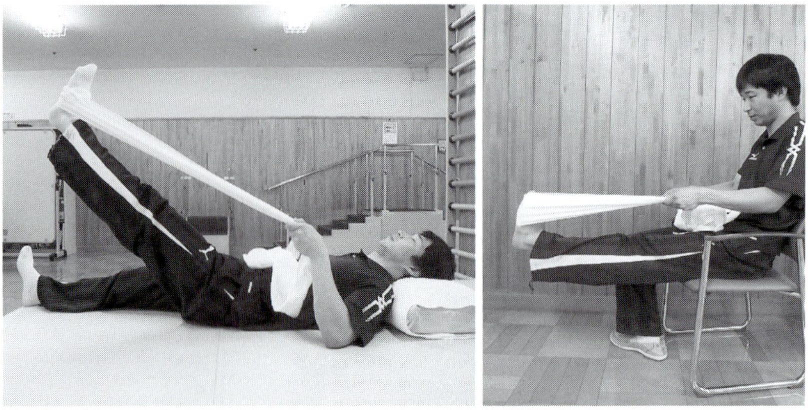

ハムストリングス　　　　　　　　ガストロ

図12● 下肢のストレッチング

　ストレッチは胸郭，頸部を広げ前傾姿勢を正しく後方へ整える．また側方偏倚に対しても凹側の筋をストレッチすることにより，左右のバランスを整える．できるだけ自主トレーニングとして行えるよう指導していくことが重要である．対象者が行いやすいよう，棒やタオル，セラピィボールなどを利用する工夫も大切である．

(2) 筋力強化

姿勢異常の改善に：傍脊柱筋筋肉トレーニング

　身体前面における筋肉の柔軟性が低下すると，後面の筋肉は身体をまっすぐに保つための働きが十分できなくなる．オーバーストレッチされる傾向は，後面の筋肉の筋力低下につながる．姿勢異常の進行を防ぐために，脊柱起立筋の筋肉トレーニングがすすめられる．ただし，高齢者の場合，腰部脊柱管狭窄症，すべり症，腰椎圧迫骨折，変形性脊椎症などの既往を有する場合があるため，整形外科医と連携し安全を確認してから実施する必要がある．

　また脊柱起立筋，腹筋，大殿筋，腸腰筋，大腿四頭筋，ハムストリングス，下腿三頭筋，前脛骨筋などの姿勢保持筋を中心とした筋力強化も重要である．

(3) 正しい姿勢を維持するために〜環境の整備

- 正しい座位姿勢：机や椅子の高さを調整する．座位姿勢における腰椎前彎を保持させるためにランバーサポートを入れる．
- 杖，歩行器などの高さを適正に調整する．
- 車いすの調整：座面，足台の高さ，背張り調整，背当てクッションなどを調整する．

標準化の方向性と今後の課題

- PDにおける姿勢異常はよく認められる症状であるがゆえに，治療の対象として注目されてこなかった．治療方法の進歩によりPD患者の生存期間は延長し，高度な姿勢異常を呈する症例の増加や，治療薬により姿勢異常が生じる可能性が指摘されている．現在，姿勢異常への確立された対策はないが，理学療法介入によるいくつかの効果が報告されている．薬物療法と合わせ体幹や各関節の柔軟性獲得を目的としたストレッチングや，姿勢保持筋を中心とした筋力トレーニングを病状の比較的初期から実施することがすすめられる．また対象者自身で運動が可能な時期は，自主トレーニングの指導が重要である．病状が進行してからも，関節拘縮予防や胸郭可動性維持目的での介入が必要である．多面的な治療マネージメントが求められている．

引用文献

1) Parkinson J：An essay on the shaking palsy. J Neuropsychiatry Clin Neurosci, 14：223-236, 2002
2) Schrag A, et al：What contributes to quality of life in patients with Parkinson's disease? J Neurol Neurosurg Psychiatry, 69：308-312, 2000
3) 高草木薫：大脳基底核による運動制御．臨床神経学，49(6)：325-334, 2009
4) Shanheda N：Camptocormia pathogenesis, classification, and response to therapy. Neurology, 65：355-359, 2005
5) Margraf NG, et al：Camptocormia in idiopathic Parkinson's disease：a focal myopathy of the paravertebral muscles. Mov Disord, 25(5)：542-551, 2010
6) Bloch F, et al：Parkinson's disease with camptocormia. J Neurol Neurosurg Psychiatry, 77：1223-1228, 2006
7) Yokouchi F：Lateral flexion in Parkinson's disease and Pisa syndrome. J Neurol, 253 (suppl 7)：vii 17-vii 20, 2006
8) Solla P, et al：Lateral trunk flexion and Pisa syndrome in Parkinson's disease. Are they really always different condition although denoting similar features? J Neurol, 255：450-451, 2008
9) Cannas A, et al：Reversible Pisa syndrome in patients with Parkinson's disease on dopaminergic therapy. J Neurol, 256：390-395, 2009
10) Di Matteo A, et al：Lateral trunk flexion in Parkinson's disease：EMG features two disclose different underlying pathophysiological mechanisms. J Neurol, 258：740-745, 2011
11) Quinn N：Disproportionate antecollis in multiple system atrophy. Lancet, 333：844, 1989
12) Kashihara K, et al：Dropped head syndrome in Parkinson's disease. Mov Disord, 21(8)：1213-1216, 2006
13) 藤本健一：姿勢異常．日本臨床，67：475-478, 2009
14) Fujimoto K：Dropped head in Parkinson's disease. J Neurol, 253 (suppl 7)：Ⅶ 21-26, 2006
15) 林康子，他：パーキンソン病の姿勢障害に対する理学療法　特に首下がりについて．メディカルリハビリテーション，135：45-53, 2011
16) 櫻井好美：前屈姿勢に対するアプローチ．難病と在宅ケア，12(11)：29-31, 2007
17) Broetz DC：Radicular and nonradicular back pain in Parkinson's disease：a controlled study. Mov Disord, 22：853-856, 2007
18) 阿部和夫：パーキンソン病の運動障害・歩行障害．老年精神医学雑誌，19：1178-1183, 2008
19) 小野寺亜弥，他：パーキンソン病患者における姿勢異常と腰痛の関連．臨床理学療法研究，28：31-34, 2011
20) Mckenzie R, et al：The cervical and thoracic spine mechanical diagnosis and therapy, Vol. 1, pp.55-63, 2006, Spinal Publication, New Zealand
21) Magdalena S, et al：Obstructive and restrictive pulmonary dysfunction in Parkinson's disease. J Neurol Sci, 138：114-119, 1996
22) 玉木彰：Parkinson病の呼吸機能に与える胸部および腹部運動の影響について．理学療法，20：217-212, 2000
23) 石井光昭：パーキンソン病症例の摂食・嚥下障害．PTジャーナル，42(3)：243-247, 2008
24) Castell JA, et al：Manometric abnormalities of the oesophagus in Parkinson's disease. Neurogastroenterol Motil, 13：361-364, 2001
25) 千原典夫：脊柱後彎と食道裂孔ヘルニアがレボドパ吸収に影響したパーキンソン病の82歳女性例．臨床神経，49：493-496, 2009
26) Banana L：Botulinum toxin treatment of lateral axial dystonia in Parkinsonism. Mov Disord, 22(14)：2097-2103, 2007
27) 伊藤恒：Parkinson病の首下がりに対するボツリヌス毒素治療．神経内，62：369-373, 2005
28) Cutson TM, et al：Treatment of Parkinson's disease：Pharmacologic and physical intervention. Phys Ther, 75：363-373, 1995
29) Samyra HJ, et al：Evidence-based analysis of physical therapy in Parkinson's disease with recommendation for practice and research. Mov Disord, 22(4)：451-460, 2007
30) Crizzle AM, et al：Is physical exercise beneficial for person with Parkinson's disease? Clin J Sport Med, 16(5)：422-425, 2006
31) Morris ME：Movement disorders in people with Parkinson disease：a model for physical therapy. Phys Ther, 80：578-597, 2000

32) Karen J：Trunk muscle training and early Parkinson's disease. Physiotherapy Theory and Practice, 13：139-153, 1997
33) Schenkman M：Spinal flexibility and balance control among community-dwelling adults with and without Parkinson's disease. J Gerontol A Biol Sci Med Sci, 55(8)：441-445, 2000
34) Bartolo M：Four-week trunk-specific rehabilitation treatment improves lateral trunk flexion in Parkinson's disease. Mov Disord, 25：325-331, 2010

（平賀よしみ）

03 実践編

筋力増強運動は必要か？

（大阪大学医学部附属病院：橋田剛一）

何をどう解決するか？

- 筋力低下の原因やアプローチの必要性も含め，筋力増強運動についてはあまり明確にされてこなかった側面は否めないが，筋力低下によるバランス障害，転倒，歩行障害，ADL障害を回避することは不可欠である．筋力低下の存在，その部位の確認・評価から開始し，患者の障害レベルに応じた筋力増強運動を立案した上で，自主トレーニングも含めた運動が継続できるための働きかけを実践することにより，筋力低下の予防目的も含めた解決を図る．

1 パーキンソン病で起こる筋力低下の特徴

　日常診療での理学療法の場面で，パーキンソン病患者（PD患者）が自覚的な筋力低下を訴えることは多いであろうか？　答えとしては，「あまりない」，「少ない」と感じているものの方が圧倒的に多いと思われる．PD患者からの訴えとしては，すくみ足を代表とする歩行困難感や易転倒性に伴う不安感，さらには手の震えに起因する巧緻動作障害などの方が多く，下肢の筋力低下や握力の低下を顕著に訴える場合はあまり多くないのではと推察される．このことはPD患者に遭遇する医療・保健・福祉機関の相違に関わらず，当てはまることではないかと思われる．周知のごとく，PDの臨床的主要徴候のなかには，筋力低下や筋萎縮は含まれていない．そのために，PD患者に対するリハビリアプローチとして，他の神経内科疾患に対するアプローチ内容と比較しても，問題点として例えば下肢の筋力低下を抽出し，それに対する筋力増強運動を最優先課題として取り組む頻度が少なく，さらには筋力低下自体が注目を受けないゆえんでもあると考えられる．

　しかし，Kollerら[1]による報告によると，PD患者は同年代の健常者と比較すると上下肢の筋力低下が存在しており，PD患者の筋力低下は初期症状であり，振戦や筋固縮などとは関連しない疾患固有の徴候の可能性があることを示している．

　さらに，野垣ら[2]による報告では，PD患者は運動速度依存性の筋力低下が存在するとし，その遂行する運動速度が大きくなるほど筋力低下が著明となること，また病状の進行とともに速度依存性の筋力低下が一層著明になるとしている．さらに代表的な症状である無動・筋強剛などの影響は受けにくいこともあわせて報告し，

PD患者における筋力低下の存在を明らかにしている．

一方，2010年に報告されたReview[3]の内容は注目に値するものである．その内容としては，PD患者の筋力低下の存在は明らかであるが，その原因については疾患特性によるものなのか，二次的なものなのかは明らかにされていないとしている．以来，PD患者に対する研究は世界各国で発展的に実践されている現在でも，筋力低下の原因に関しては明確には示されていないのが実情である．

病状進行により大脳基底核障害に伴う運動障害が増悪すると，歩行能力や起居動作能力への影響が強く現れてくる．日常生活では歩行速度の低下や転倒の危険性が増加することで，運動量の低下，活動性の低下につながることで，二次的な障害が一層強まり，廃用症候群が進行する．結果的に，廃用性の筋力低下が顕著となってくることは十分予想されることでもある．さらに，下肢・体幹を中心とした筋力低下が加わることで，一層起立・歩行障害や日常生活動作の障害の増悪につながる危険性は高まり，結果的に立つことすらも困難になり，ベッド臥床期間が長期化するといった負のサイクルに陥る場合も少なくはない．

このように，PD患者では疾患特有の運動症状や筋力低下も含めた障害により，姿勢や移動能力，ADL能力が大きな影響を受けやすい．そのような問題を回避するためにも，安全性を考慮しての体操や運動を取り入れることは重要である．筋力低下に関しては，疾患そのものとの関連性はいま1つ明確には示されていないのが現状ではあるが，PD患者の生活に多大な影響力をもつ要因の1つであることは明確である．そのため，重症度を含めた病期の時期を問わず，筋力低下の防止目的を含めた運動については，実践を図ることは不可欠であるといえる．われわれにとっては，下肢・体幹の筋力低下の存在やその部位を評価すること，その上で運動方法における工夫点を探ることも必要になってくる．

他疾患の合併により全身状態が低下したケース

呼吸器感染症などの併発により食思不振，低栄養・脱水症状が起こると，入院が余儀なくされ，全身状態が低下するのみならず，四肢の廃用性障害，動作障害が急激に増悪する傾向は強い．状態によっては，室内立位・歩行能力すら困難となる場合もある．そのような場合には，全身状態の改善に応じて，ベッド上での下肢自動運動など軽負荷から筋力改善を目的とした運動を進めていくことが介入初期には重要となる．特に体幹，股関節周囲の筋力運動を行うことで，離床も含め，速やかに歩行能力が改善し，結果的に早期退院を円滑に図ることができることをしばしば経験する．またこうしたケースの場合には，退院後に地域でのリハビリフォローアップ体制が構築されていると一層望ましいことは言うまでもない．

2 アプローチの理論的背景

　PD 患者に対するリハビリテーションの必要性については，わが国では，2011 年に日本神経学会から「パーキンソン病治療ガイドライン 2011」[4]が発表され，「リハビリテーションは運動症状改善に有効か」という内容について述べられている．その項で，1) 運動療法が，身体機能，健康関連 QOL，筋力，バランス，歩行速度の改善に有効である（グレード A），2) 外部刺激，特に聴覚刺激による歩行練習で歩行は改善する（グレード A），また，音楽療法も試みるとよい（グレード C1），3) 運動療法により転倒の頻度が減少するとされている（グレード B）と推奨されている．リハビリテーションは，内科的かつ外科的な治療に加えて行うことで，症状のさらなる改善が期待できる治療法であると示されているが，運動療法の中に，筋力増強運動がどの程度具体的に選択されているかは明確ではない．また PD は麻痺性疾患でないために筋力増強運動に関しては，PD 患者に対してはあまり強調されてこなかった[5]傾向は否めない．しかし，重症度に応じたリハビリテーションの目標と介入に関する報告[6]では，重症度の低い患者に対して，バランスや関節可動域にあわせて，筋力を改善させる運動の介入項目があげられている（表1）．また，筋力増強運動に関する研究では，歩行障害やバランス障害に関連付けて，下肢筋力に対する取り組みが多く認められてきている．

　ドパミンニューロンの機能に対する運動負荷による影響という観点から，近藤ら[7]が，PD 患者への下肢筋力に対する増強運動の効果解析を報告している．それによると，腸腰筋の有意な肥大や下肢筋力の有意な増加を示し，UPDRS スコアでの全般的な改善を認めたとしている．下肢筋力に対する増強運動のような運動負荷はドパミンの消費・遊離を促進すると考えられ，適度な運動負荷によるドパミンニューロンへの良い影響を示唆している．また，PDQ-39 や心理的適応測定尺度での項目でも改善がみられ，下肢筋力に対する増強運動が運動機能への効果に加えて，短期的には精神・心理的側面への効果も期待できると提言している．

　また，一般的に筋力増強目的や筋肥大促進目的で取り入れられている resistance training（以下 RT）に基づく報告も多く認められる．Dibble ら[8]の報告によると，大腿四頭筋に対する高負荷・遠心性運動を実施したところ，筋力改善を示したとし，あわせて，筋力改善は動作緩慢さの改善や QOL の自己評価の改善にもつながったと示唆している．Hass ら[9]は，漸増負荷での RT プログラムを実施することで，膝関節の屈筋，伸筋の筋力改善とあわせて，歩行開始動作が改善したとし，さらに，こういった運動が PD 患者に有効な治療方法であり，機能的能力の向上と転倒回避につながる可能性について示唆している．また，Scandalis ら[10]は，下肢筋力をターゲットにした RT を実施することで，健常高齢者と同様に筋力増強を認めたと報告

表1 ● パーキンソン病の重症度に応じた理学療法目標と介入

障害度	Hoehn & Yahr 1〜2.5	Hoehn & Yahr 2〜4	Hoehn & Yahr 5
目標	初期の治療目標	初期に追加した治療目標	中期に追加した治療目標
	活動低下の予防 転倒や転倒恐怖感の予防 身体能力の維持，向上	転倒予防 コア領域の制限減少 1. 移動 2. 姿勢 3. リーチと把持動作 4. バランス 5. 歩行	生命機能の維持 褥瘡予防 拘縮予防
介入	初期の介入内容	初期に追加した介入内容	中期に追加した介入内容
	活動的な生活スタイルの促進 活動低下予防と身体能力改善への情報提供 バランス，筋力，関節可動域を改善させる自主的な運動と有酸素運動 配偶者や介護者への介入	自主的かつ機能的課題運動の活用 一般的な戦略 特異的な戦略 認知運動を用いた戦略 キューを用いた戦略 同時課題運動を減らすための情報提供	ベッド上や車いす上での姿勢矯正 自主的な運動支援 褥瘡や拘縮予防への情報提供

(文献6)を一部改変引用)

し，あわせて介入前後で比較すると重複歩距離，平均最大歩行速度や姿勢に関連する頭部角度についても有意に改善したとしている．さらに，Schillingら[11]は，下肢筋力に対するRT実施による下肢筋力の改善を示し，固有筋力(絶対筋力)の増加にはRTは有効であるとしている．

　理学療法アプローチとしての筋力増強運動については，ガイドラインにおいても提言されている．2004年に承認されているオランダ理学療法協会の「KNGFガイドライン」[12]のなかでは，8つの介入・予防対象に対して，エビデンスのある理学療法戦略が示されている(表2)．このなかでは，バランスの改善や転倒の減少・予防を目標にして，筋力増強運動がその治療戦略としてあげられている．また，わが国では2011年に日本理学療法士協会により，「理学療法診療ガイドライン，第1版」が作成され，そのなかに「パーキンソン病　理学療法診療ガイドライン」[13]も含まれている．ガイドラインの項目では，理学療法介入として，筋力増強運動があげられており，推奨グレードB，エビデンスレベル2とされている．提示内容としては，主に下肢の筋群に対する高負荷での筋力増強運動を定期的に実施した結果に基づいた効果があげられている．これらのガイドラインを参考にして，患者に有効な方法を計画していくことが望ましいと考えられる．

　以上のように，PD患者に対する筋力増強運動に関しては海外での高負荷での運動介入効果による報告が多い一方で，わが国では運動負荷や筋力増強運動およびその運動効果に焦点を当てた報告は見受けられないのが実情である．その理由も含めて，今後の動向に期待すべき点が多いといえる．

表2 ● パーキンソン病に対する理学療法治療戦略

介入対象	目標	戦略
起居・移乗動作	移乗の自立	・認知運動戦略および運動開始のためのキューを用いた起居・移乗動作練習
姿勢	姿勢への正しい意識付け	・リラックスさせて，協調運動を練習しながら，フィードバックとアドバイスを与える
リーチと把握動作	物へのリーチ，把握，操作，移動の改善	・キューと認知運動戦略を用いたリーチと把握動作練習
バランス	活動中のバランス改善	・バランス練習 ・筋力増強運動
歩行	自立歩行の改善 安全かつ快適歩行 速度の増加	・歩行開始や歩行継続のためのキューを用いた練習 ・指示の提供 ・筋力および体幹柔軟性のトレーニング
予防対象	**目標**	**戦略**
不活動	身体状態の維持・改善	・運動やスポーツ活動の情報を提供する ・身体能力を鍛える： 　筋力（特に体幹・下肢），有酸素能力，関節可動性 　（なかでも胸椎後彎，軸回旋，ふくらはぎとハムストリングスの柔軟性）
褥瘡	褥瘡予防	・アドバイスの提供 ・ベッド上や車いすのポジショニング 　（可能なら作業療法士と相談） ・心血管動態改善のための自主運動および拘縮予防
転倒	転倒の減少・予防	・転倒日記を用いて転倒の可能性のある要因を列挙する ・情報やアドバイスを提供する ・筋力や姿勢，協調性やバランスをトレーニングし，バランス障害や増加する転倒リスク要因に順応させる ・転倒恐怖感を減少させる ・必要に応じてヒッププロテクターを用いる

（文献12）より引用）

知っておきたいこと ア.ラ.カルト.

リー・シルバーマン療法（LSVT®BIG）について

　2005年にパーキンソン病患者の運動障害を改善することをコンセプトとして開発された運動療法プログラムである．有資格者しか実践が許可されていないため詳細な内容は割愛するが，プログラム課題では「大きく動くこと」に焦点が当てられている．個別の筋力増強運動としての内容は取り上げられていないが，身体全体を動かすことによる効果を導くものとして今後，治療プログラムの1つとして注目を集めていくことが期待されている．

❸ 具体的アプローチとその効果

　先の項であげた PD 患者へのトレーニングで用いられている筋力増強運動としては，下肢筋群に対する運動機器を用いた高負荷でのプログラム内容が紹介されている．それらの運動内容としては，レッグプレス，レッグカール，カーフレイズなど，一般的にはトレーニングジムでの運動メニューを彷彿とさせるものが多い．また下肢エルゴメータを用いて運動負荷を設定し，筋力増強運動として実践している報告[8]も認める．そういったプログラムの実践により，筋力そのものの改善，PDQ-39 を代表とする QOL の自己評価の改善にもつながっていくことが示されている．一方で，歩行速度やケイデンス，重複歩距離の変化といった歩行機能への効果波及や，重心動揺や TUG テストで示されるバランス機能への治療効果については，一貫した結果が導かれているとは言い難いのも実情である．

　Stevens-Lapsley ら[14] の報告によると，PD 患者では大腿四頭筋の筋力低下を認めるとし，そのトレーニングの重要性と運動効果についてあわせて示している．わが国でも，近藤ら[7] の報告のなかで，大腿あげ運動や椅子からの立ち上がり運動といった PD 患者自身が安全に遂行できる内容を取り上げて実践することにより，運動機能への効果だけでなく，精神・心理的側面への効果についても言及している．

　PD 患者会などが中心となって，患者向けに幅広く紹介されていることの多い，いわゆる「パーキンソン病体操・運動」のなかにも，筋力増強運動を目的としたような運動内容もみかけられる．またそうした体操の中には，姿勢矯正を目的とした上肢，下肢，体幹に対する運動も多く取り入れられている．臨床場面で遭遇する機会の多い頸下がり，腰曲りといった姿勢異常を伴っている PD 患者では活動性の低下，さらには転倒の危険性の増大傾向が存在していることは明らかである．それらの機能障害，能力低下に対するアプローチでは，筋の柔軟性の維持・向上と平行して，体幹に対する筋力運動も実施することが肝要であると考えられる．Scandalis ら[10] の報告でも，PD 患者の腹筋の筋力弱化の存在を指摘しており，トレーニングのプロトコルに加えることの必要性を示している．

> **メモ▶ ブリッジ動作時の工夫について**
> 　ベッド上での運動としてよく取り入れられる筋力増強運動である．膝の角度変化による大殿筋やハムストリングスの筋活動への影響や，体幹筋，特に腰背筋運動への影響の有無について把握した上で，自主トレとしても指導することが必要となる．

臨床現場での筋力増強運動を進める際の配慮点としては，PD患者が自主的にも取り入れることができること，また全身的な廃用を避けるために，座位や立位姿勢を通じて，可能な範囲で随意運動を伴うような運動内容を実践すること，その際には安全面を考慮した自重運動を主に選択することを心掛けている．これに基づき，われわれが日常の診療場面で，自主トレーニング指導の意味合いも含めてPD患者に対して実践している代表的な筋力増強運動プログラムを紹介する．まず，下肢・体幹筋をターゲットにした筋力増強運動としては，ベッド上背臥位姿勢での運動（図1〜4）があげられる．運動を実施する際には簡単な運動誘導をすることを平行して繰り返し行い，入院中でも速やかにベッド上で実践していけるように配慮している．次に，立位姿勢の中での運動（図5〜7）では，壁や椅子・固定したテーブルなどを活用して，安全面にも気を付けた実践指導をしている．また，腰曲りが顕著に出現している患者に対しては，姿勢変化に伴う脊椎アライメントの変化を確認した上で（図8，9），立位姿勢での運動だけでなく，腹臥位姿勢をとることを選択したり，同肢位での股関節伸展運動や膝関節屈曲運動を自重運動から実施したりするよう促し（図10），さらに可能な患者には上肢の挙上運動をも加えて実施してもらうことで（図11），腰背筋から下肢後面筋群に対する運動についても実践している．これらの運動は，PD患者向けの書籍やホームページなどでも広く紹介されている内容とも重複するところが多いので，参考にするとよい[15]．また，ベッド周囲での運動の他には，リカンベルト型のエルゴメータを活用して（図12），下肢の運動だけでなく，上肢の運動をも組み入れながら，動的な全身運動についても筋力増強運動の中に取り入れて進めている．

歩行能力に比して，バランス機能障害が顕著に出現しているケースに対するアプローチ

　適切な歩行補助具を使用して歩行能力を確保されているケースや脳外科術後に一次性の機能障害はコントロールされているケースの中で，バランス能力の低下が顕著に残存しているケースをしばしば経験する．通常の下肢に対する筋力運動にあわせ，床上での四つ這い姿勢や膝立て姿勢の中での体幹筋に対する筋力増強運動を積極的に行うことにより，バランス能力の改善や移動能力の向上を図ることが導けることを経験する．こうした場合には，選択的な運動に加え，複合的な動作練習を通じて，その効果を移動能力につなげることも必要となる．

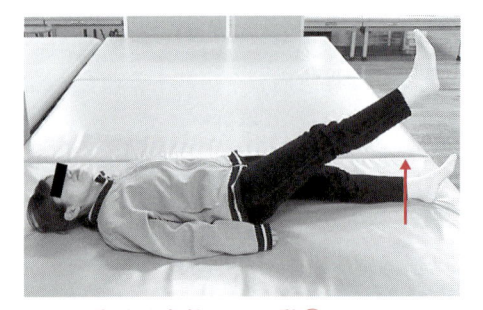

図1 ● 背臥位姿勢での運動①
患者への説明：できるだけ膝を伸ばして，45°程度まであげてください．
反対側の膝は曲げておいても構いません．

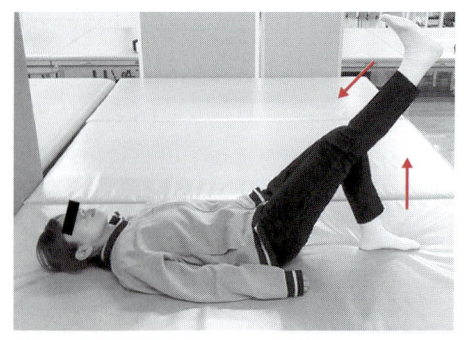

図2 ● 背臥位姿勢での運動②
患者への説明：できるだけ膝を伸ばして，45°程度まであげてください．
あげた側の足首を自分の方に曲げてください．

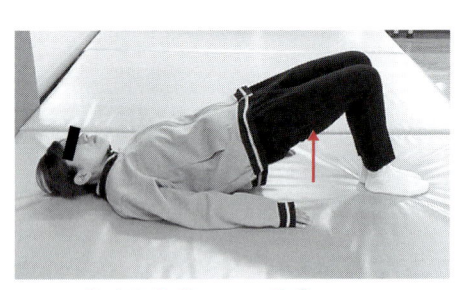

図3 ● 背臥位姿勢での運動③
患者への説明：両膝を曲げてから，しっかりと腰を浮かしてください．

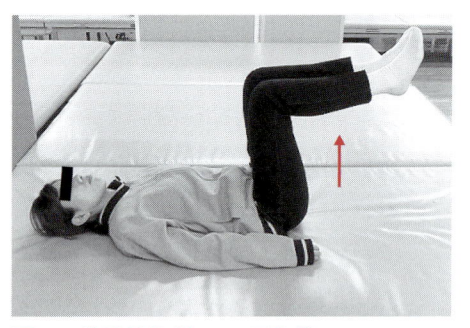

図4 ● 背臥位姿勢での運動④
患者への説明：両膝を曲げた状態で，そのまま足を浮かしてください．

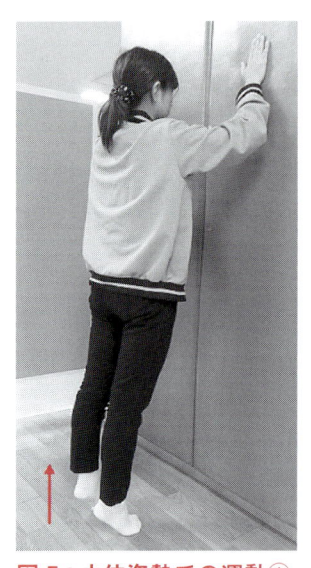

図5 ● 立位姿勢での運動①
患者への説明：壁にもたれたまま，踵を浮かしてください．

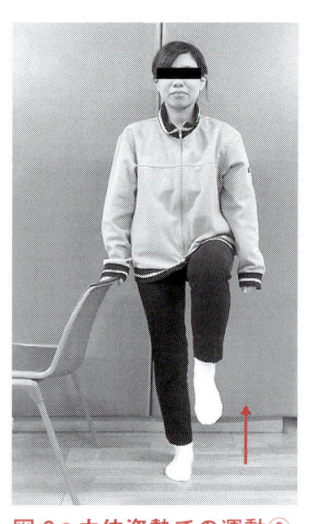

図6 ● 立位姿勢での運動②
患者への説明：椅子やテーブルをもち，太ももを浮かしてください．

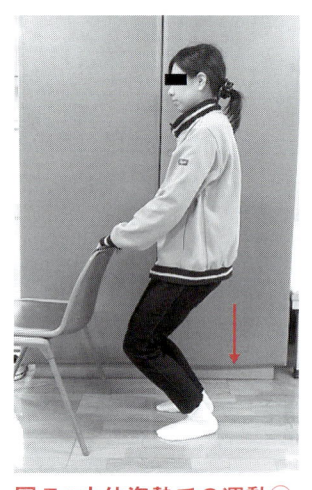

図7 ● 立位姿勢での運動⑦
患者への説明：椅子やテーブルをもち，膝をゆっくりと曲げてください．

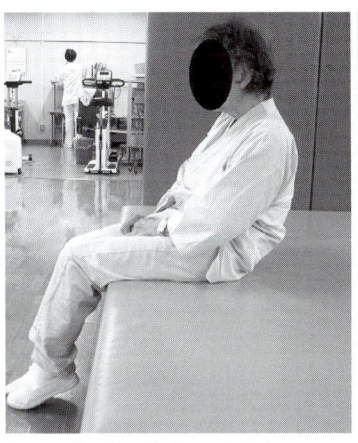

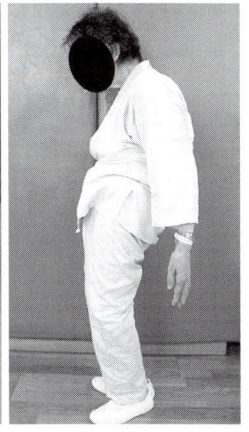

図8●腰曲り患者の姿勢①

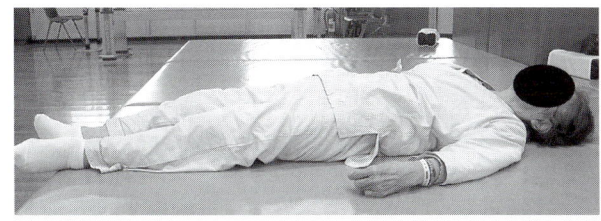

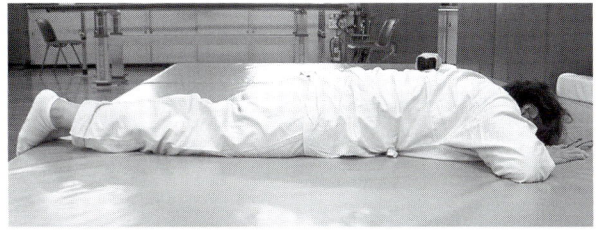

図9●腰曲り患者の姿勢②

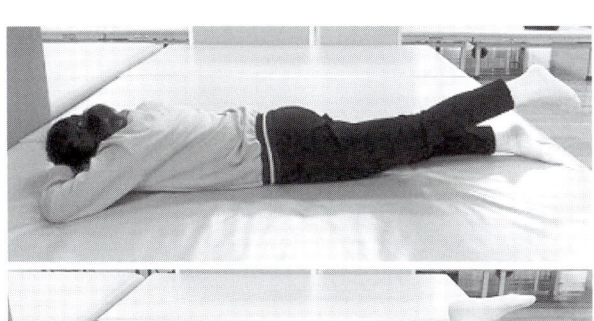

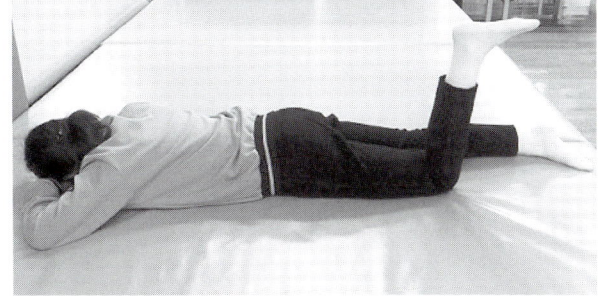

図10●腹臥位での運動①
患者への説明:脚を可能な範囲で伸ばして,あげてください.
難しい場合には,膝を曲げて,踵をお尻に近付けてください.

実践編 03 筋力増強運動は必要か?

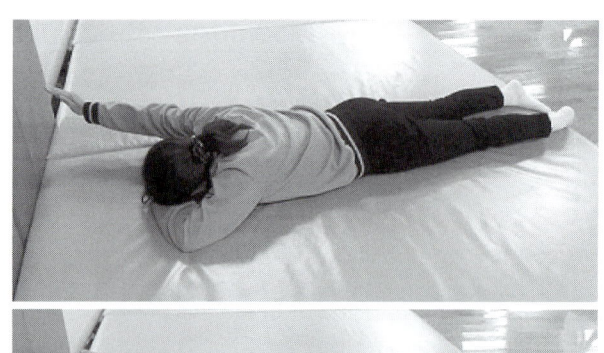

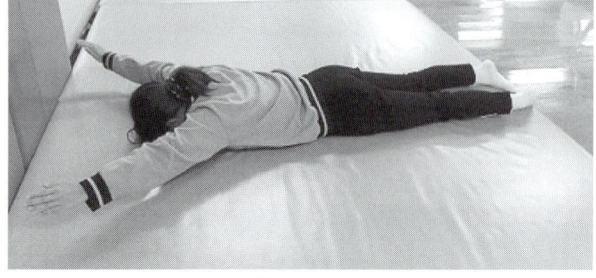

図11●腹臥位での運動②
患者への説明：片腕を可能な範囲で持ちあげてください．
軽くあげれる場合には，両腕を一緒に持ちあげてください．

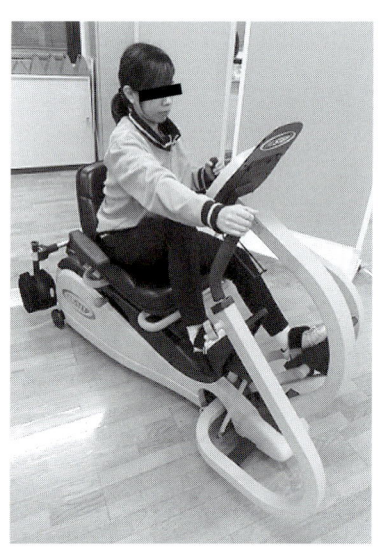

図12●リカンベルト型エルゴメータ　　**図13●スクワット運動（空気椅子）**

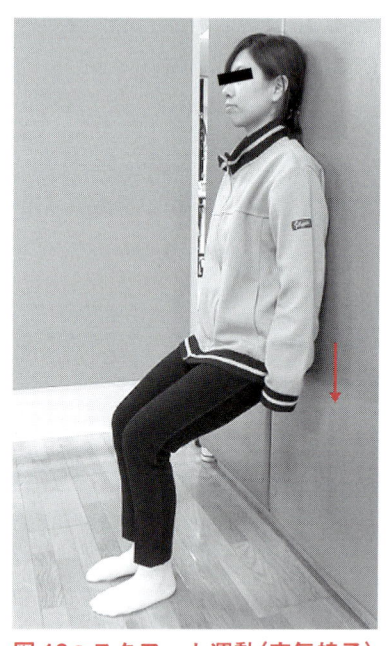

頸下がり，腰曲がりが顕著に出現しているケース

　体幹アライメントの崩れ，姿勢反射障害により，座位以上の場面で特に動作制約が大きくなっているケースをしばしば経験する．下肢のストレッチ運動や自己での棒体操などが基本的に取り入れられるアプローチとなるが，運動アプ

ローチだけで，姿勢矯正を改善することは難しい傾向は否めない．このようなケースに対しては，脊柱のX線所見を評価の上，腹臥位姿勢での下肢運動や，体幹・殿筋群の筋力トレーニングを平行して行うことも必要となる．また姿勢反射障害の程度や立位姿勢での保持能力を評価した上で，壁を用いた自己での姿勢矯正運動や同肢位での筋力増強運動を併用することにより，アライメント改善を導けるケースを経験する．

　PD患者に対する筋力増強運動は必須である．しかしながら，筋力増強運動のみでは不十分である．このことについては，最近発表されたPD患者に対する太極拳を用いたリハビリの結果[16]からもみてとれる．この報告では，運動内容として太極拳と漸増抵抗運動，ストレッチを中心とした群に分けて，臨床的な有用性の差異を検証している．太極拳をベースにした運動群が姿勢の安定性や歩行機能が改善したとして，その有用性を示すとともに，転倒頻度の減少傾向をも示したとしている．まさしくこの研究の対照群で設定されているものが筋力増強運動を中心にしたプログラム群であり，歩行能力や姿勢異常の改善に対する効果を筋力増強運動のみでは十分に図れるとは言い難いことが理解できる．PD患者に対する運動療法のなかに，確実に含まれるプログラムの1つとして，その運動方法を工夫しながら実践していくことが不可欠であるといえる．

> **メモ▶ スクワット運動時の注意点について**
> 　荷重位での筋力増強運動として代表的な運動であるが，足圧荷重の位置により大腿前面筋群か下腿後面筋群のどちらの筋活動が優位に生じるかが変化する．一般に壁を背中で支持した「空気椅子」（図13）といわれるような後方荷重のスクワット肢位は大腿四頭筋の筋力増強運動に取り入れられることが多いが，パーキンソン病の患者によっては後方への不安定性が生じやすい場合には注意を要する．

若い患者や罹患歴の間もない患者に対するアプローチ

　薬物療法により不随意運動や姿勢反射障害のコントロールが円滑に図られる場合には，通常のベッド上での運動や歩行練習にあわせ，下肢に対する筋力増強運動も積極的に実施することが望ましい．自転車エルゴメータやリカンベルト型エルゴメータを用いて運動負荷を高めながらアプローチを進めることで，速歩も含めた高い移動能力やバランス能力の確保につながるケースも存在する．

知っておきたいこと ア.ラ.カルト.

ノルディック・ウォーキングについて

　フィットネス感覚でも幅広く実践されているノルディック・ウォーキングが，パーキンソン病患者の運動能力を改善するといわれている．運動不足の解消のみならず，安全で楽しく，有用性のある方法としてその可能性に期待されている．筋力増強運動という面よりも全身運動的な要素が強いが，ポールを両手で把持して歩くため，下肢・体幹の筋力運動にあわせて，上肢への筋力運動としての要素も指摘されている．

標準化の方向性と今後の課題

- 円滑な在宅生活を維持するためには，基本的な運動プログラムの中に，筋力増強運動を取り入れることを念頭に置いた実践は欠かせないといえる．そのために，四肢・体幹に対する筋力増強運動の効果が，姿勢矯正や歩行障害にもたらす影響についての検討を継続していくことが必要である．さらに，障害レベルに応じた，より適切な筋力運動方法の選択や開発もあわせて必要である．

引用文献

1) Koller W, Kase S：Muscle strength testing in Parkinson's disease. Eur Neurol, 25：130-133, 1986
2) 野垣宏：パーキンソン病に筋力低下は存在するのか．山口医学, 53：207-213, 2004
3) Cuerada R, Heredia M, et al：Is there muscular weakness in Parkinson's disease? Am J Phys Med Rehabil, 89：70-76, 2010
4) 日本神経学会：パーキンソン病治療ガイドライン2011, pp.139-141, 2011, 医学書院
5) 千田富義：神経筋疾患—とくにパーキンソン病のバランス・歩行障害について—．総合リハ, 35：1063-1069, 2007
6) Keus SH, Bloem BR, Hendriks EJ, et al：Evidence-based analysis of physical therapy in Parkinson's disease with recommendations for practice and research. Mov Disord, 22：451-460, 2007
7) 近藤智善：パーキンソン病患者の下肢筋力増強訓練の効果解析．脳, 21(8)：338-342, 2005
8) Dibble LE, Hale TF, et al：High intensity eccentric resistance training decreases bradykinesia and improves Quality Of Life in persons with Parkinson's disease：a preliminary study. Parkinsonism Relat Disord, 15：752-757, 2009
9) Hass CJ, Buckley TA, et al：Progressive resistance training improves gait initiation in individuals with Parkinson's disease. Gait Posture, 35：669-673, 2012
10) Scandalis TA, Bosak A, et al：Resistance training and gait function in patients with Parkinson's disease. Am J Phys Med Rehabil, 80：38-43, 2001
11) Schilling BK, Pfeiffer RF, et al：Effects of moderate-volume, high-load lower-body resistance training on strength and function in persons with Parkinson's disease：a pilot study. Parkinson Dis doi：10.4061/2010/824734
12) KGNF Guidelines for physical therapy in patients with Parkinson's disease. Dutch J Physiother, 114(suppl 3), 2004
13) https://www.japanpt.or.jp/jpta/gl/pdf/parkinson%27s_disease.pdf
14) Stevens-Lapsley J, Kluger BM, Schenkman M, et al：Quadriceps muscle weakness, activation deficits, and fatigue with Parkinson disease. Neurorehabili Neural Repair, 26：533-541, 2012
15) 山永裕明, 野尻晋一：図説　パーキンソン病の理解とリハビリテーション, pp.68-71, 2010, 三輪書店
16) Li F, Harmer P, et al：Tai chi and postural stability in patients with Parkinson's disease. N Engl J Med, 366：511-519, 2012

（橋田剛一）

04 実践編

（神奈川県立保健福祉大学：長澤　弘）

全身持久力に対する アプローチはこうする

何をどう解決するか？

- 全身持久力は体力とほぼ同義で扱われるが，その指標の1つである最大酸素摂取量を測定することは，なかなか困難である．また，進行性の疾患であることから，その重症度の段階に応じたアプローチが必要である．臨床場面での指標としては，6分間歩行距離が簡便な指標の1つである．介入方法は種々試みられているが，ストレッチングと10分間程度のトレッドミル後進歩行プログラムが有効な方法の1つである．エビデンスとしての検討やガイドラインでは，歩行練習・柔軟性運動・バランスや協調性運動・筋力運動・有酸素運動などを組み合わせた複合的運動が推奨される．

知っておきたいこと ア.ラ.カルト.

体力

「体力」は，行動体力（筋力・筋持久力・平衡性・敏捷性・柔軟性など）と，防衛体力（種々のストレスに対する抵抗力：物理化学的，生物的，生理的，精神的ストレス）とに分類される．

メモ ▶ Unified Parkinson's Disease Rating Scale（UPDRS）

パーキンソン病の統一スケールとして，その1では，精神機能，行動および気分を，知的機能の障害・思考の障害・抑うつ・意欲と自発性の4項目で，その2では，日常生活動作（オン/オフ時に分けて評価）を，会話・唾液・書字・食べ物のカットおよび食器の取り扱い・着衣・衛生（入浴・トイレ）・寝返りおよびシーツをなおす・転倒（すくみ現象とは関係なしに）・歩行中のすくみ・歩行・振戦・パーキンソン症候群に関連した感覚障害の12項目で，その3では，運動機能検査（オン時に検査）として，言語・顔の表情・安静時の振戦・手の動作時または姿勢時振戦・固縮・指タップ・手の動作・手の回内回外運動・下肢の敏捷性・椅子からの立ち上がり・姿勢・歩行・姿勢の安定性・からだの動作緩慢の14項目で，その4として，治療の合併症に関して，ジスキネジアと症状の日内変動を8項目で，それぞれ5段階評定で評価するもの．

1 パーキンソン病で起こる全身持久力低下の特徴

(1) 定義

　「全身持久力」は，長時間身体を動かすことのできる能力を意味し，学校体育では800m走などの時間を測定して評価する．しかし，このような持久走の計測では，その日の体調や心理的な影響が強く反映されてしまうため，運動生理学分野では最大酸素摂取量を指標に運動耐容能として表現している．また，一般的には「体力」という概念として理解されることが多い．池上[1]によれば，「体力」は，図1のように行動体力と防衛体力に分類される．本項においては，「全身持久力」と「体力（行動体力を中心に扱う）」とを，ほぼ同義として扱うこととする．ヒトはからだを動かして行動するが，行動を起こす基本的な構成要素は筋機能と，その調整を行う神経機能が必要である．行動を継続するためには筋機能と呼吸循環機能が必要であり，総合的に考えれば，これらが行動体力を示しており，運動耐容能を基盤とした全身持久力を包含したものと理解できる．

(2) パーキンソン病における全身持久力低下

　パーキンソン病治療ガイドライン2011[2]によれば，リハビリテーションは運動症状改善に有効か，という項目の中で，「パーキンソン病そのものによる振戦，筋強剛，無動，姿勢反射障害などの一時的な機能障害と，これらによる低活動性のために，

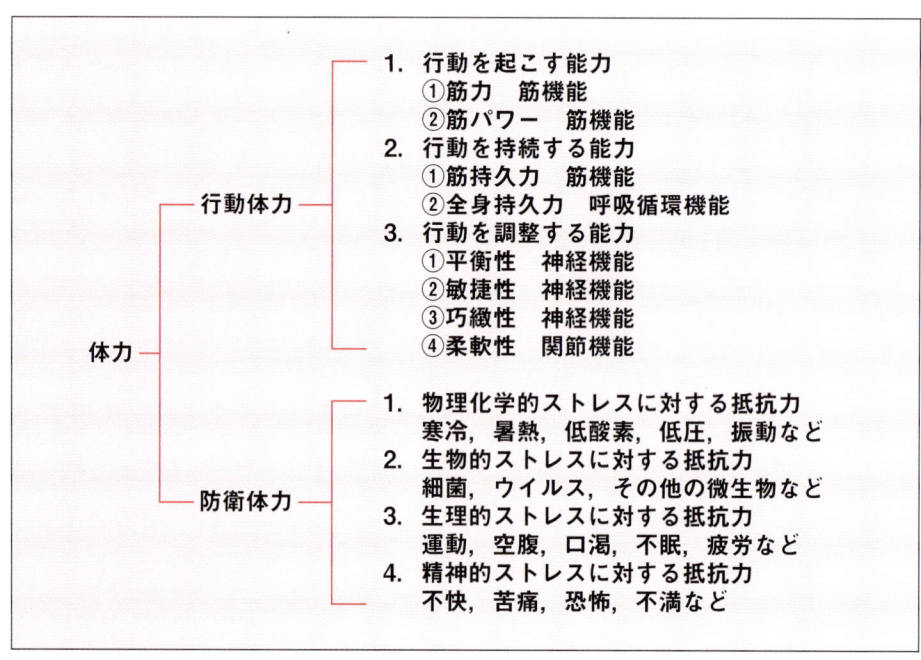

体力
├─ 行動体力
│　├─ 1. 行動を起こす能力
│　│　　①筋力　筋機能
│　│　　②筋パワー　筋機能
│　├─ 2. 行動を持続する能力
│　│　　①筋持久力　筋機能
│　│　　②全身持久力　呼吸循環機能
│　└─ 3. 行動を調整する能力
│　　　　①平衡性　神経機能
│　　　　②敏捷性　神経機能
│　　　　③巧緻性　神経機能
│　　　　④柔軟性　関節機能
└─ 防衛体力
　　├─ 1. 物理化学的ストレスに対する抵抗力
　　│　　寒冷，暑熱，低酸素，低圧，振動など
　　├─ 2. 生物的ストレスに対する抵抗力
　　│　　細菌，ウイルス，その他の微生物など
　　├─ 3. 生理的ストレスに対する抵抗力
　　│　　運動，空腹，口渇，不眠，疲労など
　　└─ 4. 精神的ストレスに対する抵抗力
　　　　　不快，苦痛，恐怖，不満など

図1● 体力の分類

（文献1）より）

進行に伴い出現する廃用症候群を中心とした二次的機能障害がある．リハビリテーションのエビデンスとしては，パーキンソン病の進行を抑えることはできないとの報告や，一時的機能障害を改善するトレーニング方法はないとのレビューがある．しかし，これはリハビリテーションの有効性を否定するものではなく，「二次的な，あるいは複合的な機能障害に対するエビデンスは多数みられる」としており，「運動療法が，身体機能，健康関連QOL，筋力，バランス，歩行速度の改善に有効であることが示されている[3]（エビデンスレベルⅠ）」と記述されている．二次的な複合的な機能障害として生じてくる廃用症候群を中心とした機能障害全般には全身持久力の低下が含まれており，これらに対する運動療法が有効であることを示している．

❷ アプローチの理論的背景

前述したように，パーキンソン病患者において二次的に全身耐久力低下が生じ，身体運動機能全般や，日常生活活動全般に影響を及ぼすことは明らかである．全身持久力低下を予防あるいは改善するために，種々の検討がなされ報告されている．体力あるいは全身持久力に関して，この項目を単独に検討することは困難であり，それらを含む評価や介入方法での報告が多くなっているが，比較的エビデンスとして明示されているオランダのパーキンソン病の理学療法ガイドラインと，日本理学療法士協会が提示しているパーキンソン病に対する理学療法診療ガイドラインを中心としてそれらの理論的背景を確認してみる．

(1) オランダ理学療法士協会におけるパーキンソン病の理学療法ガイドライン[4]

不活発性の防止や身体的体力の維持改善という項目において，有酸素的な運動耐容能のトレーニングに関するエビデンスを記述している．エビデンスレベルはBとCではあるものの，運動療法により運動耐容能の改善が得られることや，運動の巧緻性の改善にも有効である[5,6]ことを示している．

(2) 日本理学療法士協会理学療法診療ガイドライン[7]

日本理学療法士協会で検討され作成された理学療法診療ガイドラインの中で，パーキンソン病に関する部分から全身持久力に関係するものを抽出してみると，以下の3項目からの報告が全身持久力を改善するために有用なエビデンスである．

①理学療法全般（複合的運動：全身持久力を含む）

種々の運動療法があるため，1つひとつ独立した運動療法に関する検討は実際には困難であり，一般的に用いられている複合的運動（全身持久力を含む）に関するエビデンスを示している項目がある．2001年以降に発行された3編のRCTを含むレビューにおいてはPD患者に対する理学療法の有効性が示唆された．RCTによる研究では，認知運動戦略による起居移動動作の改善，感覚刺激やトレッドミル歩行

による歩行能力の改善，運動療法による筋力増強，関節可動域，全身持久力の改善などが報告[8]され，推奨グレードも A としている．

複合的運動でも運動耐容能を意識した研究もあり，パーキンソン病患者を対象に，1 日 60 分，週 2 回の頻度で，歩行や固定自転車による有酸素運動，ストレッチ，筋力増強運動を 12 週間実施した結果，QOL や情動面には改善を認めなかったが，遂行機能の改善に有効であった[9]と報告している．

持久性運動，柔軟性運動，筋力増強運動，協調性・バランス運動を含む多様な運動練習実施群において，パーキンソン病患者の遂行機能に有意な改善が認められた[10]，という報告もある．

②全身運動（全身持久力に着目したもの）

Unified Parkinson's Disease Rating Scale（UPDRS）スコアが 35 未満のパーキンソン病患者を，感覚を集中させたいくつかの種類の運動を組み合わせたエクササイズ群，背もたれ式のエルゴメータでの有酸素運動群，対照群に分け，週 3 回，12 週間介入を実施し，3 群間およびタスク前後で比較した．感覚集中エクササイズは，UPDRS スコア，PG スコア（UPDRS の 27～31 の合計指標），timed up and go test において，介入前後と 3 群間の比較で有意な改善があった．一方，有酸素運動は，歩幅において前後比較と 3 群間比較で有意な改善があり，速度においては前後比較で有意な改善が認められた[11]と全身運動の有効性を報告している．

Bergen ら[12]は，予備心拍数相当のトレッドミルとエルゴメータによる有酸素運動を 20 分ずつ 16 週間行った結果，パーキンソン病患者の運動群において最高酸素摂取量と運動負荷量が有意に増加し，選択課題の運動開始時間に有意な改善が認められたと報告している．

③その他の全身運動と運動耐容能

運動耐容能およびうつ状態への影響を検討したものもあり，音楽下で多様に身体を動かしながら歩行する有酸素運動を予測最大心拍数の 65～85％強度で 30 分間，12 週間実施した．神経学的徴候と運動機能に変化はなかったものの，運動群に呼吸循環機能（ストレステスト時間），習慣化された運動レベル，およびうつ状態の改善が見られた[13]と報告している．

パーキンソン病患者に対してエルゴメータによる有酸素運動と気功を 7 週間ずつ実施し，クロスオーバーデザインを用いてそれらの効果を検証した結果，どちらのグループも有酸素運動後に 6 分間歩行が有意に大幅に増加した．また最高酸素摂取量，ピーク時のダブルプロダクトはグループと時間との間に有意な相互作用を示した[14]との報告もある．

太極拳のレッスンを週 2 回，1 回 1 時間，合計 20 セッションを受けたパーキンソン病患者では，Berg balance scale，timed up and go test，tandem stance test，6 分間歩行距離，後進歩行速度の有意な改善を認めた[15]と報告している．

（3）日本理学療法士協会理学療法診療ガイドライン2011以降の全身持久力に関する検討

　全身持久力を運動耐容能である最大酸素摂取量を指標として測定するが，この測定自体に信頼性や再現性があるのかどうかを検討した報告がある．Katzelら[16]は，重症度が中等度であるパーキンソン病患者において，心肺機能の測定を段階的最大努力でのトレッドミルを用いた2種類の運動負荷を行い，最大酸素摂取量の信頼性を検討した．最大酸素摂取量の級内相関係数が0.90〜0.94であり，高い信頼性が得られたと報告した．

　種類の異なる3つの運動負荷方法でRCTによる運動耐容能を比較検討した報告がある．67名のパーキンソン病患者で，高強度トレッドミル練習群（心拍予備能の70〜80％強度で30分間），低強度トレッドミル練習群（心拍予備能の40〜50％強度で50分間），ストレッチングと筋力練習群（3種類の下肢筋力練習機器を用いて，それぞれ10回ずつ2セット）で実施した．その結果，6分間歩行距離テストで，3群ともに改善した（6％，12％，9％）．最大酸素摂取量は2種類のトレッドミル練習群でともに有意に増加（7％，8％）したが，ストレッチと筋力練習群では増加しなかった．しかしこの群では筋力が16％増加した[17]と報告した．

　Hoehn & Yahr stage（H & Y stage）でⅠ〜Ⅲの121名のパーキンソン病患者に，3種類の練習方法をRCT手法で実施した．柔軟性／バランス／機能的練習群（FBF群），監視下での有酸素運動群（AE群），家庭練習の対照群（対照群），である．最初の4ヵ月間は週に3日の指導を実施し，その後は月に一度確認をして16ヵ月間継続した．なお対照群は1月に一度外来でのグループセッションでホームプログラムが指導された．4ヵ月時点で身体運動機能が対照群と比較して，FBF群およびAE群でそれぞれ有意に改善した．またAE群では，4ヵ月および16ヵ月時点で歩行時の酸素消費効率がそれぞれ有意に改善した[18]と報告した．

③ 具体的アプローチとその効果

（1）重症度別の理学療法介入の必要性

　パーキンソン病患者の全身持久力低下は，先に述べてきたように多くの要因が複雑に絡み合った結果，徐々に進行していくといえる．疾患自体の進行性という病態の中で，それぞれの重症度に合わせた理学療法の対応が必要になる．KNGFガイドライン[19]の中でも，表1に示したごとく，重症度別に理学療法の対応を示している．早期（H & Y stage 1〜2.5）では，理学療法の目標として，不活動性の予防，運動や転倒に対する不安の予防軽減，体力の維持・改善（運動耐容能，筋力，関節可動性），を掲げている．そのための介入方法として，情報提供や指導，バランスや体力を主体とする運動療法を掲げている．中期（H & Y stage 2〜4）では，活動

表1● KNGF ガイドラインにおける疾患重症度別の理学療法の対応

```
1. 早期(H & Y stage 1～2.5)
  1) 理学療法の目標
    ①不活動性の予防
    ②運動や転倒に対する不安の予防軽減
    ③体力の維持・改善(運動耐容能,筋力,関節可動性)
  2) 介入方法
    ①情報提供や指導
    ②バランスや体力を主体とする運動療法(グループを含む)
2. 中期(H & Y stage 2～4)
  1) 理学療法の目標
    ①活動性の維持・改善
  2) 介入方法
    ①次の5つに焦点を当てた運動療法
      1. 起居動作, 2. 姿勢, 3. リーチ動作と把握, 4. バランス, 5. 歩行
    ②認知・運動戦略や外的刺激の適用
    ③介護者の参加
3. 後期(H & Y stage 5)
  1) 理学療法の目標
    ①生命・身体機能の維持
    ②褥瘡・関節拘縮の予防とその指導
    ③介護者の参加
  2) 介入方法
    ①自動介助運動
    ②ベッドや車いすでの姿勢調整
    ③褥瘡や関節拘縮の予防とその指導
    ④介護者の参加
```

性の維持・改善を理学療法の目標として,1. 起居動作,2. 姿勢,3. リーチ動作と把握,4. バランス,5. 歩行の5項目に焦点を当てた運動療法を介入方法として,さらに認知・運動戦略や外的刺激の適用,介護者の参加,を掲げている.後期(H & Y stage 5)では,生命・身体機能の維持,褥瘡・関節拘縮の予防とその指導,を理学療法の目標としており,介入方法として自動介助運動,ベッドや車いすでの姿勢調整,褥瘡や関節拘縮の予防とその指導,介護者の参加,を掲げている.

(2) 全身持久力維持・改善のためのストレッチング

筆者の総説[20,21]でも,同様に重症度別に理学療法を実施すべきであると解説し,疾患重症度が軽度の時期から,身体の柔軟性の維持・改善のためのストレッチング(図2)が重要であり,さらに無動症状が進行しない時期に行動体力や全身持久力を改善していくべきであると述べた.身体の柔軟性が失われていくと,胸郭の拡張性も低下するため,呼吸機能ひいては循環器機能への影響も懸念され,運動耐容能の低下へ結びつくことになる.図2には,疾患特異的に生じやすい関節拘縮や筋の短縮を改善する目的で組み合わされたストレッチング種目であり,全身持久力を維持改善していくために不可欠なものである.ゆっくりとした呼吸運動と組み合わせて,痛みの生じない程度の伸張を行う.神奈川県内の保健所活動として実施されて

<体操を効果的に行うための4つのポイント>
1. 決して無理をしない（伸ばし過ぎたり，疲れを残さない）
2. 反動やはずみをつけない（ゆっくりと，苦にならない痛みを感じる程度に伸ばす）
3. 伸ばしている間も息を止めない
4. 筋肉を最大に伸ばす少し手前で10秒くらい止める

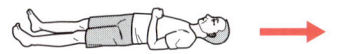

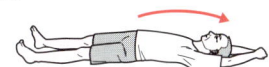

① あお向けに寝て両手を腹の上で組む．全身の力を抜く → 肘を伸ばしながら腕を上げる．背筋を伸ばして胸を伸ばす

② あお向けに寝て力を抜く → 片膝を両手で抱え胸のほうへ引き寄せる．反対側の足は伸ばす

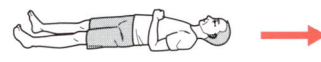

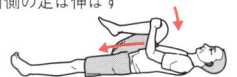

③ あお向けに寝て両膝を立てる → そのまま膝を左（右）にゆっくり倒す．胸，腰を伸ばす（両肩を床から離さない）

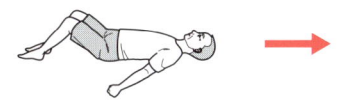

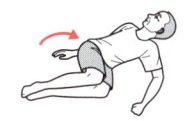

④ あお向けに寝て両膝を立てる．左（右）足を上に組む → 上に乗せた足で下の膝を押さえる．腰を中心に伸ばす

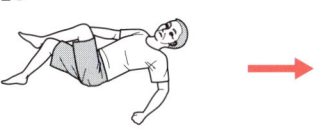

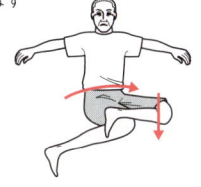

⑤ 足を伸ばして左（右）足を右（左）足の膝の上に乗せる → 下になった膝の裏側が伸びるように身体をゆっくり前に倒す

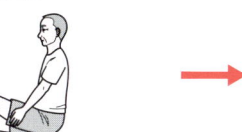

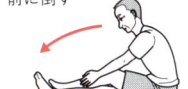

⑥ 両足を伸ばし片方のつま先にタオルをかけ足先が反るように引く．ふくらはぎを伸ばす

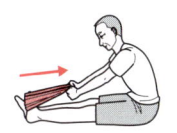

⑦ 片方の足を開くように伸ばして座る → 体を前に倒し足の裏側と内側を伸ばす

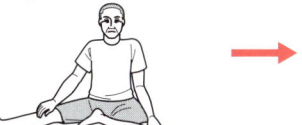

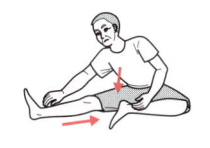

⑧ 足を伸ばして座る．手先は後方に向ける → 肘を伸ばし胸を反らす．できれば上を向き顎を上げる

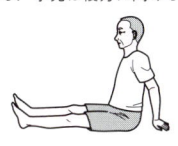

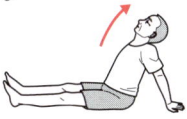

図2●パーキンソン病患者のためのストレッチング

いるパーキンソン病教室などで長年指導した経験に基づけば，それぞれの種目の実施回数は，導入時期には各項目を3〜4回ずつ1日に2セット行い，やり方に慣れた段階で徐々に増やし，最大でも10回ずつ1日2セット程度で身体の柔軟性が確保できていることを経験している．

(3) 運動耐容能を向上するための理学療法介入

①健常者とパーキンソン病患者の酸素摂取量

一般的には，全身持久力の測定には心肺機能検査を実施し，最大酸素摂取量を標準的尺度とするが，パーキンソン病患者の最大酸素摂取量を計測することは現実的には大変困難である．そこで筆者らは，パーキンソン病患者の快適歩行速度における酸素摂取量に着目した[22]．神奈川県横須賀市のパーキンソン病友の会に所属しているパーキンソン病患者20名（男性10名，女性10名，平均年齢66.6歳，平均身長159.0cm，平均体重57.0kg，H&Y stage Ⅰ〜Ⅲ（以下PD群）と，健常者16名（男性7名，女性9名，平均年齢63.1歳，平均身長159.2cm，平均体重58.8kg（以下健常群）とを対象に，快適歩行速度での6分間歩行テスト（6MWT）を実施し，携帯型呼気ガス分析装置（アニマ社製，AT-1100®）を用いて酸素摂取量を測定した．測定項目は，6分間歩行距離（6MD），安静時心拍数と歩行時最高心拍数，総酸素摂取量を計測するとともに，Karvonen法による運動強度を算出した（表2）．その結果，6MDは健常群460.6m，PD群365.4mと，PD群で有意に低下していたが，その他は総酸素摂取量も含めて有意差は認められなかった．しかし，1mあたりの歩行に要した酸素摂取量を算出すると，健常群は11.7ml/m，PD群は14.7ml/mであり，健常者と比較してPD群は有意に酸素摂取量が多かった．歩行距離が少ないにもかかわらず酸素摂取量が多かったという結果より，パーキンソン病患者では酸素の摂取効率が低下しているのではないかと考えられた．

②パーキンソン病患者の1日の活動量

上記20名のPD群のうち16名に，性別，年齢，身長，体重の値を用いて，規定の計算式に基づいた基礎代謝量を算出した．また，内蔵された二次元加速度センサーにより身体活動のエネルギー消費量を算出できる生活習慣記録器（スズケン社製，ライフコーダ®）を1週間装着していただき，1日の歩数，1日のエネルギー消費量および1日の活動時間を測定した（表3）．その結果，パーキンソン病患者の1日あたりの平均歩数は4,650歩，エネルギー総消費量は1,626kcal，活動時間は48分であった．1日の活動量は，年齢や職業，天候や交通手段などによっても大きく異なるが，職業に生活内容を加味した上での1日の歩数に関する波多野らによる報告[23]と比較すると，パーキンソン病患者の1日の平均歩数は，学校の近くに下宿をしている大学生や，雨天の休日中における高校生の活動量と同程度であった．パーキンソン病患者において1日の歩数が最も少ない症例は，H&Y stage Ⅱの69歳女性であり，678歩であった．このように，重症度は高くないにもかかわらず活動性が

表2 ● 健常群とPD群の各測定値（文献22）より一部改変）

健常群

年齢(歳)	性	6MD (m)	安静時心拍数 (bpm)	歩行時心拍数 (bpm)	総酸素摂取量 (ml)	運動強度 (%)	1mあたりの酸素摂取量 (ml/m)
58	女	462.0	61.4	97.0	4283.9	35.4	9.3
55	女	466.0	86.1	106.9	4817.6	26.3	10.3
71	女	413.5	90.5	139.2	4356.0	83.2	10.5
62	女	440.1	84.0	101.2	4696.6	23.2	10.7
60	女	472.2	77.9	110.2	5140.3	39.4	10.9
59	女	489.3	88.0	122.6	5381.0	47.4	11.0
53	女	459.2	73.5	95.8	5227.3	23.8	11.4
57	女	464.8	73.0	97.3	5343.8	26.9	11.5
74	男	476.5	70.5	104.0	5666.5	44.4	11.9
63	男	406.6	73.1	80.1	4987.8	8.3	12.3
64	男	545.7	72.0	103.5	6814.8	37.5	12.5
72	男	415.7	61.0	87.6	5208.5	30.6	12.5
68	男	345.1	69.8	98.1	4546.1	34.4	13.2
64	男	407.0	61.9	93.7	5397.5	33.8	13.3
63	女	392.9	77.4	101.6	5518.7	30.4	14.0
67	男	548.3	61.3	123.2	7813.7	67.5	14.3
中央値 範囲		460.6* 345.1〜548.3	73.1 61.0〜90.5	101.4 80.1〜139.2	5217.9 4283.9〜7813.7	34.1 8.3〜83.2	11.7* 9.3〜14.3

PD群

年齢(歳)	性	H-Y stage	6MD (m)	安静時心拍数 (bpm)	歩行時心拍数 (bpm)	総酸素摂取量 (ml)	運動強度 (%)	1mあたりの酸素摂取量 (ml/m)
64	女	I	387.1	68.6	85.1	3264.3	18.9	8.4
59	女	II	458.6	66.6	123.0	4027.3	59.7	8.8
54	女	III	456.0	67.8	90.5	4919.0	23.2	10.8
63	女	I	392.0	72.2	112.8	5024.5	47.9	12.8
67	女	II	401.0	84.4	108.3	5218.7	34.9	13.0
53	女	I	246.0	77.4	90.0	3319.3	14.1	13.5
76	女	II	392.6	89.7	113.2	5382.0	43.4	13.7
65	男	II	360.1	61.3	85.6	5056.8	25.9	14.0
69	男	I	407.0	54.8	77.4	5718.0	23.5	14.0
68	男	II	435.0	70.2	123.8	6379.4	65.5	14.7
70	男	II	353.6	59.4	93.0	5369.7	37.1	15.2
66	男	II	320.8	70.5	95.3	5001.9	29.7	15.6
73	男	II	370.7	81.0	114.4	5986.1	50.6	16.1
76	女	III	253.7	93.8	117.9	4405.9	48.1	17.4
72	男	II	250.4	93.7	102.3	4428.0	15.8	17.7
66	女	II	256.8	80.0	102.8	4755.8	30.8	18.5
65	男	III	279.3	52.0	74.2	6065.2	21.5	21.7
69	女	II	209.0	67.3	116.0	6140.4	58.2	29.4
68	男	III	151.0	103.1	113.0	4455.1	20.2	29.5
68	男	I	391.9	72.0	94.3		27.8	
中央値 範囲			365.4* 151.0〜458.6	71.3 52.0〜103.1	102.5 74.2〜123.8	5024.5 3264.3〜6379.4	30.2 14.1〜65.5	14.7* 8.4〜29.5

*: $p<0.05$

表3 ● PD群の日常生活活動量（文献22）より一部改変）

年齢（歳）	性	H-Y stage	歩 数（歩）	エネルギー総消費量（kcal）	活動時間（分）
69	女	Ⅱ	678	1572	8
72	男	Ⅱ	939	1646	11
68	男	Ⅲ	1689	1351	20
76	女	Ⅲ	1846	1345	22
73	男	Ⅱ	2931	1682	31
66	男	Ⅱ	3713	1462	33
68	男	Ⅱ	3314	1605	34
66	女	Ⅱ	3173	1531	36
65	男	Ⅱ	4368	1814	43
63	女	Ⅰ	4965	1683	52
68	男	Ⅰ	5830	1946	59
59	女	Ⅱ	6702	1471	70
70	男	Ⅱ	7634	1843	70
64	女	Ⅰ	8062	1353	80
67	女	Ⅱ	7975	1792	85
69	男	Ⅰ	10574	1914	111
平　均			4650	1626	48
標準偏差			2904	199	29

低い症例に対して、どのように運動を継続させていくのかも重要課題の1つである．

③運動療法の介入による変化

　パーキンソン病患者に対する運動療法には、寝返り動作や起き上がり動作、座位および立位バランス運動や歩行練習などがあるが、筆者らは、膝靱帯損傷術後のプログラムとして行われている後ろ向き歩行を、トレッドミル上で行うことを「トレッドミル後進歩行（Backward Treadmill Walking：BTW）」プログラムとして推奨している[24〜26]．トレッドミルの速度は、自覚的に「楽である」と感じる0.7〜1.0mile/h、傾斜角度はわずかに高くなる3％に設定し、10分間の歩行練習を週1回行う方法である（図3）．

　BTWプログラムを3ヵ月間導入したパーキンソン病患者6名の、BTW導入前、BTWプログラム終了時、その後9ヵ月が経過した時点での6MD、総酸素摂取量、酸素摂取効率の変化を検討した（表4）．その結果、総酸素摂取量は3ヵ月間のトレーニングで有意に低下したが、トレーニング終了9ヵ月が経過した時点では、導入前と同水準まで戻っていた．6MDおよび酸素摂取効率には差は認められなかった．

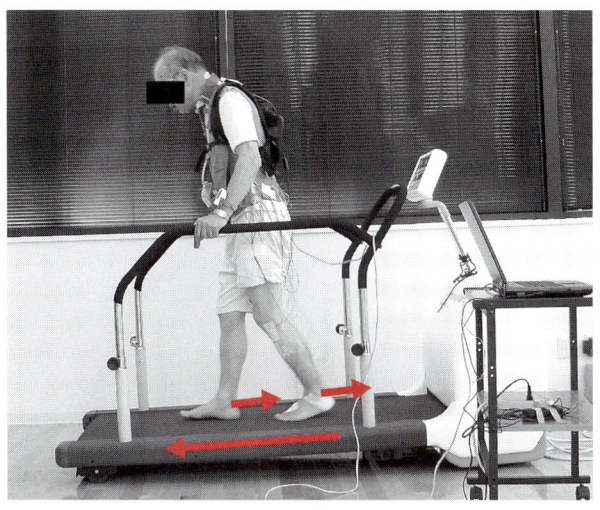

図3● トレッドミル後進歩行（Backward Treadmill Walking：BTW）プログラム

表4● パーキンソン病患者の行動体力の変化（文献25）より一部改変）

	導入前	終了時	9ヵ月後
6 MD (m)	359.1 (151.0〜458.6)	370.1 (201.4〜484.9)	364.8 (201.5〜452.2)
総酸素摂取量 (ml/kg/min)	15.2 (11.1〜16.3)	12.7[a] (10.1〜14.0)	15.9[b] (11.3〜16.5)
酸素摂取効率 (ml/1meter)	13.9 (8.8〜29.5)	12.9 (7.7〜17.7)	14.7 (9.8〜18.0)

中央値　a：導入前と比較して有意差あり（p<0.05）
（範囲）　b：終了時と比較して有意差あり（p<0.05）

　体力の低下を予防するには，疲労が翌日まで残らない程度の有酸素運動を週に2回以上継続することが推奨されているが，われわれが導入したパーキンソン病患者に対するBTWプログラムは，週1回10分間の運動である．もちろん，それ以外に散歩や買い物など，日常生活を送る上での通常の活動は行っているが，週1回10分間のBTWを3ヵ月間継続することで6MWTでの総酸素摂取量が低下したことは，時間あたりの酸素摂取量が低下したことと同義であり，言い換えれば酸素摂取の予備力が増したことになる．つまり体力の構成因子の1つである，全身持久力が改善したことを示すものである．

④ 軽症パーキンソン病患者への介入効果

　H＆Y stage Ⅰ〜Ⅱである比較的早期（軽症）のパーキンソン病患者で，歩行が自立している23例（男性10例，女性13例，平均年齢68.6歳）で，明らかなwearing

表5● 早期のパーキンソン病患者へのBTWプログラム介入結果

	10m最大歩行速度 (m/sec)	重複歩距離 (m)	6MD (m)	UPDRSスコア（中央値）	
				日常生活動作	運動スコア
BTWプログラム介入前	1.55±0.26	1.25±0.16	352.5±84.1	9	16
BTWプログラム介入3ヵ月後	1.77±0.21*	1.33±0.15*	412.0±54.7*	8	12*

（*p<0.01）

offやon-off現象を認めず，四肢の整形外科的運動器疾患，重症な呼吸・循環器疾患のない者を対象とした．BTWプログラム導入前，および3ヵ月間のBTWプログラム終了後に，歩行能力（最大歩行速度，重複歩距離），6分間歩行距離（6MD），日本語版Unified Parkinson's Disease Rating Scale（UPDRS）の日常生活動作(Part Ⅱ)と運動能力(Part Ⅲ)を評価した．歩行能力の測定は，対象者に室内の平地距離15mをできるだけ速く歩くよう指示し，中間の10m部分についてストップウォッチを用いて所要時間を0.1秒単位で測定した．同時に歩数を測定して歩行率と重複歩距離を算出した．測定は連続して3回ずつ行い，最も速い速度の値を採用した．結果の分析は，対応のあるt-検定およびWilcoxon符号付順位検定を用いて行い，5%未満を有意水準とした．

　BTWプログラム介入結果は表5に示したが，すべての患者はBTWプログラム導入後2〜3回でトレッドミル上の歩行に慣れ，BTWプログラムを継続できた．BTWプログラム実施中および経過中，呼吸・循環器疾患，整形外科疾患にて中断した者はいなかった．歩行能力の各指標において，10m最大歩行速度は，1.55±0.26m/secから1.77±0.21m/secと有意な増大を認めた(p<0.01)．重複歩距離は，1.25±0.16mから1.33±0.15mに有意に増大した．6MDは，352.5±84.1mから412.0±54.7mに有意に延長した（p<0.01）．UPDRSのスコアは，日常生活動作が中央値9から8と有意な変化はなかったが，運動スコアが中央値16から12と有意に低値になり改善した(p<0.01)．

　BTWプログラムの短期的効果として，姿勢の改善があげられる．BTWプログラム前後に前方の固定指標を注視させた安静立位姿勢を側方3mの同じ位置から写真撮影した．図4に示すように，BTWプログラム前には，頸部が前屈し胸椎から腰椎にかけて後弯が顕著であったが，BTWプログラム直後の立位姿勢では目視的ではあるが，明らかに姿勢の改善を認めた．

　H&Y stageは3ヵ月間のBTWプログラム期間中に進行例はなく，また薬物の処方内容も変化はなかった．

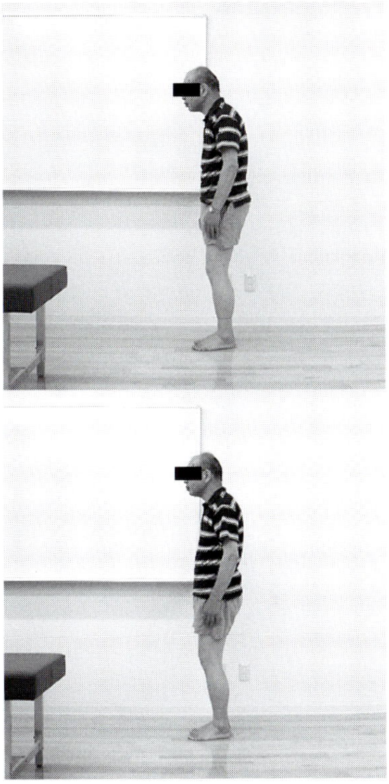

図4 ● BTW プログラム直後の立位姿勢の変化

上段は BTW プログラム前の安静立位姿勢であり，下段は BTW プログラム直後の同じ撮影場所における立位姿勢であり目視的に明らかに姿勢の改善を認める．

標準化の方向性と今後の課題

● パーキンソン病の進行度に合わせた全身持久力維持のための，運動処方の標準化が求められるが，6分間歩行距離やトレッドミル後進歩行プログラムが実施可能な病期での，さらなる詳細な段階付けと，重症度が高くなった場合の評価法の確立が課題である．

引用文献

1) 池上晴夫：運動処方—理論と実際, pp.12-13, 1982, 朝倉書店
2) 日本神経学会監修：パーキンソン病治療ガイドライン 2011, pp.139-142, 2011, 医学書院
3) Goodwin VA, Richards SH, Taylor RS, et al：The effectiveness of exercise interventions for patients with Parkinson's disease. a systematic review and meta-analysis. Mov Disord, 23：631-640, 2008
4) KNGF Guidelines for physical therapy in patients with Parkinson's disease. Royal Dutch Society for Physiotherapy. Prevention of inactivity and maintenance or improvement of physical capacity, pp.40-44, 2004
5) Bergen JL, Toole T, Elliott Ⅲ RG, et al：Aerobic exercise intervention improves aerobic capacity and movement initiation in Parkinson's disease patients. NeuroRehabilitation 17：161-168, 2002
6) Reuter I, Engelhardt M, Stecker K, et al：Therapeutic value of exercise training in Parkinson's disease. Med Sci Sports Exerc, 31：1544-1549, 1999
7) 日本理学療法士協会理学療法診療ガイドライン第1版, パーキンソン病, pp.520-569, 2011
8) Keus SHJ, Munneke M, Nijkrake M, et al：Physical therapy in Parkinson's disease：evolution and future challenge. Mov Disord, 24：1-14, 2009
9) Cruise KE, Bucks RS, Lofus AM, et al：Exercise and Parkinoson's：benefit for cognition and quality. Acta Neurol Scand, 123：13-19, 2010

10) Tanaka K, Quadros AC, Santos RF, et al：The benefits of physical exercise on executive functions in older people with Parkinson's disease. Brain Cogn, 69：435-441, 2008
11) Sage MD, Almeida QJ：Symptom and gait changes after sensory attention focused exercise vs aerobic training in Parkinson's disease. Mov Disord, 24：1132-1138, 2009
12) Bergen JL, Toole T, Elliott RG, et al：Aerobic exercise intervention improves aerobic capacity and movement initiation in Parkinson's disease patients. Neurorehabilitation, 17：161-168, 2002
13) Bridgewater KJ：Aerobic exercise and early Parkinson's disease. Neurorehabil Neural Repair, 10：233-241, 1996
14) Bunini D, Farabollini B, Iacucci S, et al：A randomized controlled cross-over trial aerobic training versus Qigong in advanced Parkinson's disease. Eura Medicophys, 42：231-238, 2006
15) Hackney ME, Earhart GM：Tai Chi improves balance and mobility in people with Parkinson disease. Gait Posture, 28：459-460, 2008
16) Katzel LI, Sorkin JD, Macko RF, et al：Repeatability of aerobic capacity measurements in Parkinson disease. Med Sci Sports Exerc, 43：2381-2387, 2011
17) Shulman LM, Katzel LI, Ivey FM, et al：Randomized clinical trial of 3 types of physical exercise for patients with Parkinson disease. JAMA Neurol, 70：183-190, 2013
18) Schenkman M, Hall DA, Baron AE, et al：Exercise for people in early-or mid-stage Parkinson disease：a 16-month randomized controlled trial. Phys Ther, 92：1395-1410, 2012
19) KNGF Guidelines for physical therapy in patients with Parkinson's disease. Royal Dutch Society for Physiothrapy. The role of the physical therapist, pp.27-28, 2004
20) 長澤弘：パーキンソン病の理学療法：理学療法機能診断，奈良勲，松尾善美編集，pp.77-83，2011，医歯薬出版
21) 長澤弘：パーキンソン病の理学療法最前線．理学療法ジャーナル，43：493-500，2009
22) 内田賢一，櫻井好美，長澤弘，他：パーキンソン病患者の6分間歩行距離と呼気ガス分析による酸素摂取量からみた行動体力に関する研究．理学療法―技術と研究―，33：35-38，2005
23) 波多野義郎，伊賀六一編：成人病の運動処方・運動療法　基礎・実技編．生活処方としてのウェルネス，pp.105-120，1989，医歯薬出版
24) 武田秀和，大森圭貢，長澤弘，他：パーキンソン病患者に対するトレッドミル後進歩行トレーニングの試み．総合リハ，33：477-480，2005
25) Uchida K, Nagasawa H, Sakurai Y, et al：Change of fitness performance by expiratory gas analysis on Parkinson's disease patients. Proceedings of the 9th International Symposium of the Asian Society for Adapted Physical Education and Exercise, pp.121-124, 2006
26) 長澤弘：軽症のパーキンソン病に運動療法は必要か？ Medical rehabilitation, 76：90-96，2007

（長澤　弘）

05 実践編

（畿央大学：岡田洋平）

効果的なバランス練習はどうすればいいか？

何をどう解決するか？

- パーキンソン病において生じるバランス能力低下の特徴を理解し，それらに関連する感覚運動統合異常，姿勢制御戦略の異常，予測的姿勢制御，安定性限界，生体力学的因子，認知情報処理などの多様な要因に配慮し，各症例の問題点に応じた効果的なバランス練習を行う．

1 パーキンソン病で起こるバランス能力低下の特徴

　パーキンソン病におけるバランス能力低下は転倒，骨折，活動範囲の狭小化しいては生活の質の低下に結びつく大変重要な問題であり，理学療法の主要な治療対象の1つである．近年のガイドラインやシステマティックレビューにおいて，バランス能力低下に対する理学療法の有効性が報告されている[1〜3]．バランス障害に対して治療介入する際，まずパーキンソン病において生じるバランス能力低下の特徴について理解する必要がある．本項では特に問題となることが多い立位バランス能力低下の特徴を運動学的分類に基づき整理する．

(1) バランス能力

　バランス能力とは質量中心(center of mass：COM)を安定性限界内に制御する能力と定義される．COMは身体全体の質量の中心点であり，COMを鉛直に投影した点は重心(center of gravity：COG)である．安定性限界は，支持基底面を変えることなく支持基底面内で平衡を保持したままCOPを移動可能な範囲である．立位姿勢制御において足圧中心(center of pressure：COP)は，COMを安定性限界内に制御するため，COMの動きに先回りしてCOM周囲を動いている．バランス能力の運動学的分類では，静的姿勢制御，外乱負荷応答，随意運動に伴う姿勢制御に分類されるが，そのいずれにおいてもCOMが安定性限界から外れると平衡を失う．

(2) 静的姿勢制御

　静的姿勢制御能力は，支持基底面が変化しない状態においてCOMを安定性限界内に制御する能力である．「重心動揺が小さく，安定性限界が広く，重心が安定性限界の中心付近にある」ほど，静的姿勢制御能力が高いといえる．静的姿勢制御能力は臨床場面では姿勢動揺として評価したり，機器を用いた評価では重心動揺検査

により評価したりすることが多い．重心動揺検査ではCOGとCOPはほぼ一致しているものと考え，COPの動揺の程度や偏位などを評価する．

パーキンソン病患者の静的姿勢制御における姿勢動揺について述べる．パーキンソン病患者は「体を固める」ように姿勢制御を行うので，姿勢動揺が小さくなると考えられることもあるが，実際には健常者と比較して姿勢動揺が大きくなることも多い．Hoehn & Yahr Ⅰ～Ⅲの患者を対象にした研究では，疾患重症度が高くなるにつれてCOPの動揺が大きくなり，閉眼により側方動揺が増加すると報告されている[4]．また，診断を受けて間もなく，抗パーキンソン病薬が開始されていない患者を対象に加速度センサーを第5腰椎付近に装着し姿勢動揺を1年間縦断的に検討した研究では，1年間でパーキンソン病の機能障害の重症度スケールであるUnified Parkinson's Disease Rating Scale（UPDRS）はほとんど変化しなかったが，側方姿勢動揺は健常者よりも増加したことが報告されている[5]．これらの知見から，パーキンソン病患者の静的立位姿勢制御の特徴として側方動揺の大きさがあげられると考えられる．しかし，腰曲りの症例など前後の姿勢動揺が大きくなるケースもあるので，パーキンソン病患者の特徴は，「姿勢動揺の大きい方向は症例によって異なるが，側方動揺が大きくなることが多い」という程度に捉えておくべきである．また，姿勢動揺は二重課題下において増加する傾向にある．

静的姿勢制御におけるCOP偏位について述べる．COP偏位の方向は患者によって異なる．パーキンソン病患者は，閉眼によりCOP偏位が大きくなる傾向が強い．COPの偏位について検討した研究では，疾患の早期にはCOPが後方に偏位する傾向にあるが，罹病期間が長くなるとCOPが前方に偏位しやすくなると報告されている[6,7]．COPの偏位は姿勢異常とも関連する．しかし，側屈姿勢異常を呈する患者の中には側屈側にCOPが偏位するものもいれば，側屈と反対側にCOPが偏位するものもいるので注意が必要である．

支持基底面，安定性限界について述べる．パーキンソン病患者は立位，歩行において足幅や歩隔が狭くなる傾向にあり，その傾向は側方不安定性を助長する．パーキンソン病患者は安定性限界が狭小化しており，安定性限界が狭小化している方向に姿勢動揺が大きくなると，姿勢不安定性が高くなる[8~10]．さらに，パーキンソン病患者は自己の安定性限界を過大評価しており，その程度は疾患の重症度が高くなるにつれて大きくなることが報告されている[11]．自己の安定性限界を過大評価していると，実際の安定性限界を越えてCOMを移動させ，転倒リスクの増大につながる可能性がある．

(3) 外乱負荷応答

パーキンソン病患者は後方への外乱負荷に対する姿勢反応が低下していることが多い．外乱負荷応答は外乱が与えられた際にCOMを安定性限界内に制御する能力である．外乱負荷応答時には，外乱が与えられた方向にCOMの偏位が生じるが，

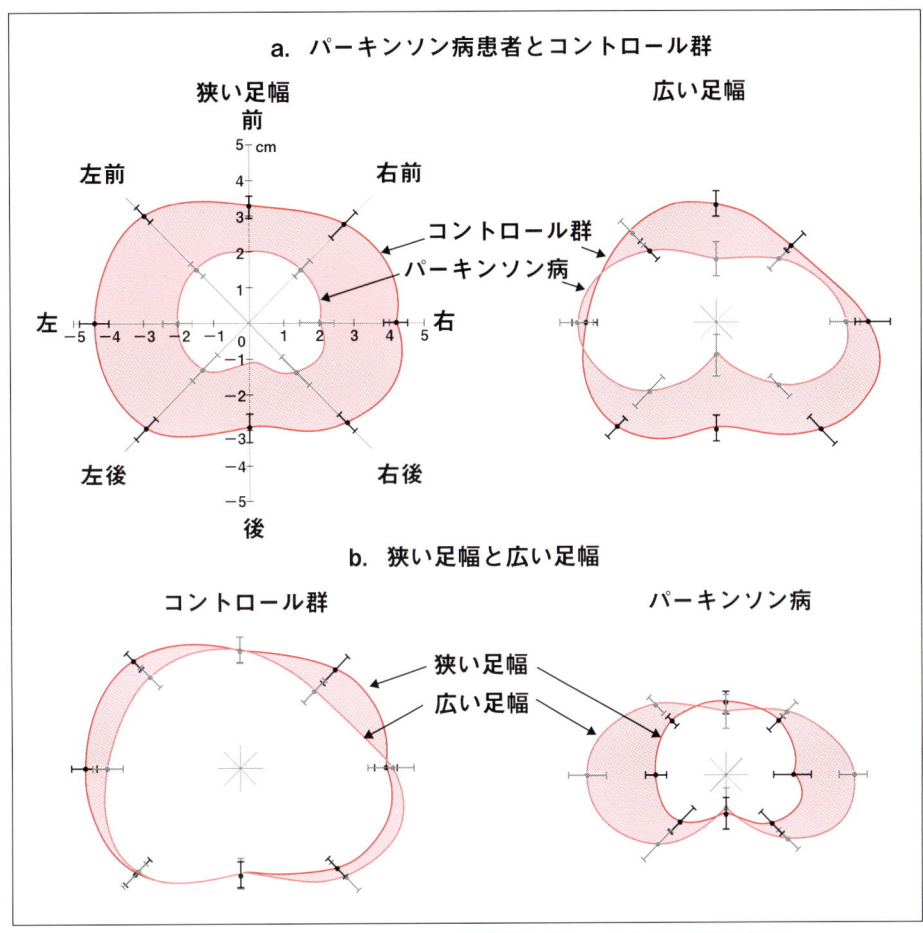

図1● パーキンソン病患者とコントロール群(健常者)の安定性余裕の比較
コントロール群では足幅が広い場合も狭い場合も安定性余裕を一定に保つことができる．一方，パーキンソン病患者は足幅が狭い場合の側方の安定性余裕が小さく，後方の安定性余裕は足幅に関わらず小さい．

(文献12)を改変引用)

COPはCOMに先回りして，COMよりも大きく動き，COMが安定性限界外に出ないよう制御する．外乱負荷応答後のCOP最大移動量とCOM最大偏位量の差を安定性余裕といい，安定性余裕が大きいほど外乱負荷に対する姿勢制御能力が高い．パーキンソン病患者は健常者と比較して外乱に対するCOMの偏位量が大きくCOP移動量が小さいため，安定性余裕が減少する．特にその傾向が後方や後側方において顕著であるとされている[12]（図1）．外乱を与えられる前の立位時のCOMの位置がある方向に偏位していると，その方向に外乱が加わるとわずかな力でもCOMは安定性限界を外れ平衡を失うことになる．

外乱負荷に対してCOMを安定性限界内に制御するための方略として，足関節戦略，股関節戦略，ステッピング戦略があげられる．COMが安定性限界の外に出ない程度の強さの外乱に対しては，通常股関節，足関節戦略や体幹の動きなどにより柔軟な姿勢反応が生じるが，パーキンソン病患者では後方外乱に対しては膝関節屈

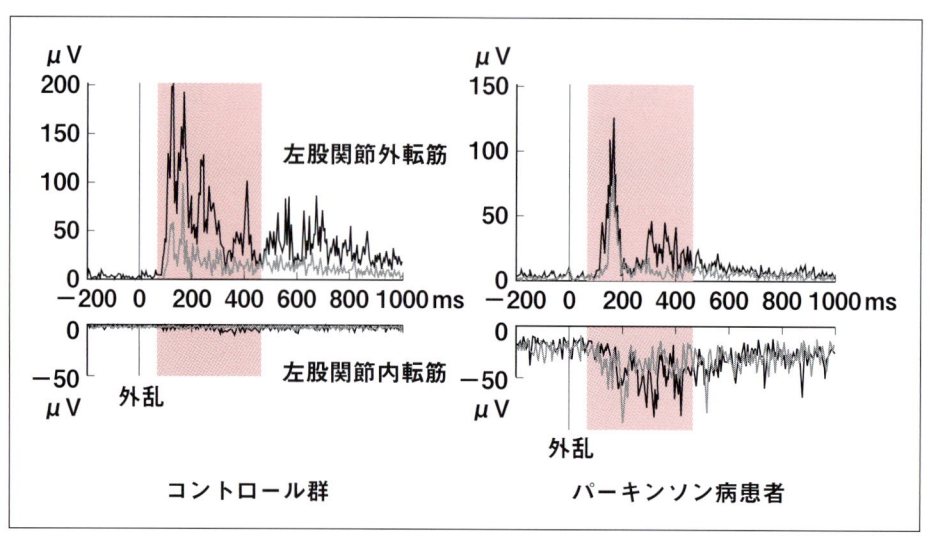

図2●パーキンソン病患者とコントロール群（健常者）における左方向への外乱時の股関節内外転筋の筋活動
コントロール群においては左方向への外乱刺激に対して左股関節外転筋の活動が高まるが，パーキンソン病患者では股関節外転筋だけでなくその拮抗筋である内転筋の活動も高まる．

（文献13）を改変引用）

曲が減少し，側方外乱に対しては体幹側屈の動きが減少する[12]．外乱負荷応答時，平衡を保持するための主動作筋と拮抗筋が共同収縮の状態になって，いわば体を固めた状態になる傾向が強い[13]（図2）．外乱負荷時に足幅を狭くすると健常者では姿勢制御に関わる筋活動が増加するが，パーキンソン病患者では筋活動の増加がみられず，課題に応じて姿勢制御の戦略を柔軟に変化させる能力が低下している．

　COMが安定性限界の外に出る程度の強さの外乱が与えられた際には，ステッピング反応により支持基底面を外乱方向に広げ，COMを安定性限界内に制御する必要がある．パーキンソン病患者は外乱が加わった後，ステッピングが生じなかったり，遅くなったりすることにより，外乱後立ち直るのに必要なステップ数も多くなる．また，パーキンソン病患者はステッピングを行う左右の足の選択が一定しない傾向にある[14]．外乱後後方に突進して立ち直ることができない症例の特徴として，ステッピング反応の際踵から接地することがあげられる．さらに重度になると，外乱後棒のように倒れてくるケースもある．これらの異常は外乱を予測できない状況においてより顕著になる．

（4）随意運動に伴う姿勢制御

　随意運動に伴う姿勢制御における問題点として予測的姿勢制御の異常，安定性限界内におけるCOPの移動能力の低下，動的バランスの異常があげられる．予測的姿勢制御は，随意運動時COMを安定性限界内に制御するため随意運動に先行して行われるが，パーキンソン病患者ではその予測的姿勢制御に問題が生じる．例えば，立位において上肢を前方挙上する際，三角筋前部線維の活動に先行して，前脛骨筋

やハムストリングス，脊柱起立筋などの姿勢制御に関わる筋の活動が生じるが，パーキンソン病患者では健常者と比較してその活動の潜時に差はないが，その活動の大きさが抗パーキンソン病薬のオフ期において低下する[15]．立位における予測的姿勢制御異常は，立位において随意運動を行う際，平衡を失うことにつながる．ステッピング，歩行開始やリーチ動作時などの随意運動の際の予測的姿勢制御はCOMを効率良く移動させる役割を担う．パーキンソン病患者はそのような際の予測的姿勢制御も低下しており，COMの効率良い移動も障害される．また，安定性限界内においてCOPを目的とする方向や位置に移動させる能力の低下もみられる．日常生活場面においては患者の動きに伴い周囲の状況も変化するため，周囲の環境に応じて予測的に姿勢制御しながら（フィードフォワード制御），動作の結果生じる姿勢動揺に対して姿勢反応（フィードバック制御）も行う必要があるが，パーキンソン病患者ではそのフィードフォワード制御，フィードバック制御の同時進行，切り替えも障害される．

知っておきたいこと　ア・ラ・カルト

転倒について

　パーキンソン病患者の1年間の転倒率は約70％，複数回転倒率は約50％とされる[16]．転倒方向は前方が45％と最も多く，側方が20％とされる[17]．前方への転倒は後方への姿勢不安定性の代償やすくみ足，腰曲りなどの影響によるものと考えられる．側方への転倒は大転子の打撲に伴って大腿骨頸部骨折の発生リスクを高める．パーキンソニズムを呈する疾患の1つである進行性核上性麻痺は後方への転倒傾向が顕著であり，立位において後方に引かれるように転倒する特徴がある．

メモ ▶ pull test

　臨床場面では外乱負荷応答能力の評価にUPDRS Part 3[18]の中に含まれるpull testを利用することが多い．pull testではステップが必要な程度の強さで後方外乱を与え，その際のステッピング反応を評価する．実際に評価する前に弱めの外乱負荷で一度練習し，実際に評価する際は練習よりも強い負荷を与えることにより，外乱の負荷を予期できない状態の姿勢制御を評価可能となる．外乱負荷後のステッピングが3歩以上の者や全く姿勢反応が生じない者を異常とする．

2 アプローチの理論的背景

　パーキンソン病のバランス障害は多要因が関連する問題であり，医師による投薬治療や外科的治療による効果が十分でない場合が多く，理学療法の担う役割は非常に大きい．本項では，パーキンソン病患者のバランス障害に関連する各要因に対する理学療法介入のポイント（図3）とバランス練習を効果的に実施するための原則について述べる．

（1）バランス障害の関連要因と理学療法介入のポイント
①感覚情報統合の異常

　パーキンソン病のバランス障害は外乱に対する姿勢反応の異常がしばしば関連する．パーキンソン病における大脳基底核の機能低下は，姿勢反応に関わる視覚，体性感覚，前庭感覚の統合異常に影響すると考えられている．パーキンソン病患者は体性感覚の異常を呈し[19]，体性感覚入力に対する姿勢反応にも異常を呈する[20]ことが報告されている．また，パーキンソン病患者の中には一側あるいは両側の前庭機能障害を呈するものが存在することも報告されている[21]．パーキンソン病患者の姿勢反応の異常には，体性感覚，前庭感覚の異常およびそれらの統合異常が関与していると考えられる．そのため，パーキンソン病患者は姿勢制御における視覚依存度が高い．

　感覚情報統合の改善には，視覚，体性感覚，前庭感覚入力を操作し，外乱と外乱後の自己の身体の状態に関する感覚情報を処理し，それに応じて適切な姿勢反応を行うよう練習する必要がある．パーキンソン病患者は視覚依存度が高いため，可能な限り視覚入力は遮断し練習することにより，体性感覚や前庭感覚情報の統合による姿勢反応を改善し，視覚依存度を低くするような感覚の再重み付け（sensory reweighting）を目標とする．

②姿勢制御戦略の異常

　外乱に対して平衡を保持する際，足関節戦略や股関節戦略，ステッピング戦略などを用いる．通常健常者は外乱の強さなどに応じて戦略を切り替えることにより平衡を保持している．各姿勢制御戦略の練習は外乱の強さを変えて行う．ステッピングが必要かどうか微妙な強さの外乱に対しては，最初足関節戦略や股関節戦略などにより対応しようとし，平衡を失いそうになった際にステッピング戦略に切り替える．ステッピング戦略への切り替えの練習は，ステッピングが必要かどうかの境界の強度の外乱を与える．ステッピング戦略への切り替えの異常には，自己の安定性限界の過大評価や姿勢制御プログラムの切り替えの異常などが関連している可能性がある．柔軟な姿勢制御戦略の切り替えの獲得のためには，自己の安定性限界の認識を促すような練習や外乱に対して意図的に姿勢制御戦略を切り替えるような練習

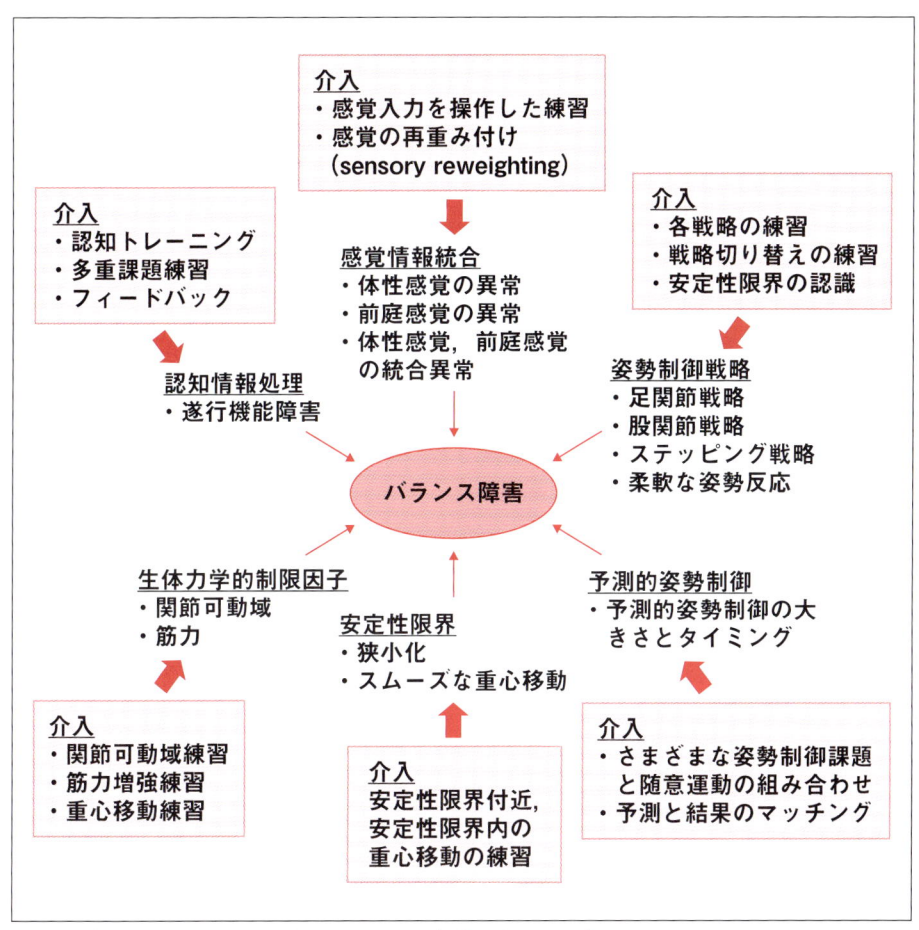

図3●バランス障害に関連する要因と理学療法介入のポイント

が有効である可能性がある．

③予測的姿勢制御の異常

　予測的姿勢制御は随意運動に伴って平衡を失わないようにする上で必要な姿勢制御戦略であり，随意運動に先行して行われる．パーキンソン病では大脳基底核の機能低下に伴い，予測的姿勢制御に関わる補足運動野などの高次運動野の機能低下も生じる．補足運動野では随意運動の運動制御プログラムと同時に姿勢制御プログラムもつくられる[22]．予測的姿勢制御のタイミングが遅かったり，その大きさが小さかった場合，随意運動の結果生じる外乱に対応しきれず，姿勢動揺が生じたり，平衡を失ったりすることになる．その能力を改善させるためには，姿勢制御課題に随意運動の結果外乱が生じるようなさまざまな課題を合わせて練習することにより，予測的姿勢制御と随意運動に伴う姿勢動揺の結果をマッチングさせる経験を蓄積させる必要がある．

④安定性限界

　　安定性限界を拡大するには，安定性限界付近までCOPを移動させたりそこで保持させたりするような練習が必要となる．安定性限界付近までCOPを移動させるような練習を行うことにより，自己の安定性限界の正しい認識の促進にもつながると考えられる．また，安定性限界内におけるスムーズなCOP移動の改善を目標とした練習も行う．

⑤生体力学的因子

　　姿勢反応や予測的姿勢制御，安定性限界の改善には，それらに関連する部位の関節可動域制限や筋力低下などの生体力学的因子を改善させることが基本条件になる．バランス練習に合わせて関節可動域練習や筋力増強練習を行うことにより，バランス能力の改善効果はより高くなる．

⑥認知情報処理の異常

　　パーキンソン病患者における多重課題下の姿勢制御異常には，遂行機能障害などによる認知情報処理の異常が関与していると考えられる．姿勢制御課題と第2課題を同時に遂行する際，健常者は姿勢制御課題の実施を優先する「posture first strategy」をとるが，パーキンソン病患者はバランス障害を呈するにも関わらず第2課題を優先する「posture second strategy」をとる傾向がある[23]．遂行機能，バランス能力のそれぞれの改善を目的とした練習に合わせて，多重課題下におけるバランス練習を実施し，その中で姿勢制御課題を優先するようフィードバックしながら練習を行う．

(2)バランス練習を効果的に行うための原則

　　バランス練習を効果的に行うための原則として，1)特異性，2)漸増負荷，3)多様性の3つがあげられる[24]．1)特異性とは，上記のバランス障害に関連する上記の各要因のうち練習した部分にのみ効果が認められることを表す．症例に応じてバランス障害のうち問題となる要因とその比重を評価し，練習内容を決定するべきである．2)漸増負荷とは，各要因のバランス練習を継続的に行う際，患者の改善に伴い徐々に量と課題の難易度を増やしていくことを表す．パーキンソンのバランス練習に関するメタアナリシスでも，バランス練習の量と難易度を今後上げてその効果を検証すべきであると述べられている．3)多様性とは，各要因のバランス練習において多様性を持たすべきであることを表す．多様性を持たすことにより，運動学習を強化し，練習による改善が日常生活に汎化されやすくなる．練習の早期の段階では同じ項目を集中的に練習するべきであるが，練習が進むといくつかの項目を交えながら練習するとよい．

> **知っておきたいこと ア.ラ.カルト.**
>
> **外乱に対する姿勢反応時の大脳皮質の活動**
>
> 　外乱に対する姿勢反応は基底核，脳幹などの皮質下構造のみでなく，大脳皮質も関わる．予期できる外乱が加わる際には，外乱が加わる前から大脳皮質が活動し[25]，予期できない外乱においても，外乱負荷後大脳皮質の活動が認められる[26]．また，予期できる外乱を繰り返し与えることにより，外乱前の大脳皮質の活動が増加する[27]．これらのことから，バランス練習により大脳皮質に可塑的な変化が生じる可能性があると考えられる．

> **メモ▶ BESTest（Balance Evaluation Systems Test）**
>
> 　バランス評価として Berg Balance Scale（BBS）が利用されることが多いが，近年 BESTest（Balance Evaluation Systems Test）というバランス評価スケールが開発された[28]．BESTest は，生体力学的因子，安定性限界，予測的姿勢制御，姿勢反応，感覚統合，歩行安定性の 6 セクション 36 項目から構成されており，本項で述べたバランス障害に関連する各要因の評価をそれぞれ評価することができる．しかし，BESTest は項目数が多いため 16 項目に絞られたMini-BESTest[29] も存在する．Mini-BESTest は再現性が高く，BBS との併存的妥当性も高く，UPDRS との相関は BBS よりも強い[30]．

❸ 具体的アプローチとその効果

　本項では感覚情報統合や姿勢制御戦略などの姿勢反応，予測的姿勢制御，安定性限界，認知情報処理に対する具体的アプローチとその効果について述べる．

（1）感覚情報統合の異常に対する介入

　感覚情報統合の異常に対しては視覚，体性感覚，前庭感覚の入力を操作した状態で姿勢反応が要求されるような課題を与えることにより練習を行う．視覚入力の操作は，患者自身による開閉眼やアイマスクの利用により行う．体性感覚入力の操作はバランスマットの利用や立位時の関節角度の変化などにより行う．バランスマット上の立位では，足底の圧受容器などによる足圧中心位置の情報を有効に利用できなくなる．前庭感覚入力の操作は，前庭感覚の受容器である前庭，三半規管が頭部に存在するため，頭頸部の前後屈，側屈，回旋運動により行う．先述のように，パーキンソン病患者は前庭感覚，体性感覚を統合した姿勢制御に異常を呈するため，姿勢制御における視覚依存度が高い．そのため，可能な限り視覚入力を遮断した状態で前庭感覚，体性感覚を利用し平衡保持を行ってもらい，視覚依存度を下げるよう

に練習するとよい．視覚入力を遮断し，バランスマットを利用すると足底の圧感覚も利用できなくなるため，より前庭感覚入力優位の姿勢制御の練習が可能となる．

> **メモ ▶ バランスマットを用いた練習の際の注意の向け方**
>
> バランスマット上で平衡を保持する練習を行う際には，「自分自身の足の動きを減少させる」ように意識するより，「バランスマットの動きを減少させる」ように意識した方が，姿勢動揺が小さくなる[31]ことが報告されている．バランスマットを用いた練習の際の患者への口頭指示の参考となる知見である．

ジスキネジアが顕著なケース

ジスキネジアは四肢，体幹に生じる不随意運動であり，抗パーキンソン病薬が効いているオン期に強くなることが多い．ジスキネジアが顕著なケースではオン期の方が不随意運動の出現に伴って，姿勢動揺が強くなり，転倒危険性が高くなるケースがある．投薬によるコントロールが不良なケースの場合には特に，時間による姿勢動揺の変化にも配慮する必要がある．

(2) 姿勢制御戦略の異常に対する介入

姿勢制御戦略の異常に対する介入に用いる姿勢反応課題としては，開脚立位，閉脚立位，タンデム立位，片脚立位における平衡保持や各肢位における外乱負荷があげられる．平衡を保持する課題は支持基底面を狭くしたり，不安定な状態にしたりすることにより難易度が高くなる．外乱を加える際は，最初は外乱のタイミングや方向（前後左右斜め），強さを予期できる状態での練習を集中的に実施し，徐々にいくつかの外乱条件を交えた状態での練習，外乱条件を全く予期できないようにランダムに行う練習へと移行していく．

外乱負荷時に体を固めて抵抗してしまうケース

通常姿勢反応の練習に外乱負荷を用いる際，患者の後方に立ち肩や骨盤に外乱を加えるが，中には体を固めてしまって姿勢反応の練習にならないケースが存在する．そのようなケースには外乱を加えたい方向に手を添え，患者には療法士の手に身をゆだねてもらい，急に手を離し外乱を与えるとよい．あるいは，療法士は外乱を加えたい方向と逆方向に患者の体に徒手で抵抗をかけ，患者にはそれに抗して保持してもらい，そこから急に手を離すことにより外乱を与える方法もある（図4）．

通常健常者は外乱の強さが弱いと足関節戦略や股関節戦略を用い平衡を保持す

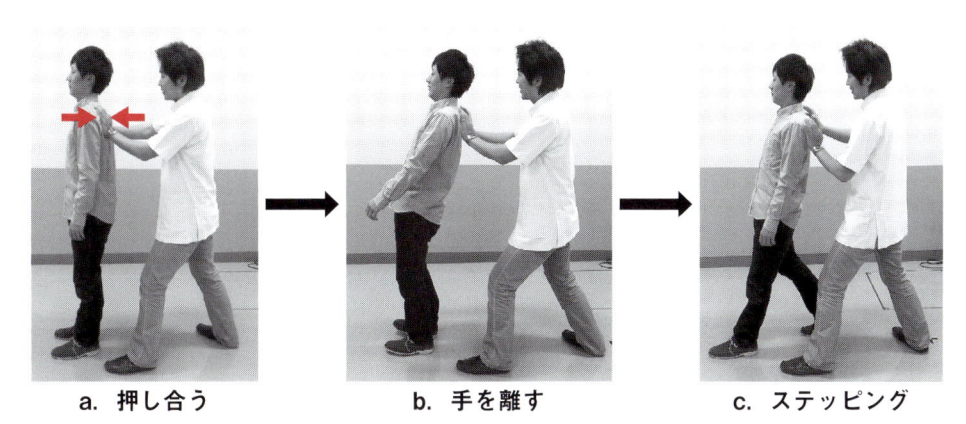

a. 押し合う　　　　　　　　b. 手を離す　　　　　　　　c. ステッピング

図4 ● 体を固めてしまうケースに対する外乱負荷の与え方

る．そのため，足関節戦略や股関節戦略などの練習には，COMが安定性限界の外に出ない程度の強さの外乱負荷を用いる．後方外乱に対しては膝関節を屈曲する戦略をとることにより平衡を効率的に保持することが可能であるが，なかなかその戦略が生じないケースには後方外乱に対しては膝関節屈曲を意識するよう指導して練習を行う．

　ステッピング戦略の練習にはCOMが安定性限界の外に出る程度の強さの外乱負荷を加えて練習する．パーキンソン病患者において障害されることが多い姿勢制御戦略の切り替えの練習には，COMが安定性限界の外に出るかどうかの境界の強さの外乱負荷を加えることにより，足関節戦略や股関節戦略からステッピング戦略への切り替えの練習が可能となる．パーキンソン病患者は後方への外乱に伴うステッピング動作の際，踵から接地し，後方に突進してしまう傾向が強いため，後方ステッピングの際はつま先から接地するよう指導する．また，外乱後ステッピング戦略を行った後，そのステップ肢位で平衡を保持できるかどうかも重要な要素であるため，ステッピング後の平衡保持の練習も合わせて行う．理学療法士による外乱負荷に対してステップ動作を行う練習を20分間，1日に2回，2週間集中的に行うことにより，外乱後のステップ距離は増加し，ステップ開始までの時間が短縮したとする報告がある[32]．この知見からも集中的な練習が外乱に対するステッピング戦略の改善に有効であると考えらえる．

外乱後のステッピング戦略が生じにくいケース

　外乱後のステッピング戦略が生じにくいケースに対して練習する際は，外乱後ステップする足を接地するターゲットとなる目印を設定することが有効であることがある．この方法は特に，前方，側方へのステッピング戦略の改善に有用である．後方へのステッピング戦略に対しては，視覚刺激を利用しにくいため，外乱後ステッピングするべきタイミングで聴覚刺激を入れたり，ステップ

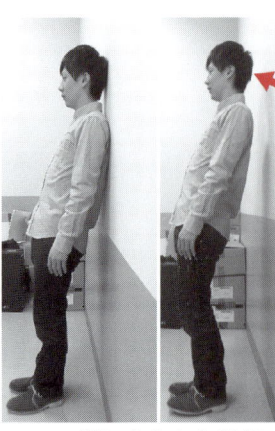

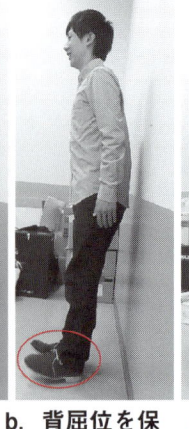

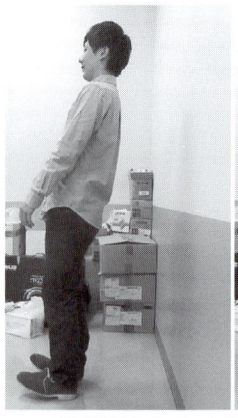

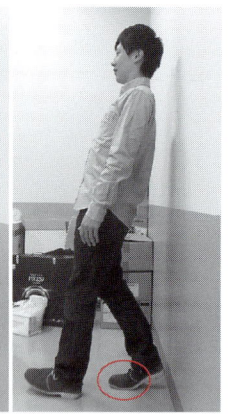

a. 壁にもたれた状態から立ち直る練習　b. 背屈位を保持する練習　c. 背屈反応からステッピング反応への切り替えの練習

図5● 壁を利用した姿勢制御戦略の練習

する側の殿部外側をタッピングしたりして皮膚刺激を入れるなどの工夫を行う．

　姿勢制御戦略に関する自主トレーニングの方法として，図5のような壁を利用した方法がある．この方法は壁が存在するため転倒リスクが低い状態で実施可能である．患者に踵後端を壁から少しあけて，壁に殿部を付けずにもたれてもらい，下肢や体幹前面の筋を用いて立ち直ったり，壁に対して横向きになって肩を付けてもたれてもらい，そこから立ち直ったりする練習を行ってもらう．また，壁から少し離れて両足をできる限り背屈し，可能であればそこで数秒間保持する練習も行う．さらに，壁から後方に1歩ステップできる程度のスペースをあけて，意図的に平衡を失うほど両足を背屈し，その後ステッピング戦略を行う練習も行う．それにより，姿勢制御戦略を足関節戦略からステッピング戦略へと切り替えを改善するための練習となる．このような自主トレーニングを集中的に実施してもらうことにより，外乱に対する姿勢制御戦略に改善が見られることがある．

　姿勢制御戦略の異常に対する代償戦略として平行棒や机などの支持物への接触や踵補高を紹介する．姿勢反応において主動作筋と拮抗筋を同時収縮し体を固めるようにしてしまい柔軟な姿勢反応が生じにくいケースに対しては，平行棒や机などの支持物に体の一部を軽く接触させることにより，体を固めてしまう傾向が軽減する[33]．また，立っているだけで自然と後方に平衡を失ってしまうようなケースには，外出用の靴のインソールに踵補高を行うことにより，後方への転倒傾向が軽減されるので必要に応じて利用する．

表1●予測的姿勢制御の練習の例

肢位・動作	随意運動
●座位 ●立位 ●歩行	・上肢挙上（一側か両側か，方向，運動範囲，速度，重錘などによる負荷） ・リーチ動作（一側か両側か，方向，運動範囲，速度） ・両手で物を持ち上げる（重さ，大きさ，形状，置いてある場所） ・物を置く（物の重さ，大きさ，形状，置く場所） ・扉を開ける（開き戸，引き戸） ・タンスや棚の引き出しを引く ・手を振る（一側か両側か，運動範囲，速度） ・衣服の脱着（上衣，下衣） ・ステップ（方向，大きさ，速度，左右どちらの足を出すか） ・振り返る（方向，大きさ，速度） ・キャッチボール（方向，速さ，相手の位置） ・ボールを蹴る（ボールの大きさ，位置，壁あて，相手の位置） ・ボールつき（ボールの大きさ，弾性） ・風船つき（相手の有無）

起立性低血圧が顕著なケース

　パーキンソン病では運動障害のみでなく自律神経機能障害も起こる．立ち上がり後に転倒が多いと訴える患者の中には，起立性低血圧が立ち上がり後の転倒の原因となっているケースが存在する．そのような場合には立ち上がり動作，立ち上がり後の姿勢制御の評価に加えて，座位，立ち上がり後の立位での血圧測定の評価が必要となる．

(3) 予測的姿勢制御の異常に対する介入

　予測的姿勢制御の練習の際には表1のような肢位・動作に随意運動課題を課すことにより，平衡を保持するために必要な姿勢制御の練習を行う．日常生活においてはさまざまな場面で予測的姿勢制御を行っているため，そのすべてを練習で実施することはできないが，転倒危険性が高いと考えられるような課題は特に行うようにする．問診や観察などから問題となっている状況が明らかな場合には，練習の効果を日常生活に汎化させるため，できる限り実際の場面かそれに近い状況で練習を繰り返し行うようにする．

(4) 安定性限界に対する介入

　安定性限界の拡大や安定性限界内のスムーズな重心移動，COP制御の改善のためには，関節可動域や筋力などの生体力学的因子の改善が基本条件となるため，安定性限界の狭小化に影響していると考えられる関節可動域制限や筋力低下が存在する場合，その改善のための練習が必要である．安定性限界を拡大させるためには，生体力学的因子の改善に伴い，安定性限界付近までCOPを移動させるような練習をリーチ動作や姿勢傾斜課題などにより行う．また，安定性限界付近までCOPを移動させた状態で平衡を保持する練習も合わせて行う．

パーキンソン病患者はCOPを移動させる際，股関節や体幹の動きが大きくなる傾向にあるが，その方略ではCOPを効率的に移動させることはできない．安定性限界内におけるCOPの前後方向へのスムーズな移動には足関節や足指機能などが重要な要因となるので，可能な限り体幹や股関節，膝関節などが曲らないように意識しながら練習を行う．balance masterという機器により，安定性限界内で現在のCOPの位置をモニターで確認しながら，目標となるポイントまでCOPを移動させる練習を行うことにより，安定性限界内でCOPを移動させる能力が改善する[34]ことが報告されている．同様の練習はWii Fitのような家庭用ゲーム機器でも実施可能であり，バランス能力の改善効果についても報告されている[35]．自宅におけるセルフトレーニングとして導入する際は，転倒の危険性を伴うため，Hoehn & Yahr重症度分類Ⅱ以下のバランス障害が顕著でない者に対象を絞るなど，転倒の危険性への配慮が必要である．

知っておきたいこと ア.ラ.カルト.

太極拳の効果

パーキンソン病患者に対して太極拳を1回1時間，週2回，24週間実施することにより，安定性限界を拡大し，安定性限界内のCOPの制御を改善し，転倒発生率が減少することが報告されている[36]．太極拳には支持基底面におけるあらゆる方向への大きな重心移動を伴う動きが含まれる．理学療法においても支持基底面内における重心移動を集中的に行うことにより，安定性限界の異常が改善されると考えられる．理学療法において，集中的なバランス練習を太極拳のようにいかに継続的に実施してもらうかも重要な要素である．

(5)認知情報処理の異常に対する介入

認知情報処理の異常に対する介入としては多重課題練習を行う．多重課題練習では，主に上記のような姿勢反応に対する介入を行う際に，第2課題としてserial 7やしりとりなどのような認知課題や水の入ったコップを乗せたトレーを持ったり，ポケットのコインを右から左に移したりするような運動課題を課す．患者には第2課題のみに集中するのではなく，姿勢制御課題にも注意を向けるよう指示，フィードバックを与える．

標準化の方向性と今後の課題

- バランス障害に対する理学療法の有効性は示されてきているが，その効果をより高めるためには，各症例においてバランス障害に関連する要因を明確になるよう評価し，それに応じて適切な練習を行う必要がある．また，理学療法による効果を日常生活場面にその改善が汎化させるため，各症例に応じた練習を，従来よりも集中的に，バリエーション豊富に実施し，その効果を検証していく必要がある．

引用文献

1) 日本神経学会パーキンソン病治療ガイドライン 2011：http://www.neurology-jp.org/guidelinem/parkinson.html, 2013. 3. 1
2) Tomlinson CL, Patel S, Meek C, et al：Physiotherapy versus placebo or no intervention in Parkinson's disease. Cochrane Database Syst Rev, 8：CD002817, 2012
3) Tomlinson CL, Patel S, Meek C, et al：Physiotherapy intervention in Parkinson's disease：systematic review and meta-analysis. BMJ, 345：e5004, 2012
4) Błaszczyk JW, Orawiec R, Duda-Kłodowska D, et al：Assessment of postural instability in patients with Parkinson's disease. Exp Brain Res, 183：107-114, 2007
5) Mancini M, Carlson-Kuhta P, Zampieri C, et al：Postural sway as a marker of progression in Parkinson's disease：a pilotlongitudinal study. Gait Posture, 36：471-476, 2012
6) Schieppati M, Nardone A：Free and supported stance in Parkinson's disease. The effect of posture and 'postural set' on leg muscle responses to perturbation, and its relation to the severity of the disease. Brain, 114：1227-1244, 1991
7) Bloem BR, Beckley DJ, van Dijk JG, et al：Influence of dopaminergic medication on automatic postural responses and balance impairment in Parkinson's disease. Mov Disord, 11：509-521, 1996
8) Mancini M, Rocchi L, Horak FB, et al：Effects of Parkinson's disease and levodopa on functional limits of stability. Clin Biomech, 23：450-458, 2008
9) Suarez H, Geisinger D, Suarez A, et al：Postural control and sensory perception in patients with Parkinson's disease. Acta Otolaryngol, 129：354-360, 2009
10) Menant JC, Latt MD, Menz HB, et al：Postural sway approaches center of mass stability limits in Parkinson's disease. Mov Disord, 26：637-643, 2011
11) Kamata N, Matsuo Y, Yoneda T, et al：Overestimation of stability limits leads to a high frequency of falls in patients with Parkinson's disease. Clin Rehabil, 21：357-361, 2007
12) Horak FB, Dimitrova D, Nutt JG：Direction-specific postural instability in subjects with Parkinson's disease. Exp Neurol, 193：504-521, 2005
13) Dimitrova D, Horak FB, Nutt JG：Postural muscle responses to multidirectional translations in patients with Parkinson's disease. J Neurophysiol, 91：489-501, 2004
14) McVey MA, Stylianou AP, Luchies CW, et al：Early biomechanical markers of postural instability in Parkinson's disease. Gait Posture, 30：538-542, 2009
15) Dick JP, Rothwell JC, Berardelli A, et al：Associated postural adjustments in Parkinson's disease. J Neurol Neurosurg Psychiatry, 49：1378-1385, 1986
16) Wood BH, Bilclough JA, Bowron A, et al：Incidence and prediction of falls in Parkinson's disease：a prospective multidisciplinary study. J Neurol Neurosurg Psychiatry, 72：721-725, 2002
17) Pressley JC, Louis ED, Tang MX, et al：The impact of comorbid disease and injuries on resource use and expenditures in parkinsonism. Neurology, 60：87-93, 2003
18) Goetz CG, Tilley BC, Shaftman SR, et al：Movement Disorder Society-sponsored revision of the Unified Parkinson's Disease Rating Scale（MDS-UPDRS）：scale presentation and clinimetric testing results. Mov Disord, 23：2129-2170, 2008
19) Wright WG, Gurfinkel VS, King LA, et al：Axial kinesthesia is impaired in Parkinson's disease：effects of levodopa. Exp Neurol, 225：202-209, 2010
20) Valkovic P, Krafczyk S, Bötzel K：Postural reactions to soleus muscle vibration in Parkinson's disease：scaling deteriorates as disease progress. Neurosci Lett, 401：92-96, 2006
21) Pollak L, Prohorov T, Kushnir M, et al：Vestibulocervical reflexes in idiopathic Parkinson disease. Neurophysiol Clin, 39：235-240, 2009
22) 高草木薫：大脳基底核の機能；パーキンソン病との関連において．日生誌, 65：113-129, 2003
23) Bloem BR, Grimbergen YA, van Dijk JG：The "posture second" strategy：a review of wrong priorities in Parkinson's disease. J Neurol Sci, 248：196-204, 2006
24) Conradsson D, Löfgren N, Ståhle A, et al：A novel conceptual framework for balance training in Parkinson's disease-study protocol for a randomised controlled trial. BMC Neurol, 12：111, 2012
25) Jacobs JV, Fujiwara K, Tomita H, et al：Changes in the activity of the cerebral cortex relate to postural response modification when warned of a perturbation. Clin Neurophysiol, 119：1431-1442, 2008

26) Adkin AL, Quant S, Maki BE, et al：Cortical responses associated with predictable and unpredictable compensatory balance reactions. Exp Brain Res, 172：85-93, 2006
27) Fujiwara K, Maekawa M, Kiyota N, et al：Adaptation changes in dynamic postural control and contingent negative variation during backward disturbance by transient floor translation in the elderly. J Physiol Anthropol, 31：12, 2012
28) Horak FB, Wrisley DM, Frank J：The Balance Evaluation Systems Test (BESTest) to differentiate balance deficits. Phys Ther, 89：484-498, 2009
29) Franchignoni F, Horak F, Godi M, et al：Using psychometric techniques to improve the Balance Evaluation Systems Test：the mini-BESTest. J Rehabil Med, 42：323-331, 2010
30) King LA, Priest KC, Salarian A, et al：Comparing the Mini-BESTest with the Berg Balance Scale to Evaluate Balance Disorders in Parkinson's Disease. Parkinsons Dis, 2012：375419, 2012
31) Wulf G, Landers M, Lewthwaite R, et al：External focus instructions reduce postural instability in individuals with Parkinson disease. Phys Ther, 89：162-168, 2009
32) Jöbges M, Heuschkel G, Pretzel C, et al：Repetitive training of compensatory steps：a therapeutic approach for postural instability in Parkinson's disease. J Neurol Neurosurg Psychiatry, 75：1682-1687, 2004
33) Franzén E, Paquette C, Gurfinkel V, et al：Light and heavy touch reduces postural sway and modifies axial tone in Parkinson's disease. Neurorehabil Neural Repair, 26：1007-1014, 2012
34) Jessop RT, Horowicz C, Dibble LE：Motor learning and Parkinson disease：Refinement of movement velocity and endpoint excursion in a limits of stability balance task. Neurorehabil Neural Repair, 20：459-467, 2006
35) Pompeu JE, Mendes FA, Silva KG, et al：Effect of Nintendo Wii^{TM}-based motor and cognitive training on activities of daily living in patients with Parkinson's disease：a randomised clinical trial. Physiotherapy, 98：196-204, 2012
36) Li F, Harmer P, Fitzgerald K, et al：Tai chi and postural stability in patients with Parkinson's disease. N Engl J Med, 366：511-519, 2012

（岡田洋平）

06 実践編

（佛教大学：石井光昭）

患者に即した歩行練習とは？

A すくみ足

何をどう解決するか？

- すくみ足による転倒，移動能力の低下，心理的なインパクト，社会状況の回避，社会的役割の実行困難に対して，心理面，遂行機能障害への配慮も行いながら，代償的な運動戦略（認知運動戦略，外的手掛かり）と環境調整によって解決をはかる．

❶ パーキンソン病で起こるすくみ足の特徴

(1) 定義

　　すくみ足（freezing of gait：FOG）とは，「前方に進もうと足を持ち上げようとしたとき，足が床に貼り付いたように動けない状態」[1]と表現されるが，以下の3つのサブタイプに分類される[2]．
　　a."trembling in place" 下肢を震わせるような動き
　　b."small steps and shuffling" 歩幅の減少，すり足
　　c."total akinesia" 動きの停止
　　持続時間は，30秒以上の場合もあるが10秒以下が多い．オフの状態では持続時間が長い傾向がある．Giladiらは，すくみ足を以下のように定義した[3]．「すくみ足とは，パーキンソニズムもしくは，higher-level gait disorders以外に原因がなく，効果的な振り出しが突然（数秒間持続して）できなくなる現象である．方向転換時と歩行開始時に最も多く経験されるが，狭い空間やストレス，歩行への注意が散漫になる場合に出現しやすい．注意の集中や外部刺激（手掛かり cue）によって克服することが可能である」
　　2010年のInternational Workshop（freezing of gait from clinical phenomenon to basic mechanism of gait and balance）on FOGによると，「歩こうとする意志があるにもかかわらず，短時間で時折生じる，下肢の前方への進行の欠如または著しい減少」と定義され，以下の症状を伴う[4]．
　　a. 足が地面から離れない，またはわずかに支持面をクリアする．

b. 3〜8Hzの頻度での下肢の震えが生じる．
  c. すくみ足に先行して歩幅の減少を伴った歩行率の増加がみられる．
  d. 床に足が貼り付いた主観的な感覚を伴う．
  e. 種々のcue（手掛かり）によって，すくみ足からの解放が促進される．
  f. すくみ足は非対称性に，主に一側下肢が障害される．一側方向への方向転換の際により簡単に誘発されやすい．

すくみ足の病態生理は，他の徴候よりも複合的である．そのため，四徴候とは独立したパーキンソン病の五番目の徴候として捉える立場もある[5]．

> **知っておきたいこと　ア.ラ.カルト.**
>
> **すくみ足とQOL**
> 　すくみ足は，移動能力への影響を超えて，QOLに大きく関係する．予測できずに発生する，すくんだときにコントロールできないという特徴や，公共で生じることによる困惑，フラストレーション，外出時の転倒恐怖・不安といったすくみ足による心理的なインパクトは，社会状況の回避や社会的役割の実行が困難なことにつながり，QOLに大きく影響する．また，すくみ足は，介助者のQOLにも大きな影響をもっている．

（2）進行と医学的治療

　すくみ足の出現は，罹病期間と関連する[1]．L-ドパ開始から数年後には，ウェアリングオフが出現し，L-ドパ効果の持続時間が短縮した結果，オフ時のすくみ足がみられるようになる．これに対しては，外科的療法（深部脳刺激療法，破壊術），ドパ少量分割投与，ドパミン・アゴニストの併用によって，ウェアリングオフを改善することで対応できる．反対に，過剰なL-ドパによって，すくみ足が増悪する場合もある[1]．

　進行期では，固縮や動作緩慢に比べて，すくみ足に対するL-ドパによる反応が乏しい．深部脳刺激療法によるL-ドパ抵抗性のすくみ足に対する改善効果は期待できない[1]．オン時にすくみ足が出現するようになると，参加制約が顕著になりやすい．そのため，理学療法介入が重要になる．

　すくみ足は転倒の主要な原因である[6]．足が床に貼り付いたようになった状態で前方に進もうとするために，転倒して顔面を床に強打するようになる．すくみ足の結果，頻回に膝をついて，慢性的な打撲痕をきたしている例が存在する（図1）[7]．膝をつくことで，顔面強打などの大事に至ることを防いでいる場合もある．

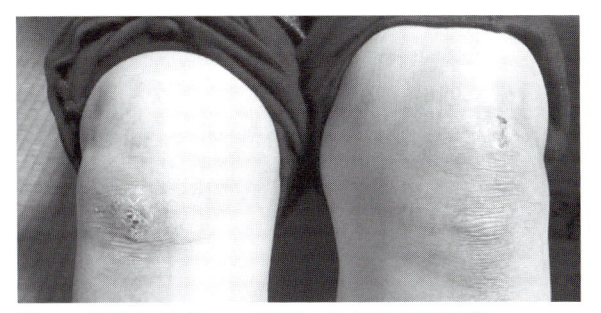

図1●頻回な前方への転倒による膝の打撲痕

(石井光昭：2011[7]より)

表1●すくみ足の誘因

動作の課題	方向転換・歩きはじめ・目標物への接近・狭所の通過・二重課題*
環境・状況	狭い通路・狭い空間・路面の変化**・曲がり角・混雑（人混み）・雑然とした（散らかった）場所・初めての（不慣れな）場所・時間的切迫***・歩行への注意が散漫になる状況・急な状況の変化・予想外の出来事
心理的要因	ストレス・うつ・不安感・パニック・精神的緊張・恐怖・焦燥・驚愕・興奮・心配・動揺・不快

*　　物の運搬，認知課題負荷．
**　 砂利道から舗装路へ，硬材からカーペットへの変化など．
*** 時間的切迫：交通機関・車への乗り降り，信号が変わる前に道路を横断しようとしたとき，自動ドア・エレベーター，電話・ドアベルへの対応，トイレに急いで行こうとしたとき．

表2●すくみ足の発生状況

歩きはじめ (start hesitation)	●横断歩道　●エレベーター・自動ドア ●立ち上がってすぐに歩きはじめるとき ●ドアベル・電話への対応　●交通機関の乗り降り
方向転換 (turning hesitation)	●咄嗟に人や物を避けようとしたとき ●急に声を掛けられて振り向こうとしたとき ●狭い場所での方向転換
狭所の通過 (tight quarters hesitation)	●戸口　●家具などの設置によって動線が狭い居室 ●台所　●改札口
目標物への接近 (destination hesitation)	●ベッド・椅子への接近 ●銀行のカウンターへの接近

（3）発生状況

　すくみ足の出現は，動作の課題内容，環境・状況，心理的要因が誘因となっている（表1，2）．このことから，すくみ足の出現には，認知・情動面の影響も大きく，運動系ループだけでなく，前頭前野ループ，辺縁系ループも関与していると考えられている（図2）[8]．すくみ足の発生と関連する事項を表3に示す．

　すくみ足の発生は状況依存性である．実生活の環境ではすくみ足を経験しているにもかかわらず，検査場面ではすくみ足が観察されないことがある．そのため，複数の要因が相互に影響を及ぼしてすくみ足を誘発している実際の生活場面を知るこ

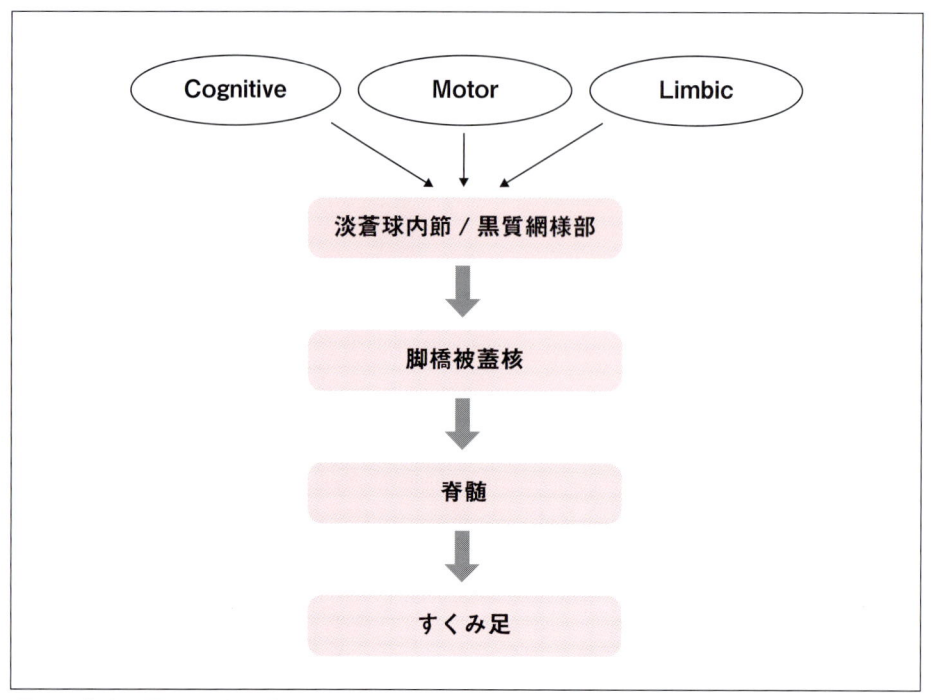

図2●すくみ足の発生機序

(Lewis SJG, et al：2009[8]を一部改変)

とが重要である[21]．睡眠効果による症状の変動についても把握しておくことが必要である．

2 アプローチの理論的背景

(1) 認知運動戦略(cognitive movement strategy)の理論的基盤

　パーキンソン病では，自動性が低下しており，動作の開始や目標とする運動の大きさや速度を維持するためには，注意機能を動員して動作に意識を集中することが必要である．同時に2つの異なる課題を実行した場合，1つの課題に注意が集中すると，他の課題は障害された大脳基底核によってコントロールされるために，運動の大きさと速度が減少する．したがって，二重課題を回避する[11, 12]．

　日常生活において目的に合った運動を遂行するためには，複数の運動要素が適切な順序で組み合わさる必要がある．基底核の機能低下によって，複合的な運動課題（複数の運動要素が適切な順序で組み合わさった一連の動作）の自動的な遂行が困難となることから，動作の分割が必要である．運動プログラムの切替えを要する課題が困難であることから[11]（表3），動作を計画的に実行すること，動作の前のメンタル・リハーサルが必要になる．

表3● すくみ足の発生と関連する事項

歩幅の自動的な調節障害[9]	運動プログラムの自動的な更新が障害された結果，歩幅が徐々に減少していく（系列効果：sequence effect）．運動減少にsequence effectが重なり，すくみ足が誘発
自動性の低下[10]	自動的に目標とする運動の大きさや速度を維持することができない．歩行運動の実行は注意機能に依存．そのため，他の課題を同時に行うと歩行への注意が低下しすくみ足が出現
複合的な運動課題が困難[11,12]	複数の運動要素が適切な順序で組み合わさった一連の動作の自動的な遂行が困難
運動プログラムの切替えが困難[11]	障害物を避けるための急な方向転換，急な歩行開始や停止，歩行の途中で歩行速度を変化させる，硬い路面から軟らかな路面へ移動することなどの課題が困難
肢節間協調性障害[13]	正常な歩行のタイミングの基盤となる肢節間協調性の破綻．歩幅，遊脚時間の左右非対称性は，歩きはじめ，方向転換時のすくみ足と関連
感覚情報の統合の障害[14,15]	狭い戸口の通過時のすくみ足は，前頭葉-頭頂葉ネットワークの機能低下の結果生じた視覚情報の認知過程の問題が関与している可能性
予期的姿勢調節とステップの組み合わせ異常[16]	補足運動野が関与する運動開始前の姿勢の準備と，一次運動野，背外側運動前野が関与している振り出し（ステップ）の脳幹歩行中枢での統合異常
運動，認知，辺縁系の皮質領域からの基底核への入力の競合[4,8,9]	運動，認知，辺縁系の皮質領域からの基底核への入力の競合・混線は，瞬間的な基底核からの抑制出力の増加，脳幹歩行中枢の活動低下を招き，結果としてすくみ足が誘発
心理的要因[17,18]	ネガティブな認知，情動，緊張は，（1）すくみ足の誘発，（2）すくみ足の程度の増強，（3）すくみ足を克服するための行動戦略の妨害につながる
注意機能障害[6,10,11]	認知負荷が増加すると，歩行への注意が逸れ，すくみ足が誘発．ある行為の途中で，他のことに注意を変換することが困難．歩行の安定性よりも認知課題の実行を優先させる傾向（posture second strategy）＝不適切な注意配分
遂行機能障害[4,19,20]	すくみ足を有するパーキンソン病では，遂行機能（セット変換，注意，問題解決，反応抑制）が障害 すくみ足は，方向転換，歩きはじめ，障害物を避ける場合に頻発 遂行機能障害では，思考の柔軟性が乏しく1つの概念にこだわる傾向がある．突発的な出来事には混乱して対応することができない（→すくみ足が生じる状況と共通）

　健常人の歩行では，下肢の肢節間協調性の調整は自動的に行われている．パーキンソン病では，すくみ足のない状態でもリズムや左右脚の協調性に乱れがあり，歩行運動を実行するために健常人以上に注意機能に依存している．そのため，歩行中の下肢の肢節間協調性障害は二重課題の付加によって顕著になる[9,13]．このことからも，二重課題の回避が必要となる．

（2）外的手掛かりの機序

　外界の手掛かりに依存しない自発的運動には，基底核-補足運動野系が関与し，外界の手掛かり情報を使っての運動には，小脳-運動前野系が関与している．パー

キンソン病では前者が障害されている．外的手掛かりによる改善の機序は，障害された基底核-補足運動野系を代償するために小脳-頭頂葉-運動前野系を活性化させることと説明されている[22]．意識的なコントロールを行うために外的手掛かりによって歩行への注意を高めることと説明されることもある[11, 12]．

矛盾性運動あるいは逆説性歩行（kinesie paradoxale または kinesia paradoxica）とは，外的な手掛かりによって，すくみ足が解除される現象をいう．階段は視覚的手掛かりとなり，平地歩行に比べて容易であることが多いが，階段手前（目標物の手前）や昇った後の歩きはじめの際にすくみやすく，周囲の支援もこのときに必要になる．

(3) 心理的アプローチの背景

ネガティブな認知，情動，緊張は，(1)すくみ足の誘発，(2)すくみ足の程度の増強，(3)すくみ足を克服するための行動戦略の妨害につながる[18]．すくみ足の結果，気分変動，不安，パニック，抑うつ，無力感，絶望，恐怖，フラストレーション，困惑，怒り，自信の低下などの心理的なインパクトを生じる[18, 21]．公共の場での困惑や転倒の恐怖のため，社会状況を回避する傾向がある．この結果，社会的に孤立した状態になりやすい[6, 21]．すくみ足の結果として生じた社会的役割の低下によって，抑うつ状態となり，これが，さらにすくみ足の誘因となることがある．

運動，認知，辺縁系の皮質領域からの基底核への入力の競合・混線は，瞬間的な基底核からの抑制出力の増加，脳幹歩行中枢の活動低下を招き，結果としてすくみ足が誘発されるという仮説が提唱されている（図2）．これに基づいて，すくみ足のエピソードを克服するためには，どちらかを選ぶ目標指向的な行動が必要といわれている．付加的な認知，辺縁系の過程のパフォーマンスを一時停止することで，基底核からの抑制出力の過活動をリセットするといわれている[4, 8, 9]．これは，すくみ足の対策として，歩行中の認知課題付加の回避とともに心理面へのアプローチが必要なことを示している．

(4) 遂行機能障害への配慮が必要な背景

両側のBrodmann area 11がすくみ足と密接な関係にあり，前頭前野-線条体回路の機能不全に起因する遂行機能障害が歩行障害に影響を与えていると考えられている[19]．

すくみ足を有するパーキンソン病では，遂行機能（セット変換，注意，問題解決，反応抑制）が障害されている[20]．すくみ足は，方向転換，歩きはじめ，障害物を避ける場合に頻発する．この課題は，セット変換をより必要とする[4]．遂行機能障害では，思考の柔軟性が乏しく，1つの概念にこだわる傾向がある．また，突発的な出来事には混乱して対応することができない．これはすくみ足が生じる状況と共通する．以上のことから，すくみ足と遂行機能障害には関連があり，これに配慮した対策を講じることが必要である[4]．

(5) 環境設定が必要な背景

表1のような環境因子が，すくみ足の誘因となる．これらは，感覚情報の統合の障害，運動プログラムの切替え困難，歩行への注意が散漫になることと関連している[10, 14, 15]（表3）．

> **メモ ▶ freezing of gait questionnaire（FOGQ）**
>
> 自立度，自覚的な重症感，すくみ足出現の頻度，持続時間，動作の開始または動作遂行の所用時間から，重症度を段階付けしている．日常生活におけるすくみ足を評価する必要性から作成された．最近では，すくみ足を正確に認識するためのビデオの利用を含んだ新しいFOGQが報告されている．また，これは，転倒の恐怖など日常生活への影響も取り入れている．しかし，FOGQでは，方向転換と歩行開始のみを評価し，目標物への接近，狭い場所の通過，二重課題などの他の状況を評価していない．また，医学的治療や環境要因，オン・オフでの相違についても考慮されていない．

> **メモ ▶ FOGQ以外のすくみ足の評価方法**
>
> **MDS-UPDRS（改訂版）Part Ⅱ：日常生活活動　No.13　すくみ足**：すくみ足経験の有無とすくんだ際の歩行再開のための介助の程度から段階付けを行っている．
>
> **MDS-UPDRS（改訂版）Part Ⅲ：運動機能検査　No. 11　すくみ足**：運動課題（歩きはじめ，方向転換，狭所の通過，直進歩行）と発生頻度から段階付けを行っている．
>
> **modified Parkinson activity scale（PAS）**：Timed Up and Go testに二重課題（運動，認知）を付加して，歩きはじめと方向転換における二重課題の有無によるすくみ足の程度を，すくみの持続時間と歩行再開のための介助の有無から0～4の5段階で評価している．

③ 具体的アプローチとその効果

すくみ足に対処していくためには，心理的コーピング，つまり困難を克服していこうとする気持ちや，体験によって身につけたすくみ足の誘因を洞察する力が重要である．すくみ足の誘因は個人ごとのバリエーションが大きいため，個々のケースに適した対処方法を見つけていく．患者の理解力，洞察力，記憶力が十分ならば，認知運動戦略と手掛かり戦略を用いることができる[23]．これらは，2007年のオランダ理学療法学会の勧告において推奨されているが[24]，現在，リハビリテーションのエビデンスは少ない．Nieuwboerらは，RESCUE（rehabilitation strategies for cueing)といわれる介入の結果，freezing of gait questionnaire（FOGQ）で表されるすくみ足の程度が改善するが，効果の持続が課題であることを示した[25]．

(1)アプローチの種類と内容
①認知運動戦略

認知運動戦略は，運動の自動化を目的とするものではなく，運動を意識的にコントロールすることである[23]．

a. 動作の分割

複合的な一連の動作課題を複数の単純な動き（構成要素）に分割する．立ち上がってすぐに歩きはじめようとしたときにすくみ足を経験するケースが多い．動作を分割して，完全に立ち上がってから歩きはじめるように指導する．トイレ内では，立ち上がるときはこれだけに集中して次の動作を考えない，完全に立ち上がってから方向転換の動作を開始する，方向転換ができてから歩きはじめる，立ち止まってから戸を開ける，などのように動作を1つずつ行うように工夫しているケースもある．

b. 動作への意識の集中

分割した個々の動きの大きさ・速度，動作を始めるタイミング，分割した動きを計画通りの順序で遂行することに意識を集中する[11,12]．課題への注意を増加させることで，運動の開始の遅れを減少させることができる[11,12]．「屋外よりも自宅のほうがすくむ」と訴えるケースが少なくない．屋外では，危険を想定し，適度な緊張があるために，歩行に意識を集中することができるのに対し，自宅では，逆に注意が散漫になるのかもしれない．

c. 二重課題の回避

二重課題は回避し，1つの課題を実行することに注意を集中させる．

> **検査場面での二重課題下歩行ですくみ足が誘発された場合**
>
> 歩行が注意機能に依存しているために，新たな注意を向けなければならない課題が加わると，歩くことへ注意が向かなくなり歩行が困難になることを意味している．この検査結果からは，典型的な二重課題である物の運搬や歩行中の会話を回避するということ以外に，日常生活ではもっと些細な他のことが，歩行への注意を散漫にさせていないかを確認しておく．例えば，歩いている最中に，考え事をしたとき，他の人や物を意識したときにすくむ危険性について注意を喚起しておくことも必要である．歩行中の患者に話しかける，呼びかける，前を横切るといった周囲の人の行動によって歩行への注意が妨げられることのないようにする必要性も示している．

d. メンタル・リハーサル

動作を行う前に，分割した個々の動きの内容，動作をはじめるタイミング，分割

表4● 外的手掛かり(cue)の種類[23]

聴覚によるcue	歩きはじめ(カウントダウン) 歩行の継続(オーディオプレーヤー、メトロノーム、歌、カウンティング)
視覚によるcue	歩きはじめ(人の足、床上の対象物をまたぐ、レーザー光線、L字型杖) 歩行の継続(人のうしろをついて歩く、床上のストライプ)
鏡の使用	
対象物に焦点をあてる	姿勢を改善するために時計や絵画に集中する
触覚によるcue	殿部や足を軽く叩く
認知的なcue	歩きはじめるために、行きたい場所に焦点をあてる
心理的なイメージ	歩行を継続するために、適切な歩幅をイメージする

した複数の動きの順序(分割した動きをどのような手順で遂行するか)を頭の中でイメージさせる[11,12].

②手掛かり戦略(cue strategy)

外部からの刺激によって、運動の大きさ(歩幅)やタイミングについての情報を与える[23].視覚的手掛かりは歩幅を増加させ、聴覚的手掛かりでは歩行率(ケイデンズ)を調節する.

外的手掛かりには、継続的な刺激を加えることで歩行を制御することを助けるリズミカルな手掛かりと、動作の開始あるいはすくんだ後に歩行を再開するときに用いられる一時的な手掛かりがある[23].外的手掛かりのタイプを表4に示す.しかし、外的手掛かりによる反応には個人差が大きく、進行期ではオンのすくみ足に対する効果が限られる場合がある[26].

③認知行動的(心理的)介入[18]

時間的に切迫する状況に直面しても、平静な気持ちで、焦らずに行動するようにする.横断歩道の手前では急いで渡ろうとせず、次の青信号まで待ち余裕をもって渡るようにする.人混みでは、周囲の視線を気にせず、平静な気持ちで焦らず自分のペースで歩くように指導する.

予期不安がすくみ足に関連しているケース

例えば、横断歩道で過去にすくんで動けなくなった経験があると、予期不安が生じて、横断歩道を渡ろうと思っただけですくむことがある.あるいは、その場所の回避につながっている.

このような場合には、認知行動療法の手法を取り入れることを考慮する.横断歩道を過去の経験から危険と判断し、それに対処する力が自分にはなく、他の人から助けてもらえないと考えて不安になっている.したがって、まず、「横断歩道=危険」という認知の歪みの修正をはかる(認知再体制).例えば、「急

に人が横切るなどの突発的な出来事が，横断中に起こらなければ大丈夫」，「焦らずに歩けばすくむことはない」，「もし，途中ですくんでも，同伴者が助けるので大事には至らない」などと思考するように指導する．次に，段階的に恐れている状況に曝されていくことで，対処可能であることを経験して不安感を取り除くようにする．これをエクスポージャーという．

すくみ足とパニック

すくんでいる最中には，恐怖，不安などのネガティブな情動反応は増強する．精神的・身体的緊張は増加し，パニック発作のように動悸や呼吸困難を訴えることもある．緊張が高くなればなるほど，すくみ足を克服することが困難になる．あえて前に進もうとすると，緊張はますます高まり，それに伴って動くことが一層難しくなる．焦れば焦るほど，足を持ち上げようとすればするほど，両足が床に貼り付いたようになり，ますます足が前に出なくなる．

すくんで足が動かないときは，急いで前に進もうとせず，立ち止まる．そして，呼吸を調整してリラクセーションをはかる．平静な心理状態になった後で，次の行動を計画してから歩行を再開する．普段から，すくんだときには，どのような行動をとればよいかを考えておくことが必要である．

介助者がすくんでいる人の手を無理やり前方から引っ張ることは，ますます床に足が貼り付いたようになり逆効果である．十分にリラックスさせることを優先する．

④遂行機能障害への配慮

混乱を避けるために，起こりうる事態を予測しておく，事前に計画を立てて行動する，途中で計画を変更しない，途中で新しい指示を与えない，時間に余裕をもつことが重要である．

急な状況の変化・予想外の出来事によってすくみ足が誘発されたケース

以下のようなエピソードがこれに相当する．屋外にいたときに，突然嵐になった．雨のかからないところに行こうと思っても足が動かない．雨にぬれて立ち尽くした．

これは，状況に合わせた急な計画の修正や目標変更が困難であること，つまり遂行機能障害の関与が疑われる．このようなときには，混乱して，どうしていいかわからない状態になっている．つまり，周囲の状況が変化して，どう対応すべきかの判断が必要になると，そちらを優先して歩行がおろそかになる．突然の出来事に混乱してすくんだときに，周囲が素早く察知して支援する体制が必要である．

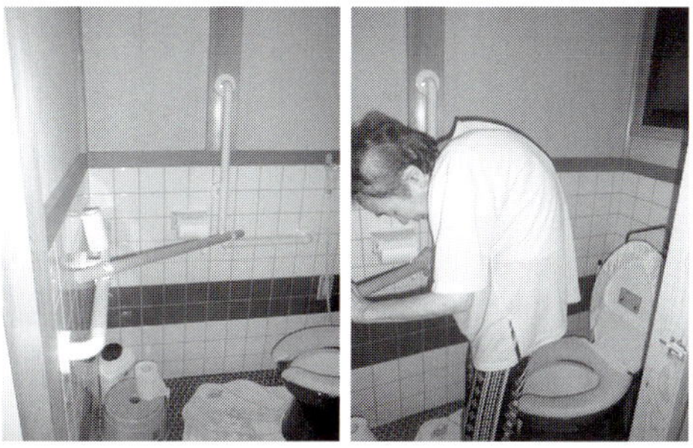

図3 ● トイレの中での方向転換

どの角度でも手が届くように手すりを設置する．

⑤環境調整

動線を広くするように家具の配置の工夫や通路の整理整頓を行う．すくみ足が生じやすい曲がり角や戸口へは，色テープの横ラインのような視覚的手掛かりや手すりの設置を行う．トイレなどの狭い箇所での方向転換が必要な場所では，どの角度でも手が届くような手すりの設置や（図3），床面の放射状の模様を視覚的手掛かりとして利用することを検討する．混雑した時間帯を避けることや初めての場所には同伴者と行くことを考慮する．

また，以下のような周囲の対応がすくみ足の誘因となることがある．前述のように，歩行中の患者に話しかける，呼びかける，前を横切るといった行動が，歩行への注意を散漫にさせる場合がある．急かすこと，失敗を責めるような周囲の言動が，心理的なストレスとなって，焦燥感や抑うつにつながる．途中での新しい指示や急な計画の変更が混乱の原因となる．このため，人的な環境の調整も重要である．

（2）動作課題別の指導方法

> **知っておきたいこと　ア.ラ.カルト.**
>
> **医学的治療の限界と学際的なリハビリテーションアプローチの必要性**
>
> 視床下核刺激術は，オン時のすくみ足に対しては有効ではないことから，脚橋被蓋核が刺激のターゲットとして注目されたが，現在までの報告では著効とは言い難い．したがって現時点では，オン時のすくみ足に対しては，学際的なリハビリテーションアプローチが重要である．

①歩きはじめ

重心の支持足への移動と振り出し動作に分割する．前者は，健常人では自動性の高い動作であるが，すくみ足を克服するためには，これを意識下で行う．重心の支持足への移動が困難な場合には，一側下肢を後方または側方に動かしてから歩きはじめる．あるいは，リズミカルに体幹を左右に揺らして重心を移動させるといった方法を指導する．あらかじめ足を前後に開いておくことで重心の移動が容易になる

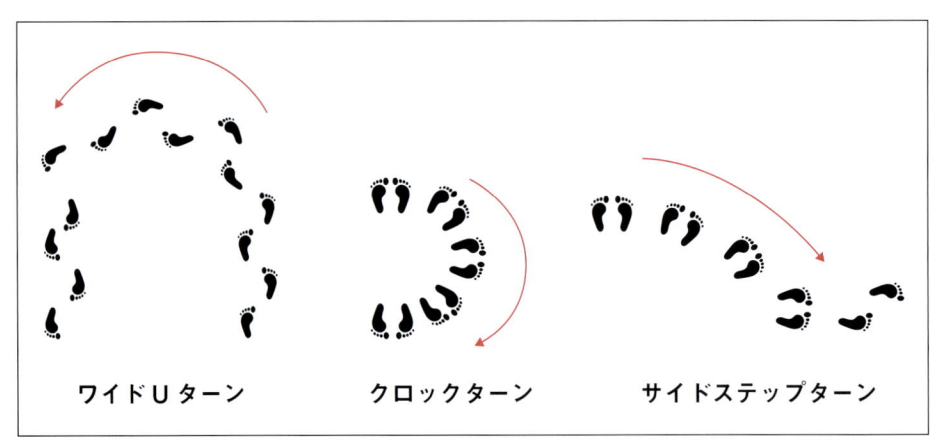

図4●方向転換時のすくみ足への対策

（石井光昭：2011[7]より）

場合が多い．個々のケースに適した外的手掛かり（表4）を利用する．ボールを蹴ることや階段を上ることをイメージすることで振り出しが容易になるケースもある．

自動ドア・エレベーターの出入り，電話・ドアベルへの対応ですくみ足を生じるケース

これらは，自分の意図しないタイミングで歩行開始が強いられる状況である．対策として，動作開始のタイミングに意識が集中できるように行動パターンの修正を行う．つまり，自動ドアやエレベーターでは，ドアの開くタイミングを予期して，動作開始のタイミングを計画しておく．電話やドアベルでは，すぐに応答せずに，一呼吸おいて，動作開始のための準備期間を設ける．

焦燥感がすくみ足を助長するため，急ごうとする衝動を抑えるように指導しておく．電話は切れる前に出ようとせず「大事な用件なら再度かかってくるだろう」と考えて焦らないようにしているケースもある．

②方向転換

方向転換では，空間に余裕があれば，その場で急速に回るのではなく，大きな円弧を描くように方向転換する（ワイドUターン）．これによって，動作の複合性を減少させることができる．狭い場所では，時計の針が動くように足を運ぶ．足を交差させず，慎重に足部を持ち上げることに注意を向ける．1つひとつの動きに意識を集中する（クロックターン）[12]．横移動が容易なことを利用して，徐々に方向を変える（サイドステップターン）（図4）．

車への乗り込み時には，車の停止位置（ドアの位置）が，自分の立つ位置よりも車の進行方向に対して後方にあれば，狭い所で何度か方向転換することになるため，運転者が停車位置を配慮することが必要な場合もある．

🏷 台所ですくみ足を生じるケース

　炊事は，台所という狭い場所で二重課題下（食器を載せたトレイや鍋などを運ぶ）での方向転換が求められる生活関連活動である．検査場面では，孤の大きさ，二重課題の有無，左右方向の違いによる方向転換動作を観察する．方向転換時のすくみ足が，小さな円弧の場合に出現し，二重課題を付加した場合に顕著になるのであれば，方向転換という複合的な動作が注意機能に依存して実行されていることを示す．

　このとき，特に一側方向への転換によって顕在化するのであれば，クロックターンに加えて，苦手な方向への転換を少なくするように動線を工夫する．例えば，左回りのほうが，動作が困難な場合には，家具（調理器具，テーブル）の配置を工夫して，右回りで方向転換して運搬できるように設定する．環境調整で対応できない場合，移動角度が大きくても，容易な方向への転換で物を運んでいる例もある．調理したものを盛りつけることを食卓で行うなど，二重課題（トレイに食器を載せて運ぶ）を回避する工夫をしている場合もある．

🏷 急な方向転換ですくむケース

　いつ（方向を変えはじめるタイミング），どこで（曲る地点），どのように方向を変えるかを，動作前に計画しておく．急な方向転換をしなくてもよいように，目標までの道程を事前に確認して行動の計画を立てる．声を掛けられてもすぐに振りむかず，いったん立ち止まり，方向転換に意識を集中する．

③目標物の手前

　椅子に座ろうとして，すくんで転ぶように倒れ込むことが多い．椅子に近づく際は，動作前に目標物までの距離や状況を確認する．次に，動作の構成要素（直進歩行の停止，方向転換，着席）を分割して個々の動作に意識を集中する．このほか，円弧を描くように目標物に向かう，目標物より遠方に視線を移し行き過ぎるようなつもりで接近する，などの方法を指導する．

④狭所の通過

　歩行中に前方の狭い通路を通過することを意識したときにすくむことが多い．そのため，いったん立ち止まり，これからしなければならない行動をイメージする．自動改札口では，切符を入れるタイミング，歩き方，切符を取るタイミング・位置などを事前に計画する．狭い通路の先に視線を向けるようにする．あるいは，横歩きで通過する．

標準化の方向性と今後の課題

- 実際の生活場面で，動作課題，環境，心理的要因といった複数の要因がどのように影響を及ぼしてすくみ足を誘発しているかを推定する臨床思考過程の検討が必要である．また，誘因の推定や効果判定に有用な評価方法の開発もあわせて必要である．

引用文献

1) Okuma Y：Freezing of gait in Parkinson's disease. J Neurol, 253：27-32, 2006
2) Schaafsma JD, Balash Y, Gurevich T, et al：Characterization of freezing of gait subtypes and the response of each to levodopa in Parkinson's disease. Eur J Neurol, 10：391-398, 2003
3) Giladi N, Nieuwboer A, et al：Understanding and treating freezing of gait in parkinsonism, proposed working definition, and setting the stage. Mov Disord, 23(suppl 2)：S423-425, 2008
4) Nutt JG, Bloem BR, Giladi N, et al：Freezing of gait：moving forward on a mysterious clinical phenomenon. Lancet Neurol, 10：734-744, 2011
5) Giladi N：Freezing of gait Clinical overview. Gait Disorders, Advanced in Neurology, Vol. 87, edited by Ruzicka E, Hallett M, Jankovic J, pp. 191-197, 2001, Lippincott Williams & Wilkins
6) Bloem BR, Hausdorff JM, Visser JE, et al：Fall and freezing of gait in Parkinson's disease：A review of two interconnected, episodic phenomena. Mov Disord, 19：871-884, 2004
7) 石井光昭：すくみ足の対策をどうするか パーキンソン病のリハビリテーション．難病と在宅ケア，17：45-50, 2011
8) Lewis SJG, Barker RA, et al：A pathophysiological model of freezing of gait in Parkinson's disease. Parkinsonism Relat Disord, 15：333-338, 2009
9) Shine JM, Naismith SL, Lewis SJ：The pathophysiological mechanisms underlying freezing of gait in Parkinson's Disease. J Clin Neurosci, 18：1154-1157, 2011
10) Browner N, Giladi N：What can we learn from freezing of gait in Parkinson's disease? Curr Neurol Neurosci Rep, 10：345-351, 2010
11) Morris ME：Locomotor training in people with Parkinson disease. Phys Ther, 86：1426-1435, 2006
12) Morris ME：Movement disorders in people with Parkinson disease：A model for physical therapy. Phys Ther, 80：578-597, 2000
13) Plotnik M, Giladi N, Hausdorff JM：Bilateral coordination of walking and freezing of gait in Parkinson's disease. Eur J Neurosci, 27：1999-2006, 2008
14) Bartels AL, Leenders KL：Brain imaging in patients with freezing of gait. Mov Disord, 23(suppl 2)：461-467, 2008
15) Almeida QJ, Lebold CA：Freezing of gait in Parkinson's disease：a perceptual cause for a motor impairment? J Neurol Neurosurg Psychiatry, 81：513-518, 2009
16) Jacobs JV, Nutt JG, Carlson-Kuhta P, et al：Knee trembling during freezing of gait represents multiple anticipatory postural adjustments. Exp Neurol, 215：334-341, 2009
17) Giladi N, Hausdorff JM：The role of mental function in the pathogenesis of freezing of gait in Parkinson's disease. J Neurol Science, 248：173-176, 2006
18) Macht M, Ellgring H：Behavioral analysis of the freezing phenomenon in Parkinson's disease：a case study. J Behav Ther Exp Psychiatry, 30：241-247, 1999
19) Matsui H, Udaka F, Miyoshi T, et al：Three-dimensional stereotactic surface projection study of freezing of gait and brain perfusion image in Parkinson's disease. Mov Disord, 20：1272-1277, 2005
20) Moretti R, Torre P, Antonello RM, et al：The on-freezing phenomenon：cognitive and behavioral aspects. Parkinson's Disease, 2011：Article ID 746303, 7 pages, 2011
21) Redmond L, Suddick K：The lived experience of freezing in people with Parkinson's：an interpretive phenomenological approach. International Journal of Therapy and Rehabilitation, 19：169-177, 2012
22) Hanakawa T, Fukuyama H, Katsumi Y, et al：Enhanced lateral premotor activity during paradoxical gait in Parkinson's disease. Ann Neurol, 45：329-336, 1999
23) KNGF Guidelines for physical therapy in patients with Parkinson's disease. http://www.appde.eu/EN/pdfs/Dutch%20Parkinson%27s%20Physiotherapy%20Guidelines.pdf
24) Keus SHJ, Bloem BR, Hendriks EJ, et al：Evidence-based analysis of physical therapy in Parkinson's disease with recommendations for practice and research. Mov Disord, 22：451-460, 2007
25) Nieuwboer A, Kwakkel G, Rochester L, et al：Cueing training in the home improves gait-related mobility in Parkinson's disease：the RESCUE trial. J Neurol Neurosurg Psychiatry, 78：134-140, 2007
26) Kompoliti K, Goetz CG, Leurgans S, et al："On" freezing in Parkinson's disease：resistance to visual cue walking devices. Mov Disord, 15：309-312, 2000

B｜すくみ足以外

何をどう解決するか？

- 運動減少を反映した歩行速度の低下，小刻み歩行，すり足歩行や，運動減少と系列効果の組み合わせの結果としての加速歩行による生活機能低下を，外的手掛かり，注意（歩行への意識の集中），人的な介助の工夫を含む環境調整によって改善する．

1 パーキンソン病で起こるすくみ足以外の歩行の特徴

(1) すくみ足以外の歩行障害

運動のサイズ，速度の減少，運動遂行時間の延長を運動減少（hypokinesia）という．複合的な運動，すなわち，多関節の同時に起こる一連の運動において顕在化する．パーキンソン病では，歩行速度の低下，歩幅の低下（小刻み歩行，小歩症（marche a petit pas）），すり足歩行（shuffling），体軸回旋の減少，腕振りの減少がみられ，これらは運動減少を反映している[1]．

歩行時の関節角度に関する研究では，接地時の足背屈の減少，push off から toe off における足底屈の減少，立脚期での膝屈曲の増加，股伸展の減少が顕著である．股関節内外転・内外旋，骨盤回旋の減少が報告されている[2]．

すり足歩行とは，遊脚期において足尖挙上が困難なことをいう．腕振りは，初期は非対称に減少しているが，進行と共に両側の腕振りが減少してくる．パーキンソン病では，歩行率（cadence：steps/minute）の調節は障害されておらず，むしろ健常人に比べて増加している．これは，歩幅の減少の代償と考えられている[3]．

歩行パターンは，ステレオタイプである．環境の変化への適応が困難である．歩行を停止しようとしても，目標地点より行き過ぎてしまう．これは，運動セットのシフトが困難なことと関連している[3]．前屈姿勢が特徴的であり，これは後方への不安定性の代償と説明されることがある[4]．

(2) 加速歩行

加速歩行（festination）とは，前方に偏位した重心をとらえるために，歩行しているうちに次第に歩速が増加し，小刻みに前方に突進し，容易に立ち止まれなくなってしまう現象をいう．歩行の途中に予測できない歩幅の減少がみられると，体幹は前方に傾き，重心は足圧中心の前方に位置することになる（図5）[5,6]．重心を支持基底面内に維持して転倒を防止するためには，歩行率を増加させて歩幅の低下を代償する．結果として，意に反して，制御できないほどに加速して，走るような状態を示す．上半身が前方に投げ出されて，顔面を強打するような転倒に至ることがあ

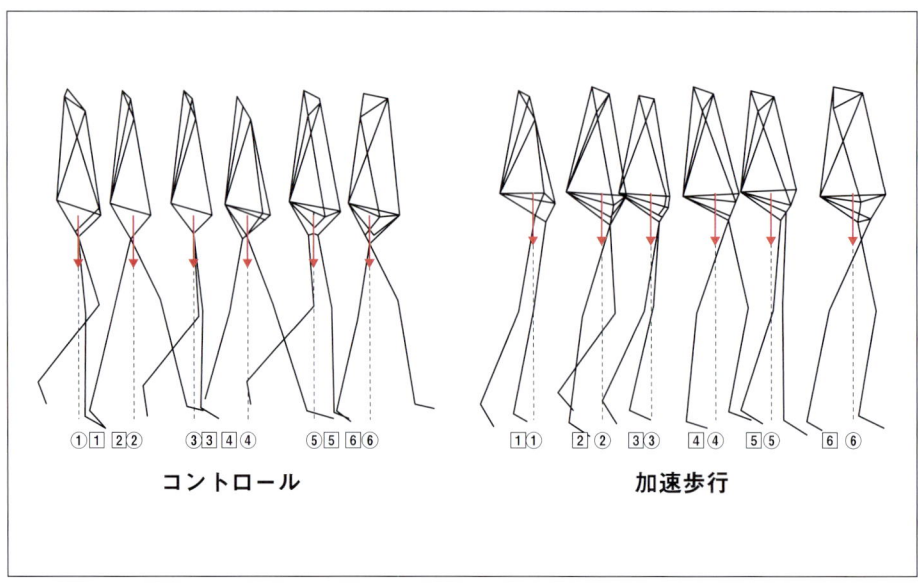

図5●加速歩行における足圧中心と身体重心の位置関係　　　　　（文献6）より引用）
加速歩行ではCOPはCOMの後方に位置する．
□：COP（足圧中心）　　○：COM（身体重心）の投影点

る．James Parkinsonの原著においても，「体幹を前傾させ，歩き出すと次第に小走りに移行する傾向」と記載されている[5]．下り坂では顕著になり上り坂では和らぐ．

知っておきたいこと　ア.ラ.カルト.

加速歩行の疫学，他の徴候との関連

罹病期間と関連し，パーキンソン病進行例に一般的にみられる症状である．UPDRS運動能力検査で示される他の徴候の重症度とは関連しない．すくみ足と関連しており，両者は共通の病態生理と考えられている[5]．L-ドパへの反応が乏しく，ベストオンの時間帯でもみられる．

メモ▶ higher level gait disorders

higher level gait disorders（HLGD）あるいはfrontal gait disordersとは，脳血管性パーキンソニズム（ビンスワンガー病）や特発性正常圧水頭症などのように前頭葉とその連結の障害に関連した歩行の障害であり，平衡障害と運動減少・寡動が種々の程度で組み合わさっている[7]．

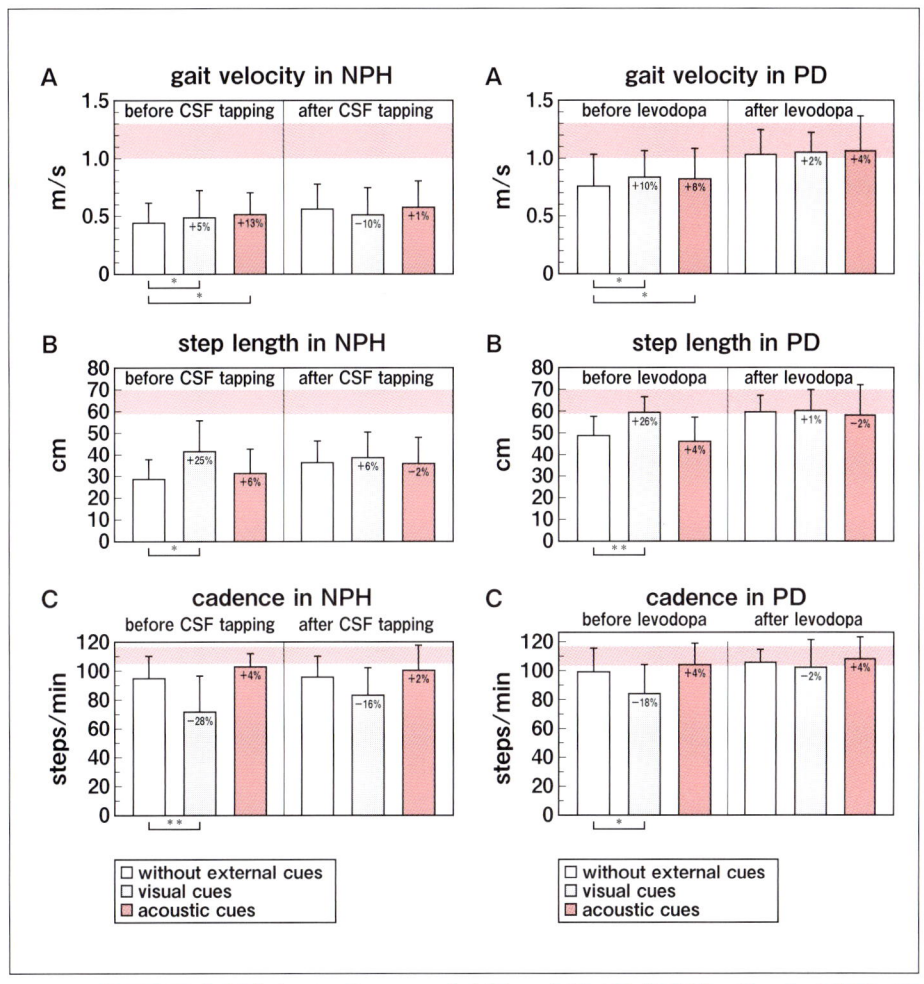

図6● 正常圧水頭症（左）とパーキンソン病（右）における外的手掛かりによる歩行パラメータ変化の相違

（文献8）より引用）

> **メモ▶ higher level gait disorders との相違**
>
> HLGDでは，パーキンソン病と同様にすくみ足，歩幅の低下，歩行速度の低下，すり足がみられる．しかし，直立姿勢，歩隔の拡大，大げさな腕振りなど，パーキンソン病とは異なる特徴を示す．また，後方への不安定性は初期から顕著であるが，前方突進現象は通常認めない．歩隔の拡大は姿勢の不安定性の反映と考えられる．
>
> HLGDにみられる歩幅の低下やすり足は，寡動の側面だけでなく，平衡障害の代償と考えられている．HLGDではL-ドパに対する反応が一般に不良である．矛盾性運動は，パーキンソン病ほど明瞭ではなく不十分な改善しか得られないことが多い[8]（図6）．

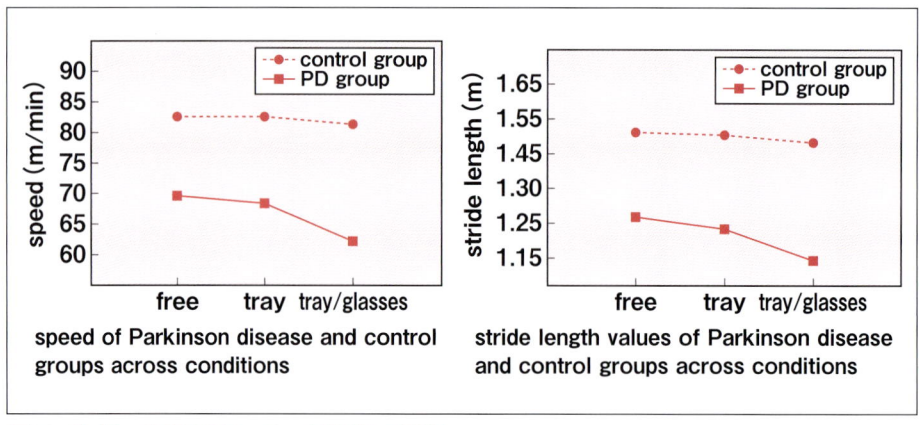

図7 ● 歩幅・歩行速度への二重課題の影響

(文献11)より引用

2 アプローチの理論的背景

(1) 歩行障害の病態とアプローチの背景

　パーキンソン病の歩行障害は，大脳皮質−基底核ループと大脳基底核−脳幹系の双方の異常によって誘発される．つまり，パーキンソン病では，大脳基底核からの抑制出力が増加した結果，大脳皮質の活動の低下による運動量の減少，運動速度の低下をきたす．また，脳幹部に対する大脳基底核からの過剰な抑制と大脳皮質からの興奮性入力の低下によって歩行障害が誘発される[9]．

　歩行時の脳内活動は，一次運動野・感覚野（足または体幹），補足運動野，外側運動前野，帯状回，背側脳幹，小脳に認められる．Hanakawaらは，SPECTによる歩行時の脳内コントロールに関する研究を行い，パーキンソン病では局所脳血流活性化が右補足運動野，左小脳半球などで低下していること，視覚刺激による矛盾性歩行時には右外側運動前野の活性化が顕著であったことを報告しており，hypokinetic gaitに対する小脳−運動前野系による代償が確認されている[10]．

　飲み物の入ったグラスをトレイの上に載せて運ぶ，会話・考えごと・手作業をしながら歩くことは，歩行速度と歩幅の低下を招く（図7）[11]．また，歩行中の下肢の肢節間協調性障害も顕著になる（図8）[12]．これらは二重課題を回避する論拠となる．

(2) 加速歩行に対するアプローチの背景

　加速歩行のメカニズムの詳細はわかっていないが，運動減少（hypokinesia）と系列効果（sequence effect）の組み合わせの結果と考えられている．皮質で選択された運動サイズと基底核によって維持される運動サイズの間のミスマッチが生じている[13]．

　運動減少とは，皮質で選択された運動プランの大きさを維持できない状態で，大

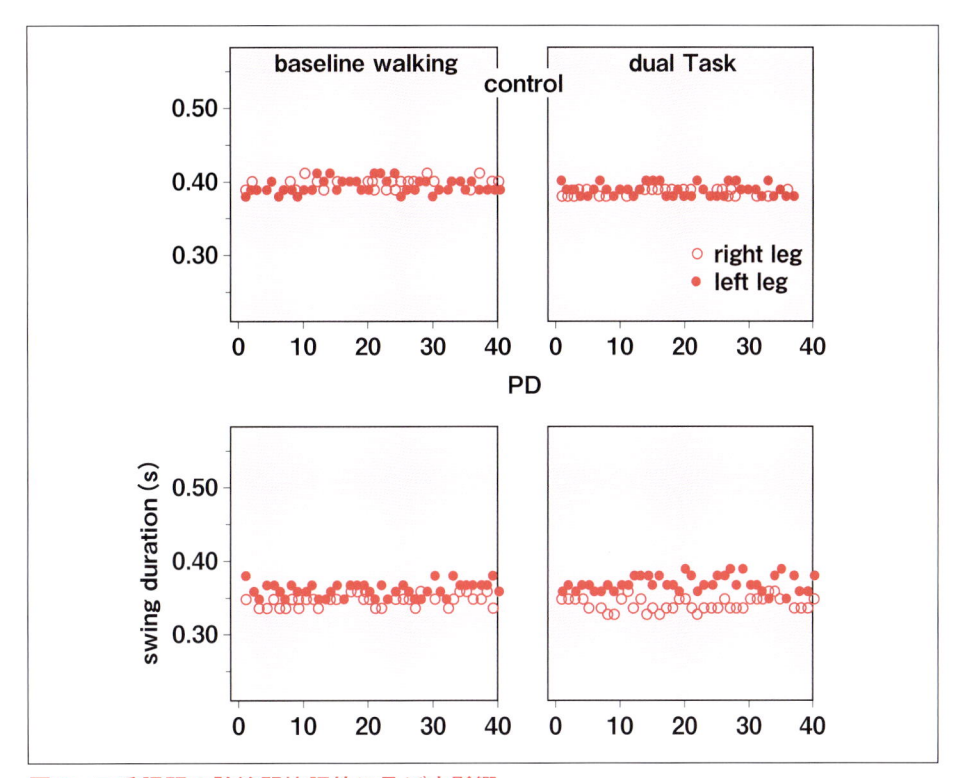

図8● 二重課題の肢節間協調性に及ぼす影響

(文献12)より引用)

　脳基底核の機能障害によって補足運動野への促通入力が減少した結果生じる．補足運動野は，運動サイズの調整に重要な領域である．基底核が正常に機能しなければ，意識的な注意なしに目標とする運動の大きさや速度を維持することができない[13]．系列効果とは，歩幅が徐々に小さくなることをいい，皮質で選択された運動計画のおのおのの要素をタイムリーに作動させることができない状態である．ストライド時間の大きな非対称性，ストライドごとの変動の大きさが関与している可能性も指摘されている．つまり，ある1歩が短い歩幅であった場合，体幹は前傾し重心が足部よりも前方に位置する．それを補うために早く小さいステップで追いつこうとしている[5]．

　二重課題付加のような歩行への注意が低下した時や，狭い場所の通過，障害物の回避や角を曲るときのような方向転換，混雑した場所を歩くような課題によって注意が分配された場合に，歩幅が減少して加速歩行が悪化することが多いが，前触れなく突然に小走りのようになることもある．

　加速歩行を呈する患者では，薬物療法，注意，視覚的手掛かりの歩行に与える影響は異なる．運動減少から生じる歩幅の減少は，薬物療法，注意（歩行への意識の集中），視覚的手掛かりによって改善するが，系列効果に対しては，視覚的手掛かりのみが反応すると報告されている[13]．

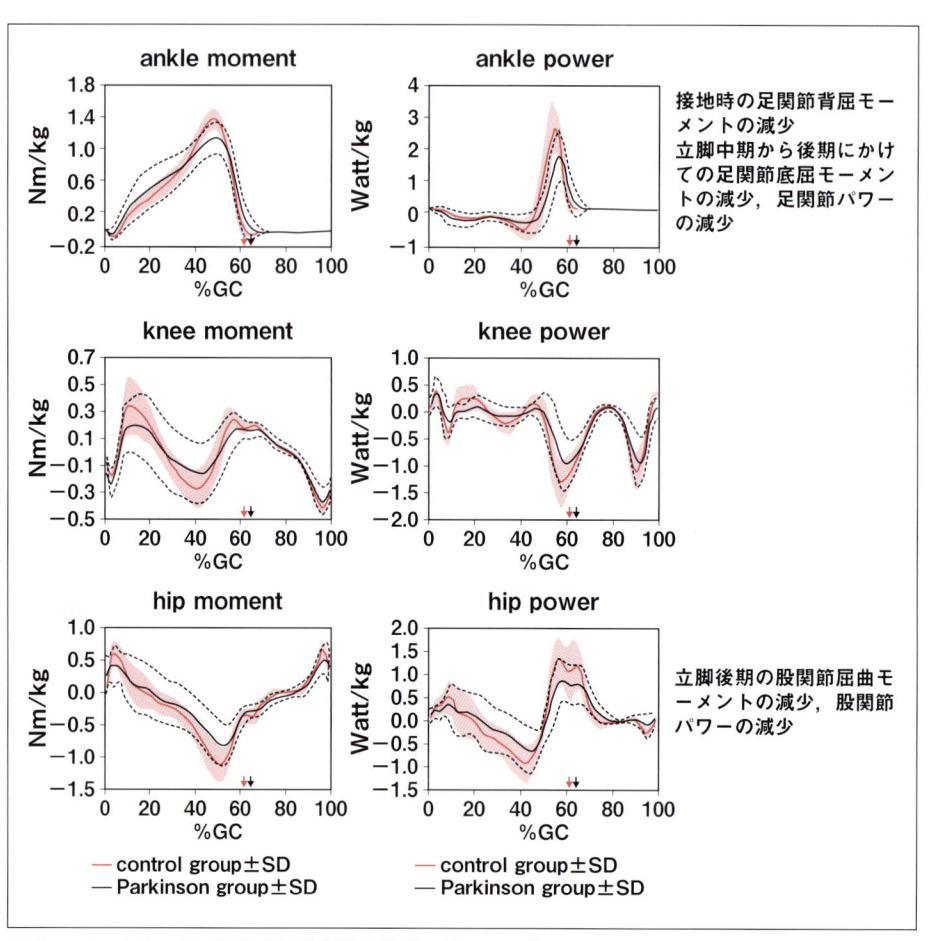

図9 ● パーキンソン病歩行の運動力学的パラメータ

接地時の足関節背屈モーメントの減少

立脚中期から後期にかけての足関節底屈モーメントの減少，足関節パワーの減少

立脚後期の股関節屈曲モーメントの減少，股関節パワーの減少

（文献17）より引用）

知っておきたいこと ア.ラ.カルト.

加速歩行の重症度

系列効果の重症度や，運動減少の状態，運動減少の薬物療法への反応，患者の歩行への集中・外的手掛かりを利用する能力，外部環境，注意の需要などの多くの因子が影響している[13]．

（3）運動力学的分析からみたアプローチの背景

床反力の垂直分力は，正常歩行では両脚支持期で高く単脚支持期で低くなるという2峰性を示す．パーキンソン病では，進行につれて第1峰が大きくなり，第2峰は減少する[14]．つまり，push off の減少を示している．接地時の足関節背屈モーメントは減少し，これは踵接地できずにフラットフットで接地する歩行パターンを示している[15,16]．立脚中期から後期にかけては，足関節底屈モーメントの減少，足関節パワーの減少がみられる（図9）[15〜17]．

toe offでの足関節の関節パワーの減少は，歩幅の減少に関与しているとの見解[16]がある一方で，健常者では足関節パワーと歩幅・歩行速度の間には有意な相関が認められるが，パーキンソン病では相関関係は認められないという報告がある[15]．

視覚的手掛かりによって立脚後期の足関節底屈モーメント，足関節パワーは増加するが[15]，時間空間的，運動学的パラメータに比べては，push offでの足底屈パワーは改善されにくいとの指摘もある[15]．

健常人では，立脚後期に床反力ベクトルは股関節の後方を通るため，股関節屈曲モーメントが働く．この時期の股関節まわりのパワーは，遊脚期に向けて下肢を振り出すために必要である．パーキンソン病では，股関節伸展角の減少，体幹の前方移動の制限，屈曲モーメントを減少，股関節パワーの減少がみられる（図9）[15〜17]．つまり，パーキンソン病の前屈姿勢では遊脚期での下肢の振り出しが力学的に不利な状況にあると考えられる．これは，歩行改善のために，股関節伸展関節可動域の増大や前屈姿勢の改善が必要であることを示唆するかもしれない．一方，Morrisらは，不十分な足関節底屈モーメント，足関節パワーによる歩幅の低下を，立脚後期での股関節屈曲パワーの増加によって代償するとしている[2]．

❸ 具体的アプローチとその効果

進行に伴い，薬物療法による歩行障害の改善効果が不十分になり，症状の日内変動も大きくなる．そのため，日内変動を把握して，オンとオフのそれぞれで対応する動作方法を指導する．

(1)指導のポイント[18]
①外的手掛かりの利用

床に等間隔に引かれた線，色調を交互に変えた床面を視覚的手掛かりとして，これをまたぐようにして，歩幅の増加を図る．メトロノームなどの一定のリズム音，数字を数えること(カウンティング)，号令などを聴覚的手掛かりとして，歩調を一定に保つ．前方を歩く他者の模倣や，付き添い者と接触して歩幅や歩調を合わせることが有効な場合もある．

②二重課題の回避
③歩行への意識の集中
運動減少が顕著なケース

パーキンソン病では，小刻み歩行のほか，前屈姿勢，すり足歩行，上肢の腕振りの減少などの特徴的な症候を呈するが，それらすべてを是正して歩行するように指示すると逆効果となることが多い．歩幅のみを強調するなど1つのことだけに集中するように指示する．口頭では「大きく」，「大股で」などと指示し，歩行に注意を向けるようにする．すり足歩行を呈する場合は，踵接地を意識させる．

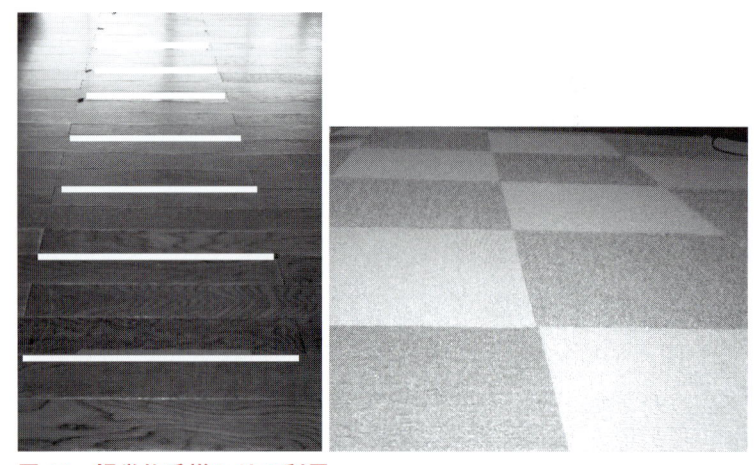

図10 ● 視覚的手掛かりの利用
左：等間隔の白線　右：色調を交互に変えた床面

ケースごとに，どのような動きを強調することが適切かを判断する．例えば，左側の歩幅の低下が顕著な場合，歩幅を大きくするために，右立脚後期での足関節底屈を強調する場合と，振り出しにおける左股関節屈曲を強調している場合がある．

④加速歩行に対するその他の指導
a. 自宅の廊下で加速歩行による転倒を繰り返すケース

廊下の床に等間隔に線を引くことや，床面の色調を交互に変えるなどの環境調整を行う（図10）．また，廊下に手すりを設置する．しかし，これらでは対応できないこともあり，その場合には，後述のような人的な介助の工夫を行う．

b. 屋外で加速歩行を示すケース

患者は，加速歩行を示しているとき，自分では「正常」に歩いていると思っていることがある．自分自身の加速した行動に気付いていないことがある．

こうした加速や錯覚は，「減速する」錯覚を取り入れること，例えば，実際には平坦な道を歩いていても上り坂を歩いていることをイメージさせることで緩和できる場合もある．

歩行距離が延びるにつれて，歩幅が減少していく場合には，加速する前に，早めに一旦停止して，休息後に再び歩行を開始するように指示する．下り坂では，直進せずスラロームを描くように斜め方向に下る．

c. 自己コントロールができずに周囲の支援が必要なケース

1人で歩行するときには，制御できないほどに加速してしまうが，誰かと一緒に行動することで「正常」のペースで歩くことができるケースがある．

これは，模倣をねらったもので，周囲の人の行動を参考にすることによって，自分の歩幅が小さすぎることや歩調が早いことに気付き，訂正することができる．

周囲の人が患者の手をとって一緒に歩くことや，少し腕を組んで歩くなど，付き

添い者と接触することで，良い結果が得られることもある．

(2)オランダ理学療法士協会によるパーキンソン病の理学療法ガイドライン(KNGF guideline)[19]

歩行の改善に関しては，以下のような理学療法が推奨されている．

①歩行改善のために聴覚的・視覚的手掛かりの適用は妥当である．（グレード2）

②認知運動戦略と外的手掛かりの組み合わせの適用は，歩行開始や歩幅を改善することが示唆されている．（グレード3）

③腕振り（体幹の回旋），歩隔の拡大，踵接地を強調した指導は，歩行速度と歩幅の改善に効果的であることが示唆されている．（グレード2）

④歩行速度改善のために歩幅を大きくすることは妥当である．（グレード2）

⑤以下を指導することが歩行改善に効果的であることを支持する意見がある．直立位（視覚的フィードバックのための鏡の使用），急な方向転換を避ける（大きな円弧を描くように方向転換する）．（グレード4）

⑥Hoehn & Yahrの分類Ⅲまでの患者において，歩行速度と歩幅を増加させるためにトレッドミルによる歩行練習を実施することは妥当である．（グレード2）

⑦認知運動戦略は歩行の開始を促すことを支持する意見がある．（グレード4）

⑧きっかけ刺激の使用がすくみ足の後に運動を再開させることを支持する意見がある．（グレード4）

⑨下肢筋トレーニングによる歩行改善が示唆されている．（グレード3）

⑩歩行改善のために，体幹の可動性を維持・増大させることを支持する意見がある．（グレード4）

標準化の方向性と今後の課題

- 基盤にある運動減少や系列効果の重症度，薬物療法との関係，心理的な要因やコーピングスキルなどの個人因子，家族やケアスタッフの理解や協力の程度を含む環境因子を総合して考える臨床判断の流れを検討していく必要がある．

引用文献

1) Morris ME, Martin CL, Schenkman ML：Striding out with Parkinson disease：evidence-based physical therapy for gait disorders. Phys Ther, 90：280-288, 2010
2) Morris M, Iansek R, McGinley J, et al.：Three-dimensional gait biomechanics in Parkinson's disease：evidence for a centrally mediated amplitude regulation disorder. Mov Disord, 20：40-50, 2005
3) Morris ME, Iansek R, Galna B：Gait festination and freezing in Parkinson's disease：Pathogenesis and rehabilitation. Mov Disord 23 (suppl 2)：S451-S460, 2008
4) Grimbergen YA, Munneke M, Bloem BR：Falls in Parkinson's disease. Curr Opin Neurol, 17：405-415, 2004
5) Giladi N, Shabtai H, Rozenberg E, et al：Gait festination in Parkinson's disease. Parkinsonism Relat Disord, 7：135-138, 2001
6) Merello M, Fantacone N, Balej J：Kinematic study of whole body center of mass position during gait in Parkinson's disease patients with and without festination. Mov Disord, 25：747-754, 2010
7) Thompson PD：Higher level gait disorders. Curr Neurol Neurosci Rep, 7：290-294, 2007
8) Stolze H, Kuhtz-Buschbeck JP, Drücke H, et al：Comparative analysis of the gait disorder of normal pressure hydrocephalus and Parkinson's disease. J Neurol Neurosurg Psychiatry, 70：289-297, 2001

9) Takakusaki K, Habaguchi T, Ohtinata-Sugimoto J, et al : Basal ganglia efferents to the brainstem centers controlling postural muscle tone and locomotion : a new concept for understanding motor disorders in basal ganglia dysfunction. Neuroscience, 119 : 293-308, 2003
10) Hanakawa T, Fukuyama H, Katsumi Y, et al : Enhanced lateral premotor activity during paradoxical gait in Parkinson's disease. Ann Neurol, 45 : 329-336, 1999
11) Bond JM, Morris M : Goal-directed secondary motor tasks : their effects on gait in subjects with Parkinson disease. Arch Phys Med Rehabil, 81 : 110-116, 2000
12) Yogev G, Plotnik M, Peretz C, et al : Gait asymmetry in patients with Parkinson's disease and elderly fallers : when does the bilateral coordination of gait require attention? Exp Brain Res, 177 : 336-346, 2007
13) Iansek R, Huxham F, McGinley J : The sequence effect and gait festination in Parkinson disease : Contributors to freezing of gait? Mov Disord, 21 : 1419-1424, 2006
14) Koozekanani SH, Balmaseda MT Jr, Fatehi MT, et al : Ground reaction forces during ambulation in Parkinsonism : pilot study. Arch Phys Med Rehabil, 68 : 28-30, 1987
15) Lewis GN, Byblow WD, Walt SE : Stride length regulation in Parkinson's disease : the use of extrinsic, visual cues. Brain, 123 : 2077-2090, 2000
16) Sofuwa O, Nieuwboer A, Desloovere K, et al : Quantitative gait analysis in Parkinson's disease : comparison with a healthy control group. Arch Phys Med Rehabil, 86 : 1007-1013, 2005
17) Svehlík M, Zwick EB, Steinwender G, et al : Gait analysis in patients with Parkinson's disease off dopaminergic therapy. Arch Phys Med Rehabil, 90 : 1880-1886, 2009
18) Morris ME : Locomotor training in people with Parkinson disease. Phys Ther, 86 : 1426-1435, 2006
19) KNGF Guidelines for physical therapy in patients with Parkinson's disease. http://www.appde.eu/EN/pdfs/Dutch%20Parkinson%27s%20Physiotherapy%20Guidelines.pdf（閲覧日 2013. 3. 27）

（石井光昭）

07 実践編

(関西福祉科学大学:棚野浩司)

基本動作練習(歩行以外)はどうすればいいか?

何をどう解決するか?

● パーキンソン病患者は,病気の進行とともに運動機能障害が重度化していく.それに伴い基本動作能力も低下し日々の生活に大きな影響を及ぼす.基本動作に障害を及ぼす運動機能障害を理解し,維持・改善を行うため要素的な練習のみならず,認知運動戦略を使って問題解決をはかる.

1 パーキンソン病で起こる基本動作障害の特徴

　パーキンソン病はさまざまな運動障害を呈する疾患で,①振戦,②筋固縮,③無動,④姿勢反射障害がその中心的な症状であり,"四大徴候"と呼ばれている.なかでも筋固縮は,発症早期から体幹筋にもみられ姿勢反射障害や加齢による構造学的変化,廃用の影響などを受けて体幹機能障害を引き起こす.体幹はすべての基本動作において重要な役割を果たしているため,体幹機能障害は基本動作に多大な影響を及ぼす.例えば,歩行中の方向転換時に健常人では頭部・体幹・骨盤の捻れが生じるが,パーキンソン病患者,特にすくみ足を呈する患者では捻れが遅延し円滑な方向転換が困難となる.この捻れの遅延と頸部の筋固縮の増加との間には有意な相関関係があることが示されている[1].このような頭部・体幹・骨盤の捻れは寝返り,起き上がりなどの動作にも重要であり影響を及ぼすため,パーキンソン病患者は体幹の回旋を行わずに背臥位から対称性の起き上がりを行うことが特徴的である.しかし,下肢と体幹の協調的な運動が困難なために体幹を起こすために求められる下肢の固定がうまく行えず,起き上がれない場合が多い.また,椅子からの立ち座り動作において健常人と比較した報告では,立ち上がりの際の体幹前屈の遅延および可動範囲の狭小化や,座り込みの際には体幹前屈の終了が健常人よりも早いことが示されている[2].

　パーキンソン病患者の姿勢を見ると,病期の進行に伴い特徴的な姿勢を呈するようになる.特に立位姿勢で見ると体幹前屈,股関節屈曲,膝関節屈曲といった特徴的な姿勢となる(図1).パーキンソン病のこの特徴的な姿勢にはさまざまな病態が関与しており,そのメカニズムは複雑である.体幹可動性の低下に影響を及ぼすものとしてまず,筋固縮が考えられる.体幹筋群の筋固縮の影響により体幹伸展およ

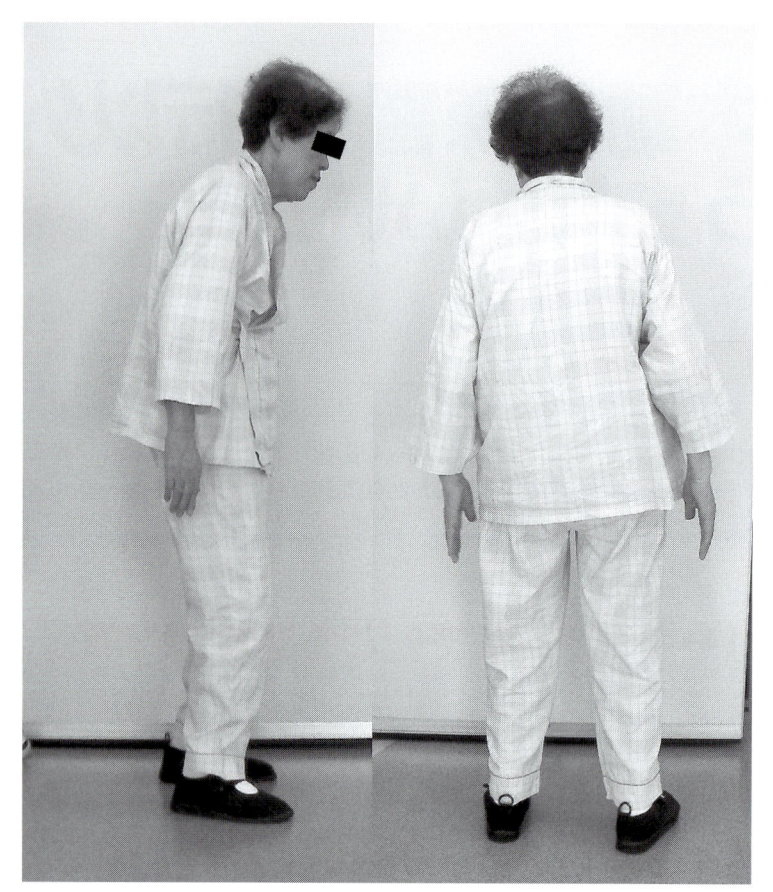

図1● パーキンソン病の姿勢

び軸回旋の可動性が障害される．Bridgewater らはパーキンソン病患者の体幹の可動域を健常者と比較し，体幹の伸展および回旋の可動性が低下していることを報告した[3]．また，彼らは Hoehn & Yahr の重症度分類において stage ⅠとⅡの患者群間においても有意な可動域の低下を示している．このことから，パーキンソン病患者では発症早期から体幹可動域の制限が生じることが理解できる．さらに病期が進行すると特異な姿勢を呈する場合がある．なかでも "camptocormia" はパーキンソン病に限らず種々の疾患で認められる特殊な姿勢の異常であるが，その定義は，「歩行時または長時間起立時に悪化することがあるが，臥位では完全に消失する胸・腰椎の極度の前屈」とされている（図2）．Seki らはわが国において 531 名のパーキンソン病患者を評価した結果 4.1％に camptocormia を認め，また，camptocormia の併発していないパーキンソン病患者と比べたときに，より高齢で運動障害もより重症でありレボドパ摂取量も多かったことを示している[4]．"camptocormia" の発生メカニズムはよくわかっていないが，Azher らの 16 例の camptocormia を詳細に調べた報告によると，camptocormia に対する治療としてレボドパを使用した結果いずれの症例もわずかに改善ないし無効という結果であった．さらに，9例に対して

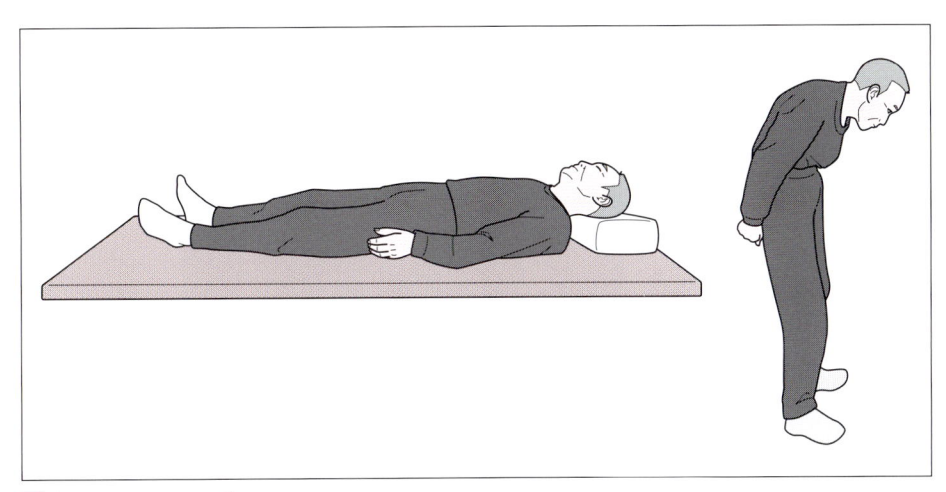

図2 ● camptocormia
背臥位では体幹の過度の屈曲は見られないが，立位では体幹が過度に屈曲する．

　腹直筋にボツリヌス毒を注射したところ4例で著明な改善を認めた．これらのことから，camptocormiaの発生メカニズムの一部は腹直筋のジストニアが関与していると考えられる．だがしかし，camptocormiaの病態は複数のメカニズムが複雑に絡み合って生じているものと思われる．

　"camptocormia"は矢状面状での異常であるが，前額面上では"ななめ徴候"もしくは"ピサ徴候"といったものがあり，体幹の側彎に関与している（図3）．わが国ではKashiharaらが356例のパーキンソン病患者を対象とし調査した結果，147例（41.3％）に側屈を認めたと報告している[5]．Tassorelliらはピサ症候を伴うパーキンソン病患者の臨床的特徴を，ピサ症候を伴わない患者群と比較し報告し[6]，ピサ症候を伴うパーキンソン病患者群は症状の非対称性が強く屈曲側の胸椎部傍脊柱筋と腹斜筋に筋電図上で異常な緊張性過活動が存在することを見出した．さらに，腰椎部傍脊柱筋のCT所見では屈曲側でより著しい筋萎縮がみられ，萎縮の分布には頭側と尾側で差が認められたとしている．このことから"ななめ徴候"や"ピサ徴候"はパーキンソン病の進行期において症状の非対称性が強く，症状の弱い側の背部傍脊柱筋に過活動が検出される患者に発現すると考えられる．

> **メモ ▶ Trunk Impairment Scale：TIS**
> 　パーキンソン病の体幹機能評価指標の1つで静的バランス，動的バランス，協調性の3項目から体幹機能を評価する．パーキンソン病体幹機能評価の妥当性は示されている[7]．しかし，もともと脳血管障害の患者の体幹機能評価法として開発されており，パーキンソン病患者の最も重要な体幹回旋要素の評価は含まれていない．

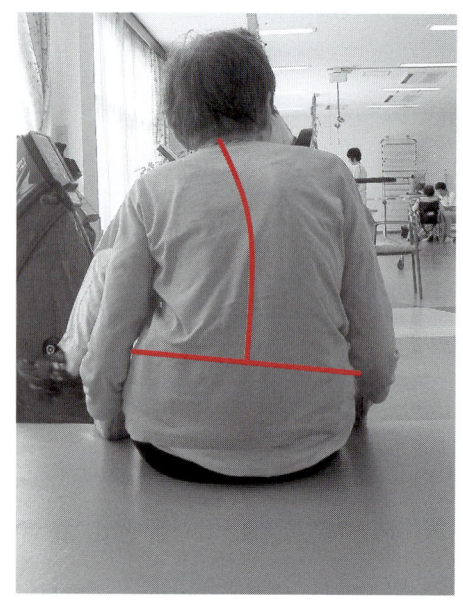

図3●パーキンソン病患者に見られる体幹の側屈姿勢

> **メモ ▶ Trunk Mobility Scale：TMS**
>
> TISとは異なりパーキンソン病の体幹機能を評価するために開発された評価指標である．TMSは矢状面，水平面，前額面の動きと静的な姿勢の4項目からなっている．TMSの信頼性と妥当性が検証されており，検者間信頼性や内的整合性も高く，併存的妥当性も高いことが証明されている[8]．

　このようにパーキンソン病から発生する運動障害と，これらが複合的に絡み合って生じる体幹機能障害，姿勢異常などは動作に大きく影響を及ぼし，基本的動作を阻害している．

　基本動作の問題は，単純にその動作だけの問題にとどまらず二次的な障害の原因にもなりうる．次により具体的な問題を示す．

(1) 寝返り困難

　パーキンソン病患者は病期の進行とともに体幹機能障害も進行し，体幹の回旋可動域が低下する．このためパーキンソン病患者は寝返る方向とは反対の下肢を立て足底でベッド面を押し，体幹の回旋を伴わずに一塊として寝返ることが多い．したがって，体幹回旋筋群は四肢によって代償されるためにますます体幹の回旋を起こすことが困難となり，四肢に依存した寝返りとなる．

　寝返り動作が障害を受けると夜間の睡眠にも影響を及ぼす．ただ，パーキンソン病は種々の要因からさまざまな睡眠障害を呈する．例えば，入眠障害，頻回中途覚醒，REM睡眠行動異常症などの夜間の睡眠障害や，日中過眠，突発的睡眠に代表

される覚醒障害などである．パーキンソン病治療ガイドライン2011を見ると，運動障害に伴う二次的な睡眠障害に対して日中のリハビリテーションや催眠鎮静薬の処方，睡眠前レボドパの処方などが推奨されている[9]．

> **知っておきたいこと　ア・ラ・カルト．**
>
> **REM睡眠行動異常症**
>
> 　通常REM睡眠中は骨格筋の筋緊張が低下していて，夢の内容が行動に現れることはないが，何らかの原因で筋緊張を抑制されない場合は手を動かしたり大声で寝言を叫ぶなどの異常行動を発現する．
> 　パーキンソン病患者のうちおおよそ60～98％にREM睡眠行動異常症を合併することがあるとされている[10]．

(2) 立ち上がり困難

　パーキンソン病患者では立ち上がりの際に座面で支持していた重心を前方へ移動させ，足部の基底面内に移すことが困難となり立ち上がったとしても後方へ転倒してしまうような現象が見られる．パーキンソン病患者の立ち上がりにおける運動学的解析によると，健常人と比べて股関節屈曲トルクが小さく最大可動角に到達するまでの時間も遅延していた[11]．このことからも体幹前傾が遅くなり重心を十分に前方へ移動させることができずうまく立ち上がれないことがうかがえる．立ち上がり困難により活動性はますます低下し，二次的な筋力低下などを引き起こす要因となる．

(3) 起き上がり困難

　起き上がり動作は体幹，上肢，下肢の協調的な働きが必要な動作である．パーキンソン病患者は筋固縮や無動の影響により体幹の屈曲・回旋が円滑に行えないため，起き上がり動作に困難さが生じる．パーキンソン病患者でよく見られる起き上がり動作として，背臥位から体幹の回旋を起こさずに対称性に頸部および上部体幹を起こして両側上肢床面を押して起き上がる．非対称性の起き上がりではベッド端で半腹臥位にまで寝返りをして上肢を使ってベッド面を押して起き上がる，などが見られる．これらの起き上がり方法も上肢に依存した形式であり，体幹の回旋を伴わないためますます体幹機能障害が進行する（図4）．

(4) バランス障害

　姿勢反射障害によりパーキンソン病患者は立位バランスが悪く，また外乱に対する戦略も低下している．特に後方や後側方への外乱に対する応答が悪く転倒のリスクが高くなる[12]．外乱が加わった際にパーキンソン病患者の主動作筋の活動パターンは健常者と差がないが，拮抗筋の活動が強く共同収縮の状態になっていることが報告されている[13]．パーキンソン病患者に対して行われるバランステストにpull

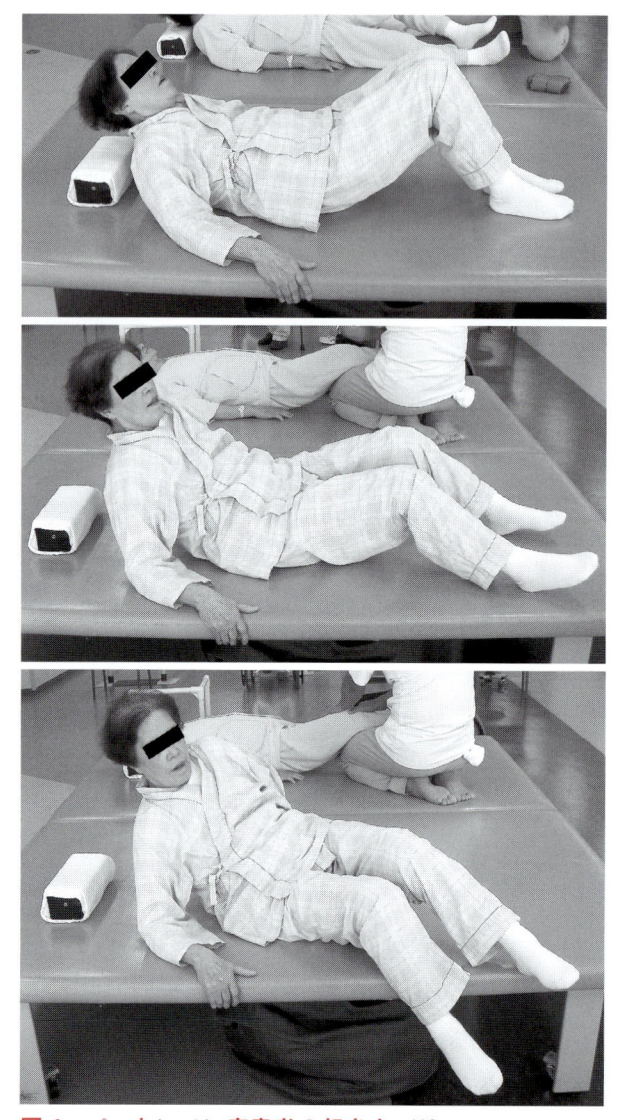

図4●パーキンソン病患者の起き上がり

testがあるが，健常人であれば重心が基底面から後方へ外れると，新しい基底面を作るために後方へ1歩踏み出すが，パーキンソン病患者では後方への踏み出しが見られず，丸太が倒れるように後方へ倒れてしまう（図5）．パーキンソン病患者は転倒することが多く，日常生活のなかで頻回に転倒を繰り返すケースも多い．HelyらはSydney multicenter studyを実施し，1984年から1987年にかけてエントリーした新規パーキンソン病患者を長期追跡調査した結果，治療開始後20年生存した患者の経過の中で87％の患者が転倒を経験し，37％の患者が何らかの骨折を経験していたと報告している[14]．わが国でも眞野らが行ったアンケート結果を見ると，過去1年間に転倒経験のあるパーキンソン病患者は約80％で，重症度が増すにつれて転倒回数は増加することが示されている[15]．このようにパーキンソン病患者で

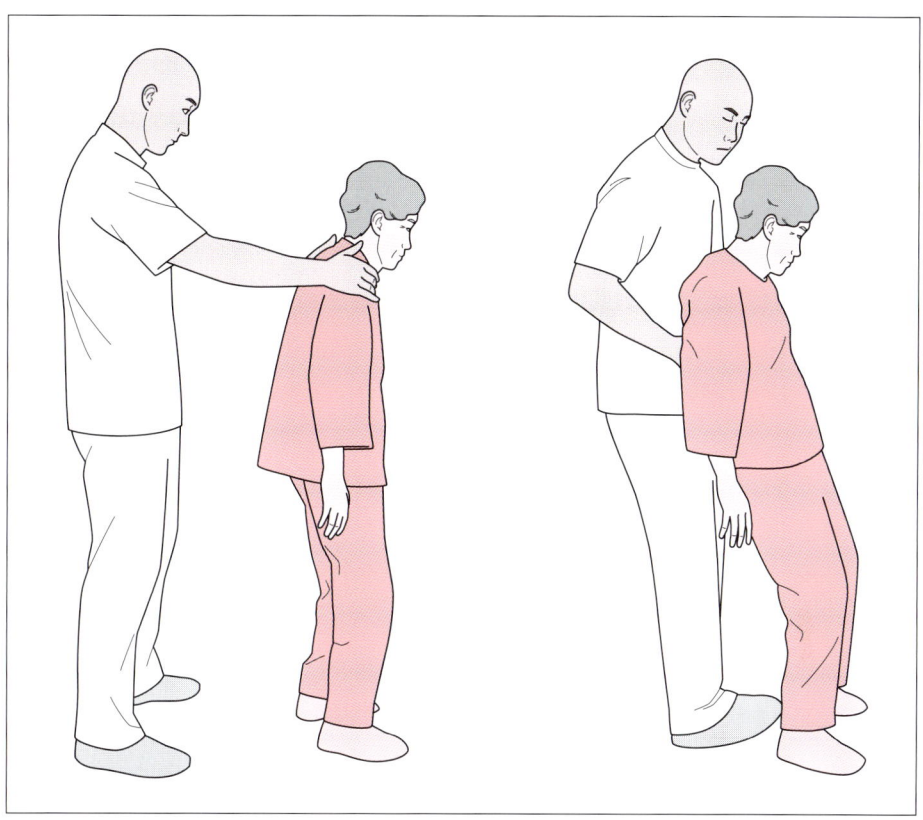

図5●pull testの際のパーキンソン病患者の反応

は病期の進行とともに基本動作の障害も重症化し，日常生活を阻害してしまうだけでなく，転倒という事故まで引き起こす．セラピストは基本動作能力の維持・改善を行うとともに，将来生じうる転倒という事故を未然に防ぐような戦略をも同時に行う必要がある．

2 アプローチの理論的背景

(1) パーキンソン病の随意運動

　パーキンソン病の運動機能障害はその発現メカニズムが複雑であるため，まず運動機能障害構造を理解するために，随意運動の制御がどのように行われているかを知る必要がある．通常，運動の制御は大脳皮質-皮質下において2つの回路が機能している．

　1つは運動皮質からの情報と末梢からの視覚・聴覚などの感覚情報を統合して運動の適正化を行う小脳回路である．この回路と密接に関係しているのは運動前野であり，外部からの感覚情報は頭頂葉から運動前野，一次運動野を介して運動が発現する．この外部の情報に基づく運動が外発性随意運動である．もう1つは運動遂行

の順序や運動の組み合わせを制御する大脳基底核回路である．大脳基底核は情報の選別や統合，運動の調節を行っていると考えられている．この大脳基底核と密接に関係しているのが補足運動野である．脳内に蓄積された情報に基づく運動の企画は，大脳基底核から補足運動野に伝達され，さらに一次運動野を介して運動を発現する．この脳内に蓄積された情報に基づく運動が内発性随意運動である．大脳基底核と補足運動野はその連結により予測された，あるいは学習された自動的な運動を遂行する．特に補足運動野は運動を発現するスイッチの役割があることが知られている．したがって，パーキンソン病患者では内発性随意運動の経路である大脳基底核の変性により，運動の自発的な遂行が困難となり，運動の準備・抽出や切替えがうまく行えなくなるため，歩行や起居動作の困難，運動開始時や方向転換時のすくみなどのような運動障害を呈するのである．これは複雑な動作を行う際に，大脳基底核回路と小脳回路の両方が運動の調節に関与していることが原因である．

　次にパーキンソン病患者において動作を遂行するにあたり問題となるのは，二重課題など注意の分散を求められる状況下での運動遂行が困難になることである．認知的課題や運動課題を行いながら歩行する場合にパーキンソン病患者は歩行速度の低下，歩幅の減少，重複歩距離・時間変動の増加が生じることが古くから報告されている[16〜18]．二重課題を行うときには，どちらか一方の課題は基底核回路によって行われる．自動化された運動は基底核回路を通じて行われるため，二重課題では日常的に行われる動作に影響が出現すると考えられている．

(2) 基本動作障害に関与する運動障害

　パーキンソン病の運動機能障害で基本動作障害に関与するものは筋固縮，無動，姿勢反射障害があげられる．

①筋固縮

　筋固縮は筋トーヌス異常の1つで，伸張反射の亢進状態を示すものである．伸張反射は筋の長さが引き伸ばされたときに，その引き伸ばされた筋が反射的に収縮する生理学的現象である．伸張反射には筋の伸張の速度に比例して反応する相動的伸張反射と，伸長される長さに比例する形で筋が収縮する持続性伸張反射がある．脳卒中片麻痺で認められる痙縮も伸張反射が亢進した状態であるが，これは筋の伸張速度に依存した相動的伸張反射の亢進である．パーキンソン病の場合は筋の伸張される長さに反応する持続性伸張反射の亢進した状態である．筋固縮は四肢・体幹の運動性を妨げ，自動運動可動域制限および姿勢異常を引き起こす．筋固縮の病態についてその詳細は不明であるが，後根の切除によって固縮が消失することからも伸張反射が関与していることは明白である．具体的には長潜時反射の亢進，筋紡錘からのⅡ群線維を介する髄節性の伸張反射亢進が知られている．長潜時伸張反射は刺激に対する予測，動作の方向や種類による運動準備によって調節される．したがって，長潜時伸張反射は運動制御，運動プログラム，運動準備を司る中枢と密接に関

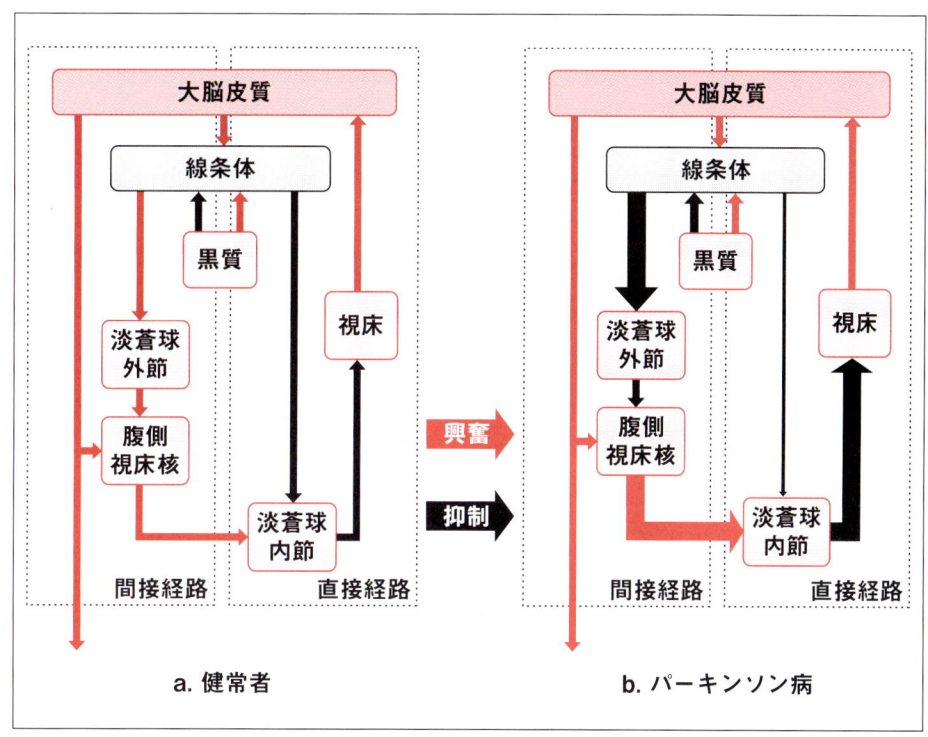

図6 ● 健常者とパーキンソン病の基底核経路の活動

連しているのである．

また，固縮は淡蒼球内節黒質網様部からの脳幹脚橋被蓋核への抑制性投射が増幅するために，網様体脊髄路を介して脊髄運動ニューロンが興奮するとも考えられている．

②無動

無動は皮質-基底核ループにおける直接経路と間接経路の不均衡により視床を介して大脳皮質の興奮性が低下することにより，動作開始の遅延，動作緩慢が起こり，発動性が低下する現象である．大脳基底核とここから出ている遠心路および，ここに入る求心路は運動皮質における神経細胞の働きを促進したり，あるいは抑制したりする．この神経機構は特徴的であり皮質-線条体-淡蒼球-視床-皮質経路の回路を形成している．これがすなわち皮質-基底核ループである．この皮質-基底核ループを詳細に見ると直接経路と間接経路に分類される（図6）．

a. 直接経路

直接経路はGABA作動性であり，線条体から淡蒼球内節へと向かう．GABA作動性ニューロンは抑制性に働くため，線条体は淡蒼球を抑制する．淡蒼球から視床へもGABA作動性ニューロンで連絡しているため，通常，運動時には大脳皮質から線条体へ興奮性刺激が入り，線条体の興奮性が増大する．すると淡蒼球への抑制が働き，結果として淡蒼球から視床への抑制が弱まるため，視床は大脳皮質を興奮

させることができる．パーキンソン病になると黒質線条体の働きが失われるため，淡蒼球への抑制がなくなる．すると視床への抑制が強くなり，視床から皮質への興奮性入力が低下して大脳皮質の興奮性が低下するのである．

b. 間接経路

間接経路は GABA 作動性ニューロンとエンケファリン作動性ニューロンから構成されている．線条体から淡蒼球外節へと抑制をかけ，淡蒼球外節から腹側視床核へと向かい，ここから淡蒼球内節へと向かっている．腹側視床核から淡蒼球内節へは興奮性に作用する．直接経路では淡蒼球内節が興奮すると視床へ抑制をかけることになるが，直接経路と間接経路の均衡がはかられているため，視床は適切な興奮性刺激を大脳皮質に送ることが可能なのである．パーキンソン病ではこの間接経路の活動が強くなり，淡蒼球内節の活動を高めてしまうため結果的に大脳皮質の興奮性を低下させてしまう．

③姿勢反射障害

姿勢反射障害の神経機構としては，中脳橋移行部に存在する脚橋被蓋核（pedunculopontine tegmental nucleus：PPN）の機能低下が考えられている．PPN のコリン作動性ニューロンは歩行と姿勢制御において中心的役割を担っており，パーキンソン病患者ではこれらのニューロンが著しく減少していることが報告された[19]．また，歩行障害やバランス障害が重度のパーキンソン病患者に対して PPN に対する脳深部刺激療法を行ったところ，歩行やバランス障害が改善することが報告された[20]．このことからもパーキンソン病患者のバランス障害に PPN が関与していることが伺える．

(3) 基本的動作の障害に対する理学療法の目的

パーキンソン病発症早期には基本的動作が障害されることは少ないが，筋固縮などは早期からみられるため，二次的に生じる可能性がある筋力低下や関節可動域制限を予防するアプローチが求められる．病期が進行し，基本的動作の障害が発生を認めた場合には，その動作の改善を目的に要素的な練習に合わせて動作練習を組み込むことが求められる．さらに病期が進行し後期にまで至ると，基本的動作は全般的に障害され車いす生活が余儀なくされる．この時期になると運動機能障害だけでなく，自律神経障害，精神機能障害も重症化してくるので，単に運動機能障害の維持だけでなく，住環境整備も踏まえた包括的なアプローチが求められる．

(4) 認知運動戦略

基本的動作は運動が時系列上で連続する課題が多い．このような異なるパターンの運動が連鎖して1つのまとまりの運動を構成する運動課題を系列化動作と呼ぶ．パーキンソン病患者では大脳基底核が障害されるため，この系列化動作を自動的に遂行することが困難になる．このような問題を解決する戦略として認知運動戦略が推奨されている[21]．認知運動戦略はまず，系列化動作を単純な運動に分解しそれぞ

れを練習するようにする．これは複雑で自動的な運動を単純化することで意識的な運動に変換することである．次に単純化された運動を順に連動することを練習する．その際，運動の順番を意識することで系列化動作が自動的な運動から意識的な運動になることが大事である．系列化動作を意識的な運動にするためにメンタルリハーサルを行うことも効果がある[22]．

❸ 具体的アプローチとその効果

　基本的動作の障害に対処していくためには，その動作を阻害している基本的な運動機能障害から高次脳機能レベルまで考慮したアプローチを行う必要がある．

(1) 関節可動域運動

　パーキンソン病患者では進行に伴い特徴的な体幹前傾，下肢屈曲，頸部伸展の姿勢になることが多い．そのため，体幹伸展，股関節伸展，膝関節伸展の可動域が制限を受けやすい．また，パーキンソン病患者ではジストニアが生じることもあり，足関節背屈可動域の制限が見られることも多く，注意が必要である．パーキンソン病患者で併発するジストニアは，L-ドパの長期投与による wearing off によってドパミン量が減少して生じる場合があり，したがって，オン時とオフ時において症状が変化するためその評価をすることが重要である．

🔍 体幹伸展可動域の練習を行う場合

　徒手的な体幹伸展可動域練習はベッド上で行うことが困難な場合がある．肋木を使用して体幹の可動域練習を行うことができる．肋木を1本1本上に手を伸ばしていくことで上肢挙上とともに体幹伸展を大きくしていくことができる．この場合，パーキンソン病患者には肋木が目標物となり視覚刺激として働くので運動が行いやすくなる（図7）．

(2) 筋力増強運動

　パーキンソン病患者は健常者と比較して四肢の筋力低下が生じることが報告されている[23]．そして，Pang らはパーキンソン病を有する女性患者の骨密度にはパーキンソン病の重症度よりも下肢筋力が関連していることを報告した[24]．このようにパーキンソン病患者に筋力低下が存在することは数多く報告されており，筋力増強運動についてのメタアナリシスでは軽度から中等度のパーキンソン病患者で歩行能力が向上したと報告した[25]．また，体幹の回旋および伸展の筋群についても萎縮が見られることがあるため，積極的なアプローチが必要である．

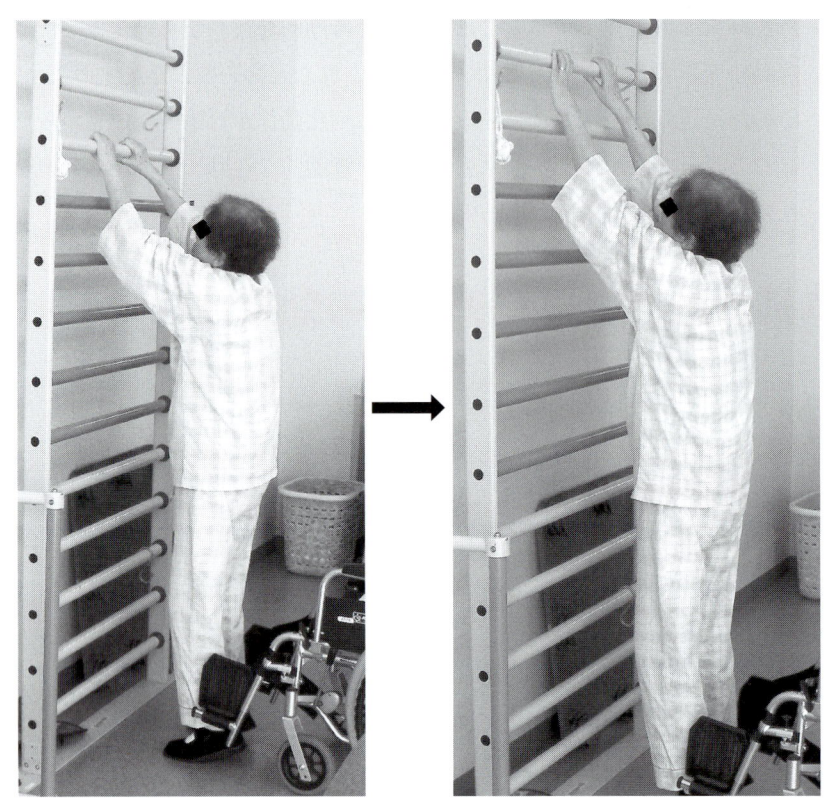

図7●肋木を使った体幹伸展可動域練習

🖐 どこのどの筋を鍛えるのか？

近藤らはパーキンソン病患者に対して片膝を水平にあげる下肢の腿上げ運動を左右100回ずつ合計200回実施すると腸腰筋の有意な筋肥大を認め，UPDRSスコアも有意に改善したと報告した[26]．このように腸腰筋筋力増強の方法として，平行棒内で目印を設定することで視覚刺激となり下肢の挙上を容易にすることが可能である（図8）．

🖐 体幹筋群の筋力増強を行う場合

体幹伸展筋群を筋力増強するため，四這いにて上下肢の挙上運動や，スリングを用いた体幹回旋運動などを行う（図9）．

(3)バランス練習

立位での静的バランスおよび動的バランスの低下はもちろんであるが，座位においてもパーキンソン病患者は動的バランスの低下が見られる．体幹機能評価指標である Trunk Impairment Scale[7] は座位での課題が含まれており体幹および下肢の

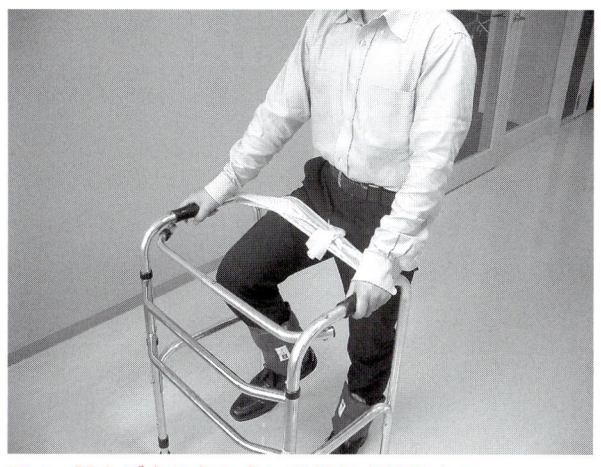

図8●腿上げを行うときに目標物を設置する

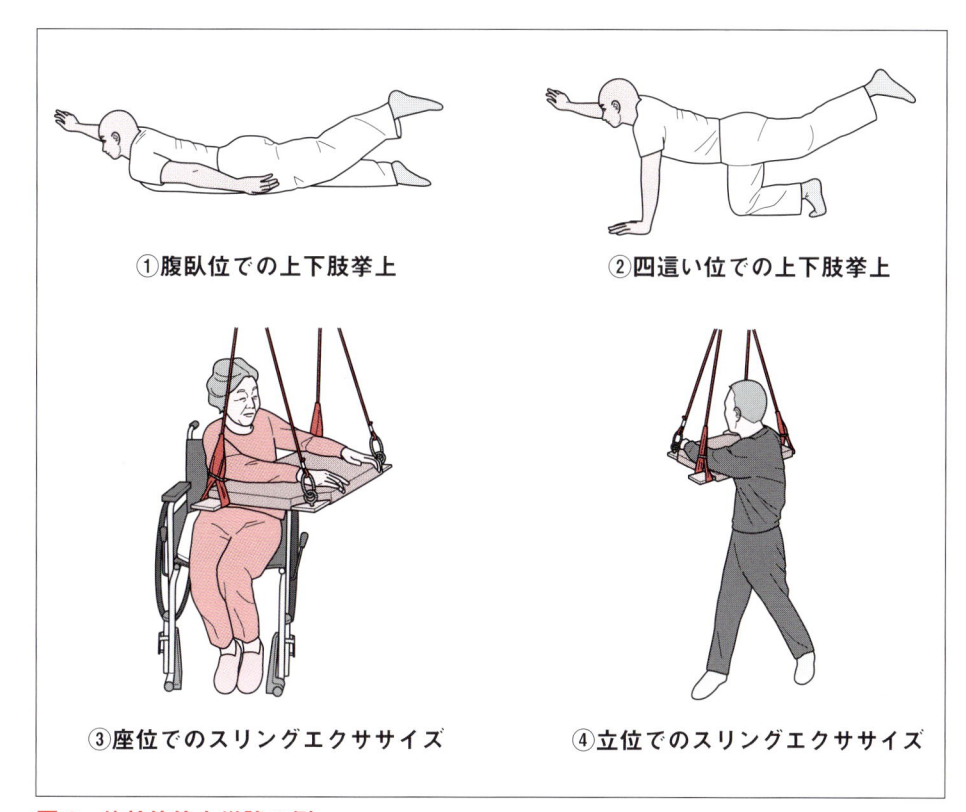

①腹臥位での上下肢挙上　　②四這い位での上下肢挙上

③座位でのスリングエクササイズ　　④立位でのスリングエクササイズ

図9●体幹筋筋力増強の例

　協調的な動きの結果としての座位バランスを評価している．パーキンソン病患者は体幹の協調的な活動ができないため，殿部で形成された支持基底面内に重心を保持することが困難となる．座位でのバランス練習においては体幹の協調的な動きも誘導しながら行う必要がある（図10）．

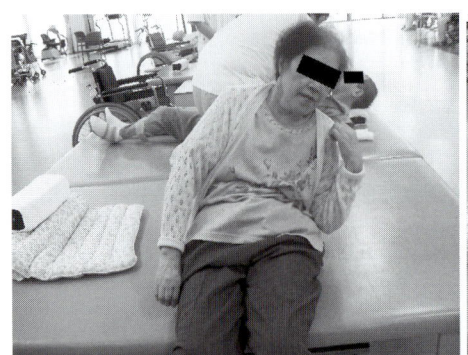

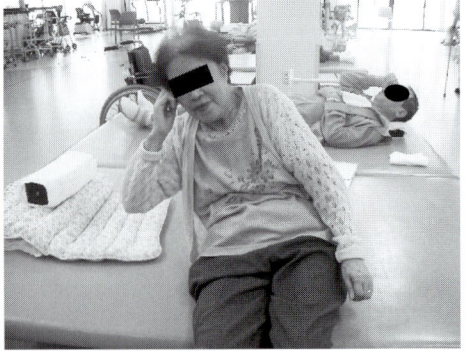

左右への体幹側屈により動的バランスを評価する

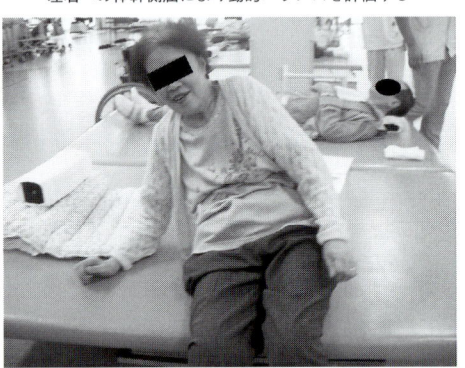

バランスを崩し手をついてしまう

図 10 ● Trunk Impairment Scale の一部
ベッド面に肘をついて戻る動作を行い，座位の動的安定性を評価する．パーキンソン病患者では床面に肘をつくことが困難となりバランスを崩してしまうことがある．

転倒リスクの高い患者に立位バランスを練習する場合

　パーキンソン病患者は立位において後方へのバランス応答が悪くなるため，バランス応答のステップ練習を行う（図11）．

比較的立位バランス良好な患者に立位バランスを練習する場合

　パーキンソン病患者は二重課題ができなくなるが，比較的軽症な患者にはあえて二重課題を与えてバランス練習を行うと効果的である．床面に2×2マスを作り1から4の番号をつける．患者に任意のランダムな順（例えば4・1・2・3など）を指示する．患者はその順番通りにマスを移動する（図12）．順番を記憶する課題とバランスよくマスを移動することでバランス能力を向上させる．

(4)基本動作練習

　基本動作練習の目的は，通常健常人では自動化されて行われる系列化動作がパーキンソン病では自動化運動の困難，セットの変換の困難から系列化動作が困難にな

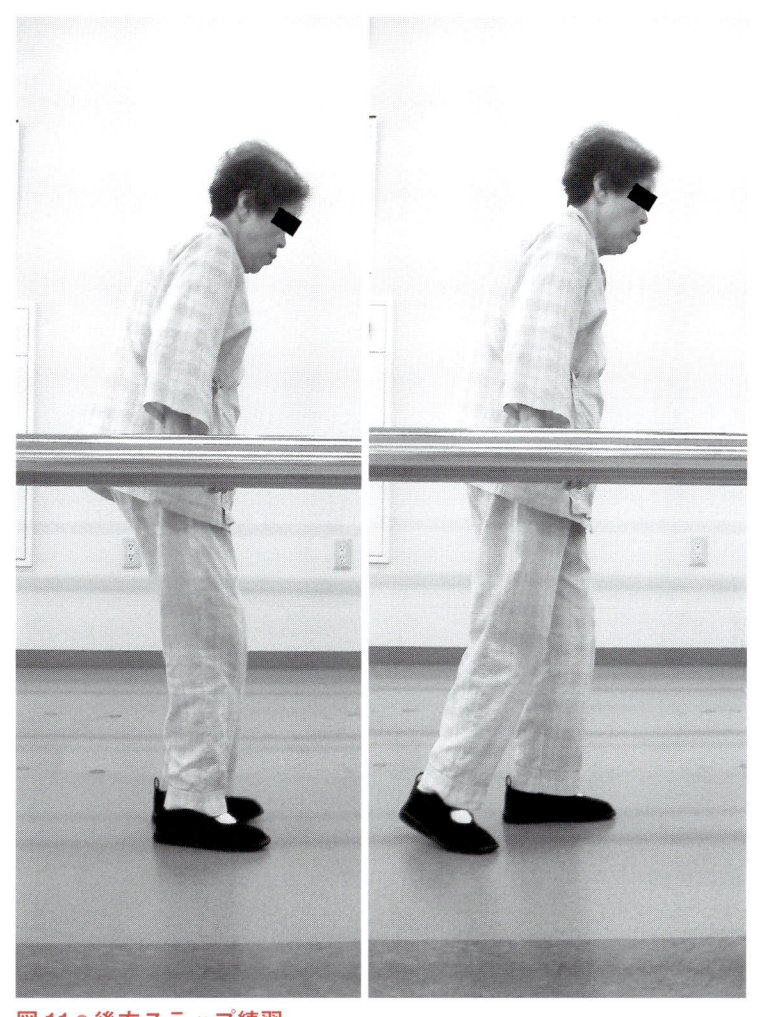

図11 ● 後方ステップ練習
平行棒内の安全な環境で後方へのステップ練習を繰り返し行う．

るため，系列化動作を分解し単純な単一動作とし，自動化された動作を意識下の動作に変換していくことを学び，動作ができるように再学習させることである．

立ち上がり動作の場合（図13）

立ち上がり動作を5つの単純な動作に分解し，繰り返し練習する．
・座面の横や肘掛けに手を置く
・足を引き寄せる
・椅子の端にお尻を動かす
・体を曲げる
・立ち上がる

実践編 07 基本動作練習（歩行以外）はどうすればいいか？

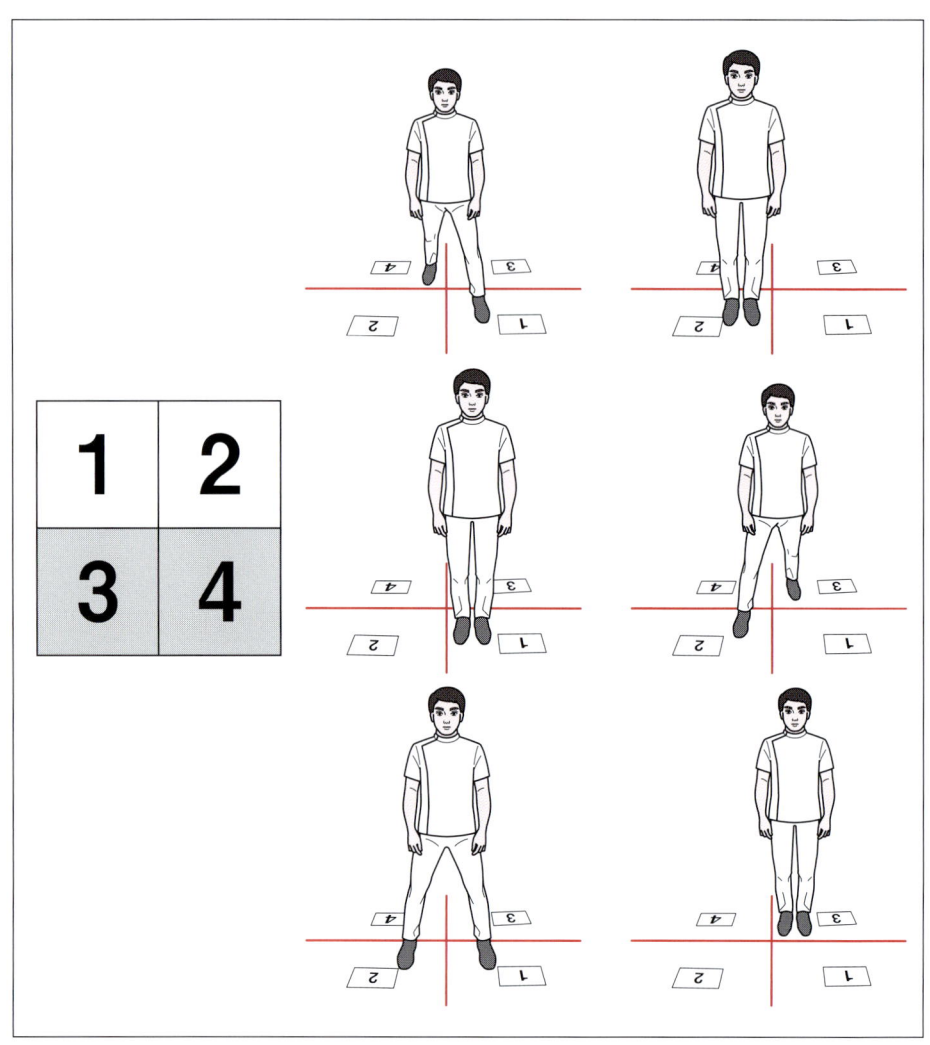

図12●クロスステップ練習用の2×2マス

起き上がり動作の場合（図14）

　起き上がり動作の場合は，実施する環境により動作の行程が異なることに注意する．ここではベッドからの起き上がりを示す．
・起き上がる方向に顔を向ける
・起き上がる方向のベッド端に反対の手を伸ばす
・体幹を回旋し半側臥位になる
・両下肢をベッド端から出す
・上半身を起こす
・上肢でベッド面を押して上半身を起こす
・ベッド端に腰掛ける

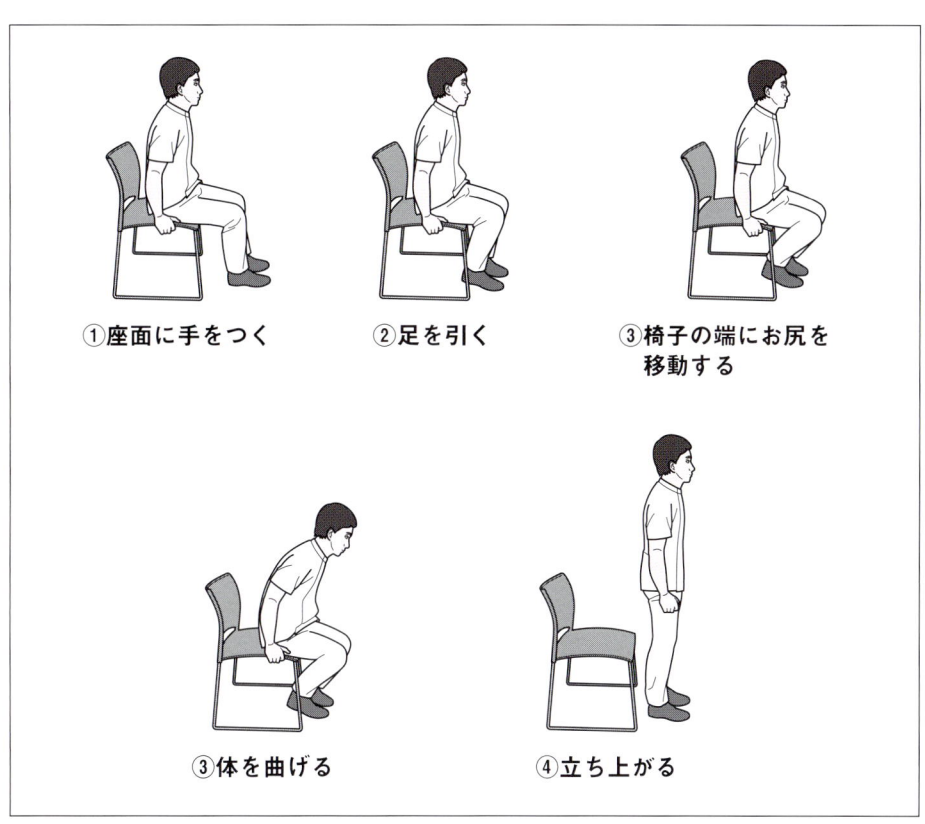

①座面に手をつく　②足を引く　③椅子の端にお尻を移動する

③体を曲げる　④立ち上がる

図13●椅子からの立ち上がり動作の分割

①起き上がりの方向へ向く　②ベッド端から足をおろす　③上肢でベッド面を押して上半身を起こす

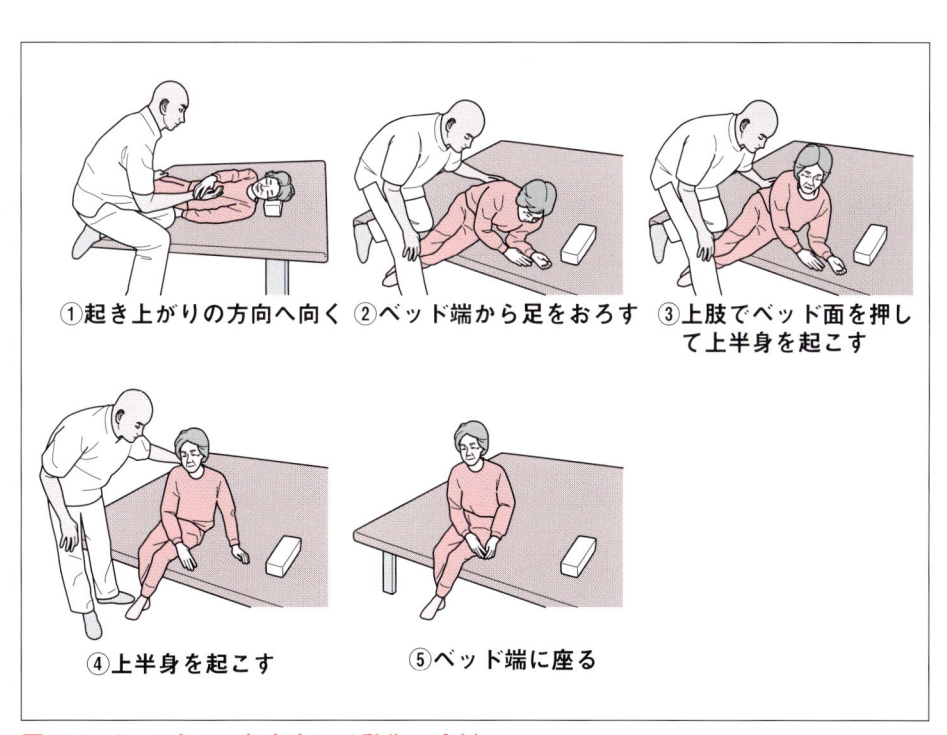

④上半身を起こす　⑤ベッド端に座る

図14●ベッド上での起き上がり動作の分割

実践編 07 基本動作練習(歩行以外)はどうすればいいか？

知っておきたいこと ア.ラ.カルト.

起立性低血圧

　パーキンソン病の非運動性症候のなかで起立性低血圧は最も重要でリハビリテーションを進める上で大きな障壁となる．起き上がりや立ち上がりなどの動作でめまい，立ちくらみなどを起こし重症になると失神することもある．パーキンソン病は運動症候が目立つが非運動症候も大きな問題を引き起こすため注意深く評価する必要がある．

標準化の方向性と今後の課題

- パーキンソン病の動作学習において認知運動戦略を有効に利用する理学療法が求められる．今後は，動作練習の教示方法やフィードバックの有効な提供方法などの開発が必要である．

summing-up

- 基本的動作を障害する要因としてさまざまあるが，パーキンソン病において体幹機能障害も重要な要因である．脳機能から病態を熟考するとともに，運動器に生じる機能障害も忘れずにアプローチすることが重要である．

引用文献

1) Spildooren J, Vercruysse S, Hermans E, et al：Head-pelvis coupling is increased during turning in patients with Parkinson's disease and freezing of gait. Mov Disord, 28(5)：619-625, 2013
2) Zijlstra A, Mancini M, Lindemann U, et al：Sit-stand and stand-sit transitions in older adults and patients with Parkinson's disease：event detection based on motion sensors versus force plates. J Neuroeng Rehabil, 9：75, 2012
3) Bridgewater K, Sharpe M：Trunk muscle performance in early Parkinson's disease. Phys Ther, 78：566-576, 1998
4) Seki M, Takahashi K, Koto A, et al：Camptocormia in Japanese patients with Parkinson's disease：a multicenter study. Mov Disord, 26(14)：2567-2571, 2011
5) Kashihara K, Imamura T：Clinical correlates of anterior and lateral flexion of the thoracolumbar spine and dropped head in patients with Parkinson's disease. Parkinsonism Relat Disord, 18：290-293, 2012
6) Tassorelli C, Furnari A, Buscone S, et al：Pisa syndrome in Parkinson's disease：clinical, electromyographic, and radiological characterization. Mov Disord, 27(2)：227-235, 2012
7) Verheyden G, Willems AM, Ooms L, et al：Validity of the trunk impairment scale as a measure of trunk performance in people with Parkinson's disease. Arch Phys Med Rehabil, 88：1304-1308, 2007
8) Franco CR, Leao P, Townsend R, et al：Reliability and validity of a scale for measurement of trunk mobility in Parkinson's disease：Trunk Mobility Scale. Arq Neuropsiquiatr, 69：636-641, 2011
9) 日本神経学会：パーキンソン病治療ガイドライン 2011，pp.146-151, 2011, 医学書院
10) Swick T：Parkinson's disease and sleep/wake disturbances. Parkinsons Dis, 2012：205471, 2012
11) Mak M, Levin O, Mizrahi J, et al：Joint torques during sit-to-stand in healthy subjects and people with Parkinson's disease. Clin Biomech, 18(3)：197-206, 2003
12) Horak FB, Dimitrova D, Nutt JG：Direction-specific postural instability in subjects with Parkinson's disease. Exp Neurol, 193(2)：504-521, 2005
13) Dimitrova D, Horak FB, Nutt JG：Postural muscle responses to multidirectional translations in patients with Parkinson's disease. J Neurophysiol, 91(1)：489-501, 2004
14) Hely MA, Reid WG, Adena MA, et al：The Sydney multicenter study of Parkinson's disease：The inevitability of dementia at 20 years. Mov Disord, 23：837-844, 2008
15) 眞野行生，中馬孝容，安藤範明，他：パーキンソン病における転倒に関するアンケート調査について．高齢者の転倒とその対策，眞野行生編，pp.248-254, 1999, 医歯薬出版，東京

16) Morris ME, Iansek R, Matyas TA, et al：Stride length regulation in Parkinson's disease. Normalization strategies and underlying mechanisms. Brain, 119：551-568, 1996
17) Bond J, Morris ME：Goal-directed secondary motor tasks：their effects on gait in subjects with Parkinson disease. Arch Phys Med Rehabil, 81：110-116, 2000
18) Hausdorff JM, Balash J, Giladi N：Effects of cognitive challenge on gait variability in patients with Parkinson's disease. J Geriatr Psychiatry Neurol, 16：53-58, 2003
19) Karachi C, Grabil D, Bernard FA, et al：Cholinergic mesencephalic neurons are involved in gait and postural disorders in Parkinson disease. J Clin Invest, 120(8)：2745-2754, 2010
20) Stefani A, Lozano AM, Peppe A, et al：Bilateral deep brain stimulation of the pedunculopontine and subthalamic nuclei in severe Parkinson's disease. Brain, 130：1596-1607, 2007
21) KNGF Guideline for physical therapy in patients with Parkinson's disease. Supplement of the Dutch Journal of Physiotherapy, Volume 114, Issue 3, 2004
22) Tamir R, Dickstein R, Huberman M：Integration of motor imagery and physical practice in group treatment applied to subjects with Parkinson's disease. Neurorehabil Neural Repair, 21：68-75, 2007
23) Durmus B, Baysal O, Altinayar S, et al：Lower extremity isokinetic muscle strength in patients with Parkinson's disease. J Clin Neurosci, 17：893-896, 2009
24) Pang MY, Mak MK：Muscle strength is significantly associated with hip bone mineral density in women with Parkinson's disease：a cross-sectional study. J Rehabil Med, 41：223-230, 2009
25) Lima LO, Scianni A, Rodrigues-de-Paula F：Progressive resistande exercise improves strength and physical performance in people with mild to moderate Parkinson's disease：a systematic review. J Physiother, 59：7-13, 2013
26) 近藤智善：パーキンソン病患者の下肢筋力増強訓練の効果解析. 脳21, 8(3)：338-342, 2005

（梛野浩司）

08 実践編 （畿央大学：岡田洋平）

外的キューをいかに効果的に使用するか？

何をどう解決するか？

- 外的キューはパーキンソン病の理学療法において従来から利用され，その有効性に関するエビデンスも示されているが，各キューの効果，適応を理解した上で，適切な外的キューを臨床適用する．

❶ パーキンソン病患者における視覚キュー，聴覚キューの役割

　パーキンソン病患者は内発性随意運動の障害が顕著であるが，視覚キューや聴覚キューなどの外的キューが与えられることにより，その運動，動作が改善する．この現象は逆説動作（kinesie paradoxale）として古くから知られている．外的キューとしては視覚キューや聴覚キュー，体性感覚キューがあげられるが，視覚キューや聴覚キューを用いられることが多い．理学療法場面おいて，外的キューは代償戦略として患者や家族指導に用いられたり，歩行や立ち上がりなどの動作練習にも利用されたりしており，近年のガイドラインやシステマティックレビューでは外的キューの歩行障害に対する有効性が示されている[1～3]．以下に，外的キューの即時効果，持続効果について視覚キュー，聴覚キューを中心に述べる．

（1）外的キューの即時効果

　理学療法場面において，視覚キューや聴覚キューなどの外的キューは歩行障害の改善を目的として利用されることが多い．視覚キューは歩幅などの歩行の空間的要因の改善を目的として利用し，聴覚キューは歩行リズムなどの時間的要因の改善を目的として利用されることが多い．2012年の歩行障害に対する外的キューの効果に関するメタアナリシスでは，聴覚キューはケイデンス，歩幅，歩行速度を改善させるが，視覚キューは歩幅のみ改善させるので，パーキンソン病患者の歩行障害には聴覚キューがより有効であると結論付けられている[3]．しかし，パーキンソン病患者全員に聴覚キューを適用すればいいということではない．

　視覚キュー，聴覚キューはパーキンソン病患者全員に同じように効果を示すのではなく，その効果は，患者がすくみ足を呈するかどうかによって異なる．すくみ足のある患者においては，視覚キューは，すくみ足の減少，歩幅や歩行速度増加，歩

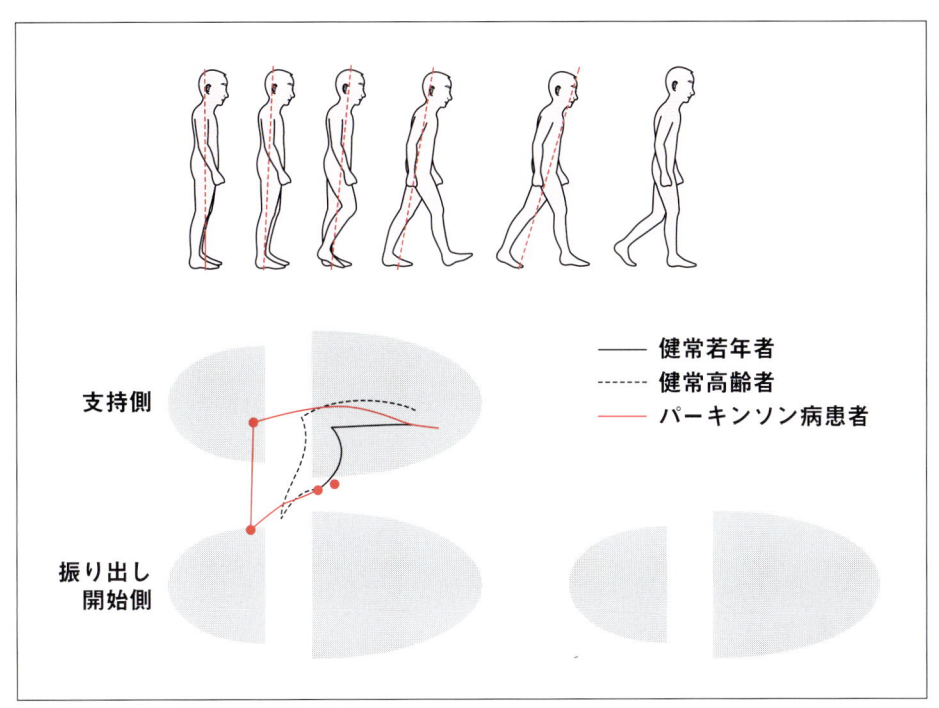

図1● 歩行開始時の予測的姿勢制御

（文献7）より改変引用）

行時の下肢の関節運動の改善などの効果を示すが，聴覚キューは歩行速度の増加などの改善は認められるがすくみ足が増加してしまう[4]．すくみ足は歩行の安全性を低下させ転倒にもつながる現象でありその改善を最優先すべきであるので，すくみ足のある患者に対しては視覚キューを適用することが望ましい．一方，すくみ足のない患者においては，視覚キューは歩行速度を低下させるが，聴覚キューは歩行速度を低下させず，歩行時の下肢の関節運動をわずかに改善させることが報告されている[4]．聴覚キューにはパーキンソン病患者の歩行リズムを改善させる作用もあるため[5]，すくみ足のない患者にはどちらかといえば聴覚キューの利用が望ましい．

　パーキンソン病患者は歩行開始動作にも問題を有することが多い．歩行開始時の歩幅の低下には視覚キューが有効である[6]．歩行開始時，足圧中心は振り出し開始側かつ後方に移動してから支持側に移動する．足圧中心が振り出し開始側かつ後方に移動する期間は，支持側かつ前方への重心を移動させるための準備相であり，予測的姿勢制御と呼ばれる．パーキンソン病患者は健常高齢者や健常若年者と比較して，予測的姿勢制御における足圧中心の移動距離が小さい[7]（図1）．歩行開始時に聴覚キューあるいは体性感覚キューを利用することにより，予測的姿勢制御における足圧中心の移動距離が改善し，両脚支持期が短縮し，歩幅が増加することが報告されている[8]．歩行開始時に視覚キューを利用することによっても同様に予測的姿勢制御の改善がみられると考えられる．以上より，歩行開始時に多いすくみ足には

視覚キューが最も適切であると考えらえる．

　方向転換動作に対しても外的キューは有効である．方向転換動作に対して，視覚キュー，聴覚キュー，体性感覚キューを適用して検討した研究によると，聴覚キューが方向転換動作の速度を増加させる効果が最も大きかったとしている．しかし，3つのキューの中では聴覚キューが最もすくみ足の発生頻度が高く，視覚キューではすくみ足の発生頻度が低かった[9]．やはり，方向転換動作においてもすくみ足のある患者には視覚キューの利用が望ましいと考えられる．

　立ち上がり動作に対しても外的キューは有効である．立ち上がり動作前の聴覚キュー，視覚キューにより立ち上がり速度や立ち上がり時の下肢の関節運動が改善されることが報告されている[10]．立ち上がり動作が開始前に外的キューを利用することにより，パーキンソン病において障害される運動準備が促されると考えられる．その他には，パーキンソン病患者の筋力は無動の影響を受けるため，筋力増強練習時に主動作筋の活動増加を目的に外的キューを利用することもある．

(2)外的キューの持続効果

　パーキンソン病患者に対して外的キューを利用した動作練習を継続的に実施することにより，外的キューを利用しない状態での動作も改善する．この点について検証した有名な研究がRESCUE（The Rehabilitation in Parkinson's Disease：Strategies for Cueing）trial[11]である．その研究によって，パーキンソン病患者153名を対象に外的キューを用いた動作練習を在宅にて3週間実施した結果，外的キューを利用しない状態の歩行やバランス能力が改善したことが示された．また，外的キューを用いた動作練習を在宅にて実施することにより，日常生活における活動性が向上することも報告されている[12]．臨床場面において外的キューは，利用している際の動作は改善するが，外的キューを利用しないとその効果は消失してしまうと考えられることも多いが，外的キューを利用した動作練習を継続的に行うことにより，その持続的効果が得られることを示した臨床的意義は大きい．しかし，介入を中止すると数週間でその効果がなくなり，キャリーオーバー効果は得られなかったと報告しており，この結果は継続的な介入の必要性を示唆するものである．

　外的キューを用いて二重課題（dual task）下における歩行練習を実施することにより，外的キューを与えなくても，二重課題下の歩行能力が改善することも報告されている[13]．パーキンソン病患者は二重課題下で歩行を行う際に，歩行が不安定な状態であるにも関わらず，第2課題の方を優先してしまう"posture second strategy"をとる傾向にあるとされる[14]が，二重課題練習時に外的キューを用いることによって，歩行動作に注意が向き，その優先度が高くなるのではないかと考えられる．

> **知っておきたいこと ア.ラ.カルト.**
>
> **すくみ足の有無の評価**
>
> 外的キューを適用する際，すくみ足の有無の評価が重要になる．すくみ足の有無の臨床的評価としては，患者，家族に対する日常生活におけるすくみ足の出現についての問診，歩行開始，方向転換，閉所，目的地，人通りの多い場所での歩行，二重課題下での歩行，その場での足踏み動作などによる検査場面でのすくみ足の誘発などがあげられる．研究においては，上記の評価に合わせてすくみ足の重症度スコアである freezing of gait questionnaire (FOGQ)[15] の第3項目である「歩行中や方向転換，歩行開始時などに足が地面にくっつくような感じはどの程度ありますか？」に対して週に1回（月に1回の場合も）以上と答えた者をすくみ足がある者と定義されることが多い．

> **メモ ▶ 歩行開始時の体性感覚キュー**
>
> 歩行開始時の予測的姿勢制御における足圧中心の振り出し開始側への移動に大きく関わる筋の1つが中殿筋である．振り出し開始側の中殿筋の部位をタッピングすることにより予測的姿勢制御に改善が得られることが知られている．すくみ足のある患者では振り出し開始側が一定しない[16]こともあるため，その患者に適した振り出し開始側を事前に確認した上で，体性感覚キューを利用する必要がある．

2 アプローチの理論的背景

パーキンソン病において障害される内発性随意運動は内的な記憶に基づいて発現される随意運動である．内発性随意運動を行う際，内的な記憶に基づき，補足運動野から一次運動野へ運動発現のためのプログラムが伝えられ，運動が発現される．パーキンソン病の主病変は中脳黒質のドパミンニューロンの変性脱落であるが，大脳皮質-基底核ループの障害により二次的に補足運動野や前頭葉の機能低下が生じる．その結果，補足運動野における運動プログラムの生成に障害が生じ，内発性随意運動が障害されると考えられる．

外的キューにより動作が改善するメカニズムは以下のように考えられている．例えば視覚キューが入力されたときには，視覚情報が後頭葉から頭頂葉に伝えられる．頭頂葉で生成された空間座標に対する運動プログラムが運動前野で生成される．その運動プログラムが一次運動野に伝えられ，運動が発現される（図2）．運動前野を介した外発性随意運動の発現経路は，パーキンソン病患者において機能が低下して

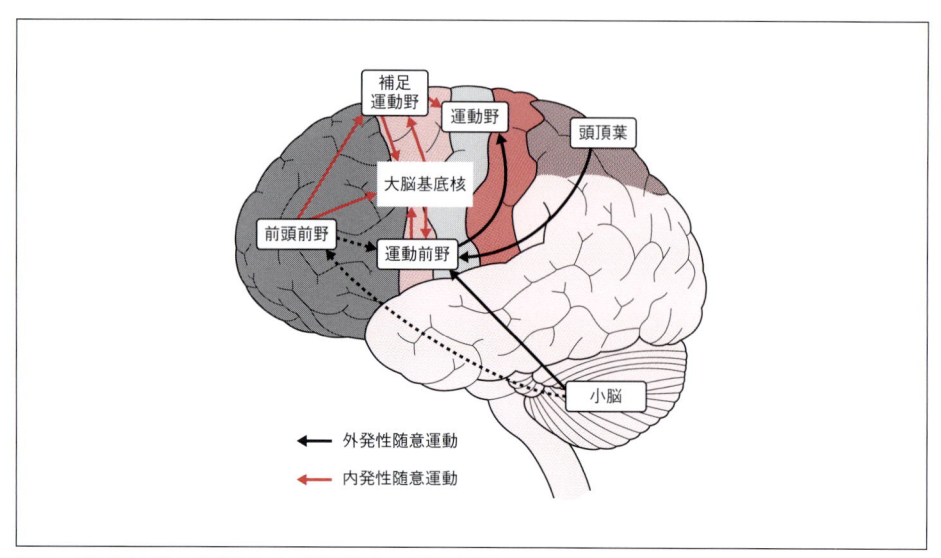

図2●外発性随意運動と内発性随意運動の脳内処理機構

(文献18)より改変引用)

いる大脳基底核や補足運動野などの内発性随意運動の発現経路を介さないため，パーキンソン病患者は外的キューにより動作が改善すると考えられる[17, 18]．他には，パーキンソン病では視床下核に異常な過活動がみられることが報告されているが，外的キューを用いることにより，その視床下核の病的活動が抑制されることもそのメカニズムの可能性の1つとして考えられている[19]．

　パーキンソン病患者は歩行開始時の予測的姿勢制御における足圧中心の移動距離が減少するが，足圧中心の後方移動に関連する前脛骨筋の活動低下，ヒラメ筋運動ニューロンプール興奮性の抑制低下がその原因と考えられている．しかし，外的キューを与えることにより歩行開始時の予測的姿勢制御における前脛骨筋の活動が上昇し，ヒラメ筋運動ニューロンプールの興奮性の抑制が増加することが報告されている[20]．この知見から，パーキンソン病患者は運動前の準備が障害されるが，動作開始時に外的キューを与えることにより，予測的姿勢制御のような運動前の準備も改善する効果があると考えらえる．また，外的キューを与えることにより動作に必要な主動作筋の活動が増加し，拮抗筋の活動が抑制されるように作用することは注目に値する．

　最後に，外的キューを利用した動作練習による脳の可塑的変化について述べる．外的キューによる脳の可塑的変化については経頭蓋磁気刺激（transcranical magnetic stimulation：TMS）を用いて上肢課題で検討したものがいくつか存在する．上肢課題時に外的キューを利用して練習することにより，上肢課題のパフォーマンスが改善し，運動皮質に可塑的変化が生じるが，外的キューなしではパフォーマンスの改善も運動皮質の可塑的変化が生じなかった[21]．この知見は，外的キューを利

用して動作練習を行うことにより，運動皮質に可塑的変化を生じさせる可能性があることを示唆している．

> **知っておきたいこと　ア.ラ.カルト.**
>
> **補足運動野（supplementary motor area：SMA）**
> 　補足運動野は一次運動野の前内側に存在し，ブロードマン6野の一部である．補足運動野は自発的な運動のプログラミングや両手動作，順序動作，随意運動遂行に伴う予測的姿勢制御などの機能に関与する．前補足運動野は運動の時間制御に特に関与すると考えられる．
>
> **運動前野（premotor area：PMA）**
> 　運動前野は一次運動野の前外側に位置し，ブロードマン6野の一部である．運動前野の背側は，主に運動の準備や視覚情報に基づく運動制御に関与し，運動前野の腹側は，自己の周囲の物体に対してリーチして捕捉する機能などに関与すると考えられる．

❸ 具体的アプローチとその効果

（1）歩行に対する外的キュー
①視覚キュー

　視覚キューは先述のように歩幅などの歩行の空間的指標の改善に有効である．歩行に対する視覚キューとして最もよく利用されるのは進行方向に対して垂直な線である．線と線の間隔は，歩行時の歩幅は体格によっても異なるため下肢長の60～80％，40～50cm程度とすることが多い．パーキンソン病患者は歩行障害と同時にバランス障害を有する場合がほとんどであり，外的キューを利用しない際よりも姿勢不安定性が増強されない範囲で，歩幅が大きくなるのを目標に線と線の間隔を決定するとよい．パーキンソン病患者は視覚におけるコントラスト感度が低下しているとする報告[22]もあり，視覚キューの認識とキューに対する注意を高めるため，線の色は床面の色に対してコントラストが高い色にしたほうがよい．歩行の際，患者には線をまたぐように指導しても，踏むように指導してもよい．視覚キューの効果は，患者が視覚キューの提示する視覚座標に対する運動を意識することによりはじめて得られる．そのため，重要になるのは患者の視覚キューに対する注意であり，視覚キューを利用して歩行する際患者が視覚キューに視線を向けているかどうかが重要なポイントとなる．

すくみ足による歩幅の低下と歩隔の低下による側方不安定性が強いケース

すくみ足による歩幅の低下には進行方向に垂直な線などの視覚刺激が有効であるが，その線の長さが短い（30cm以下）と歩隔を減少させる作用がある[23]（図3）ため，一定の長さ以上の線を引くよう指導する．視覚刺激は歩幅のみでなく，歩隔にも作用することを配慮する必要がある．

日常生活場面においては，図4のようにベッドから立ち上がってからの歩行開始，方向転換，閉所などすくみ足が生じやすい場所に適宜視覚キューとして線を利用する．視覚キューとしての線は臨床場面においてビニールテープを床面に貼ることが多いが，自宅に視覚キューを導入するにあたり家族のビニールテープの受け入れがよくない場合はタイルカーペットを利用して床面を格子模様にすることを考慮してもよい（図5）．その他に，T字杖の先端に横バーをつけたL字杖を適用することもある（図6）．L字杖の中には手元のボタンで横バーを出し入れの操作ができるようになっているものも開発されている．患者指導においては，視覚キューとして床に線がない時でも，わずかな床の模様や患者自身の振り出す側と反対の足も視覚キューとして利用可能であることを指導する．また，介助者にも，すくみ足の強い患者と歩行する際は，介助者自身の足を患者の前に出して視覚キューとして利用できることや，患者に視覚キューに視線を向けるよう必要に応じて指示する必要があることを指導する．

ここまでは視覚キューの即時効果や代償戦略としての利用について述べたが，ここでは歩行練習時に視覚キューを利用する際の留意点について述べる．パーキンソン病患者は感覚-運動統合異常を有する．パーキンソン病患者は自己の意図した運動よりも小さい動きになっているが，その動きが小さくなっていることを知覚できていないことが多い．視覚キューを利用して歩行練習することにより，その動作は大きくなり改善されるが，その効果を持続させるためには歩幅が大きくなっている際の下肢の体性感覚にも注意を向けてもらうことがポイントになる可能性があると考えられる．

歩行開始時のみにすくみ足が強いケース

すくみ足が強いケースは視覚キューの適応になるが，歩行開始時のみにすくみ足が強いケースには，食卓やトイレ，ベッド周囲など日常生活場面において歩行開始動作が行われることが多い場所にのみ，視覚キューを導入すればよい．症例に応じてすくみ足の出現しやすい状況は異なるため，すくみ足の評価に基づき症例に応じて必要な箇所に視覚キューを導入する必要がある．

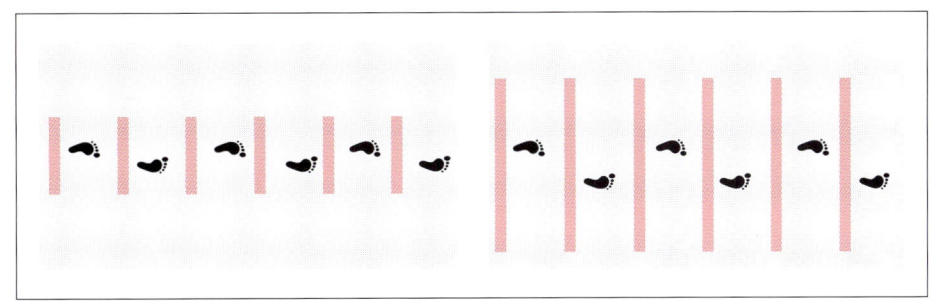

図3●線の長さによる歩隔への作用の差異

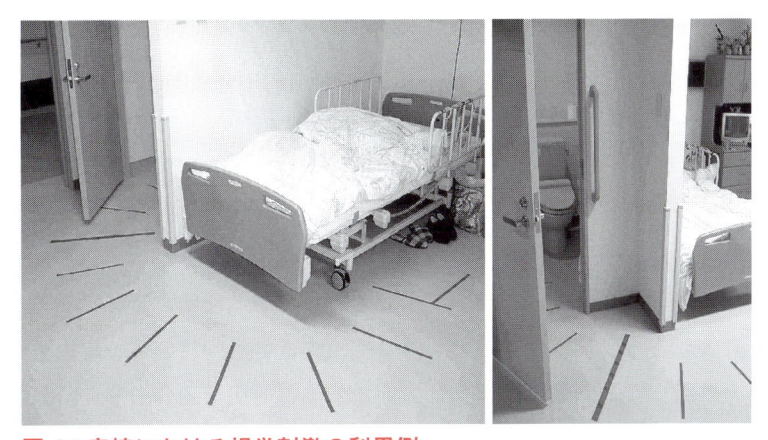

図4●病棟における視覚刺激の利用例

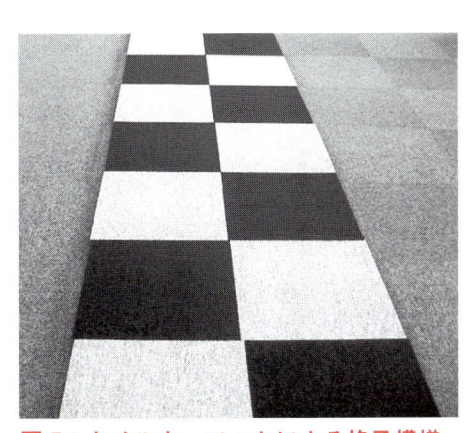

図5●タイルカーペットによる格子模様　図6●L字杖

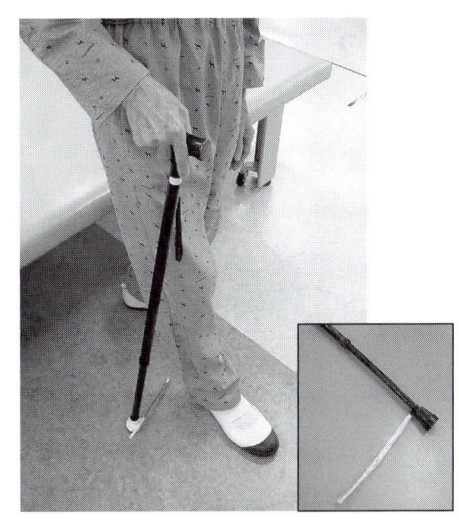

> **知っておきたいこと ア.ラ.カルト.**
>
> **sequence effect（連続効果）について**
>
> 　歩行時に下肢長に対して極端に短い間隔で線を引いて視覚キューを与えて数歩歩くと，健常人ではその後歩幅を大きくするよう修正されるが，パーキンソン病患者では歩幅の修正が起こらず，さらに歩幅が小さくなり，すくみ足を誘発してしまう[24]．これを sequence effect といい，パーキンソン病患者の歩行中の運動プログラムの更新の異常を示す所見と考えられている．すくみ足が強い症例ではトレッドミル歩行練習などには特に歩幅が小さくなりやすいため，練習時に下肢の接地点の目印となるような視覚キューを利用する．練習時に歩幅が小さくなってきた際にはすぐに歩幅を大きくするよう修正する必要がある．

オンオフ障害が顕著なケース

　オンオフ障害が顕著で，オフ時のすくみ足が顕著なケースでは，抗パーキンソン病薬の効いている時間が予測しにくく急激に切れて動けなくなってしまうことがあり，日常生活活動が著しく制限される．急にすくみ足で動けなくなった際も，視覚刺激を利用すれば何とか歩行可能な場合も多く，外出時などは必要になればいつでも視覚刺激を利用可能なL字杖（図6）の携帯をすすめ，家族や介助者への介助法の指導も合わせて行う．

②聴覚キュー

　聴覚キューとしてはメトロノームを利用することが多い．電子メトロノームは1分間あたりの拍数を設定可能であり，1分間あたりの拍数が患者の1分間あたりの歩数となる．患者に聴覚キューを与える際，まず通常歩行における患者の歩行リズムを算出する必要がある．患者の通常歩行の歩行リズムは，10m歩行テストの際，所要時間と歩数を測定することにより，そこから1分間あたりの歩数を算出可能である．先述のように，聴覚キューはすくみ足のない患者に適したキューであり，すくみ足のない患者には通常歩行から10％増のリズムまでの範囲で聴覚キューを設定することが多い．すくみ足のある患者に対しては，聴覚キューはすくみ足を誘発する可能性があるため基本的に使用しないことが多いが，患者の嗜好などにより聴覚キューを利用する場合などは通常歩行リズムの10％減ぐらいの低めのリズムで聴覚キューを設定することが望ましい[25]．聴覚キューを利用する際は，患者に音が鳴るタイミングで踵接地を行うよう指導することが多い．

　聴覚キューとして音楽が利用されることもある．音楽に合わせて動作練習を行うことにより，歩行関連能力だけでなく心理面への効果もあることが報告されてい

る[26〜29]．わが国でもパーキンソン病患者に対する音楽療法CDも販売されており利用可能である．そのCDの中にはクラシック音楽や童謡などの音楽が入っており，すべての音楽には1分間120拍の一定のリズムに編集されており，BGMとしてメトロノーム音によるリズムが刻まれている[29]．

聴覚キューにタイミングをうまく合わせられないケース

患者の中には歩行練習の際，メトロノームの音に踵接地のタイミングをうまく合わすことができないケースも存在する．そのようなケースでも，一定のリズムの音楽に合わせて歌を歌いながら歩行することにより，自然と歩行のリズムと音楽のリズムが一致してくることがある．声に出して歌を歌うのが恥ずかしいと感じるケースでも心の中で歌を歌う（mental singing）だけでも，歩行リズムが改善する[30]ことがあり，臨床においても利用可能な手法である．

歩行リズムの乱れが顕著なケース

歩行中，徐々に歩行リズムが早くなってしまう傾向が強いケースも存在する．歩行リズムに対しては聴覚刺激の他に，トレッドミルの即時効果[31]についても報告されており，どちらかあるいはそれらを併用することにより改善が見られることがある．

(2) 歩行以外に対する外的キュー

外的キューを利用する歩行以外の対象動作としては立ち上がり動作があげられる．パーキンソン病患者は立ち上がり時の重心前方移動が不十分なことが多い．そのため視覚キューを患者の足元と患者の前方の壁などに設定し，患者には足元の視覚キューを見てから，前方の壁の視覚キューを見て立ち上がるように指導する．それにより，立ち上がり動作時の重心前方移動，そしてその後の上方への移動が促される．この方法は患者の自宅のトイレや立ち上がり動作練習時などに利用可能である（図7）．また，立ち上がり動作前の準備や下肢の伸展筋に力を入れるタイミングなどで声掛けによる聴覚キューをいれることも有効である場合がある．

その他に，外的キューを筋力増強練習にも利用することがある．パーキンソン病患者は無動の影響で筋力増強練習時に十分な筋活動を生じることができず，十分な筋力増強効果が得られない場合がある．筋力増強練習の効果をより高くするには対象筋の活動を大きくする必要がある．先に述べたように外的キューにはパーキンソン病患者の動作の主動作筋の活動を増加し，拮抗筋の活動を抑制する作用が期待されるため，外的キューを利用した筋力増強練習が有用であると考えられる．筋力増強練習時も動きが小さくなってしまう症例でも図8のように視覚キューを利用して目標を定めることにより，大きな運動を誘発することが可能である．筋力増強練

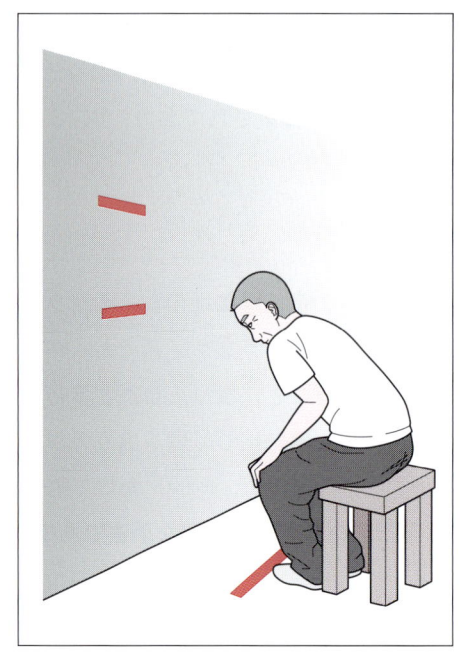

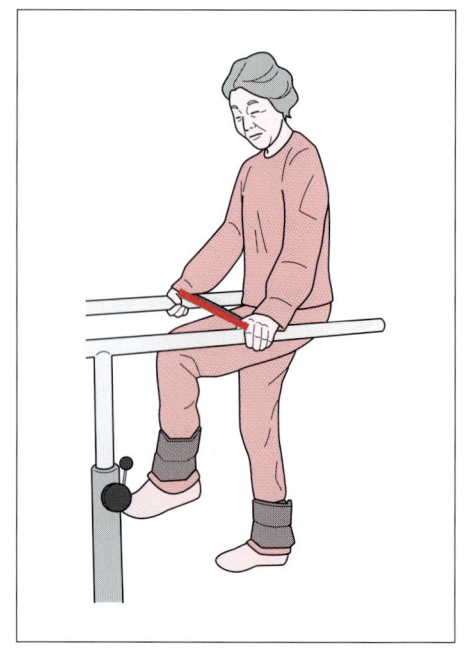

図7● 立ち上がり動作に対する視覚キュー　図8● 筋力増強練習における視覚キュー

習における外的キューの利用は，無動の影響が強い症例などには特に有用であると考えられる．

外的キューにより改善がみられないケース

　視覚キューや聴覚キューなどの外的キューもその感覚に患者が注意を向けていなければ改善がみられないこともある．パーキンソン病においては大脳皮質-基底核ループを介して前頭葉機能が低下し，注意障害が顕著にみられることもあるため，前頭葉機能評価検査（frontal assessment battery：FAB）[32]などを用いて前頭葉機能評価を実施する必要がある．視覚キューが有効でない場合は，患者が視覚キューを見ているかどうか確認するため患者の視線を評価する．さらに，脳血管性パーキンソニズムなど他のパーキンソニズムでは外的キューが有効でないこともあるため，錘体路徴候や症状の左右差，垂直性眼球運動の低下など他のパーキンソニズムのキーとなる徴候がないかも確認する．

> **知っておきたいこと ア.ラ.カルト.**
>
> **長期効果の視点の必要性**
>
> 　パーキンソン病は神経変性疾患の1つであり，緩徐進行性の疾患である．その疾患特性から考えて，理学療法の介入効果を評価する際，「数週間の理学療法介入により，身体機能や動作能力などのアウトカムが改善した」というような短期的な視点だけでなく，「数年間介入し続けたことにより，身体機能や動作能力の大幅な低下を防ぐことができた」というような長期的な視点を持つ必要がある．

標準化の方向性と今後の課題

- すくみ足の有無により外的キューの即時的な効果に差異が生じることが近年明らかにされ始めたばかりである．理学療法場面において，すくみ足の有無をはじめ各症例の問題点に応じて適切な外的キューを適用し，その長期効果に関する根拠を蓄積する必要がある．

引用文献

1) 日本神経学会パーキンソン病治療ガイドライン2011：http://www.neurology-jp.org/guidelinem/parkinson.html, 2013. 3. 1
2) Keus SH, Bloem BR, Hendriks EJ, et al：Evidence-based analysis of physical therapy in Parkinson's disease with recommendations for practice and research. Mov Disord, 22：451-460, 2007
3) Spaulding SJ, Barber B, Colby M, et al：Cueing and gait improvement among people with Parkinson's disease：a meta-analysis. Arch Phys Med Rehabil, 94(3)：562-570, 2013
4) Lee SJ, Yoo JY, Ryu JS, et al：The effects of visual and auditory cues on freezing of gait in patients with Parkinson disease. Am J Phys Med Rehabil, 91：2-11, 2012
5) Hausdorff JM, Lowenthal J, Herman T, et al：Rhythmic auditory stimulation modulates gait variability in Parkinson's disease. Eur J Neurosci, 26：2369-2375, 2007
6) Jiang Y, Norman KE：Effects of visual and auditory cues on gait initiation in people with Parkinson's disease. Clin Rehabil, 20：36-45, 2006
7) Halliday SE, Winter DA, Frank JS, et al：The initiation of gait in young, elderly, and Parkinson's disease subjects. Gait Posture, 8：8-14, 1998
8) Dibble LE, Nicholson DE, Shultz B, et al：Sensory cueing effects on maximal speed gait initiation in persons with Parkinson's disease and healthy elders. Gait Posture, 19：215-225, 2004
9) Nieuwboer A, Baker K, Willems AM, et al：The short-term effects of different cueing modalities on turn speed in people with Parkinson's disease. Neurorehabil Neural Repair, 23：831-836, 2009
10) Mak MK, Hui-Chan CW：Audiovisual cues can enhance sit-to-stand in patients with Parkinson's disease. Mov Disord, 19：1012-1019, 2004
11) Nieuwboer A, Kwakkel G, Rochester L, et al：Cueing training in the home improves gait-related mobility in Parkinson's disease：the RESCUE trial. J Neurol Neurosurg Psychiatry, 78：134-140, 2007
12) Lim I, van Wegen E, Jones D, et al：Does cueing training improve physical activity in patients with Parkinson's disease? Neurorehabil Neural Repair, 24：469-477, 2010
13) Rochester L, Baker K, Hetherington V, et al：Evidence for motor learning in Parkinson's disease：acquisition, automaticity and retention of cued gait performance after training with external rhythmical cues. Brain Res, 1319：103-111, 2010
14) Bloem BR, Grimbergen YA, van Dijk JG, et al：The "posture second" strategy：a review of wrong priorities in Parkinson's disease. J Neurol Sci, 248：196-204, 2006
15) Giladi N, Shabtai H, Simon ES, et al：Construction of freezing of gait questionnaire for patients with Parkinsonism. Parkinsonism Relat Disord, 6：165-170, 2000
16) Okada Y, Fukumoto T, Takatori K, et al：Variable initial swing side and prolonged double limb support represent abnormalities of the first three steps of gait initiation in patients with Parkinson's disease with freezing of gait. Front Neurol, 2：85, 2011
17) Hanakawa T, Fukuyama H, Katsumi Y, et al：Enhanced lateral premotor activity during paradoxical gait in Parkinson's dis-

ease. Ann Neurol, 45：329-336, 1999
18) Gazzaniga MS：Cognitive Neuroscience, 2008, WW Norton & Co
19) Sarma SV, Cheng ML, Eden U, et al：The effects of cues on neurons in the basal ganglia in Parkinson's disease. Front Integr Neurosci, doi：10.3389/fnint.2012.00040, 2012
20) Hiraoka K, Matuo Y, Iwata A, et al：The effects of external cues on ankle control during gait initiation in Parkinson's disease. Parkinsonism Relat Disord, 12：97-102, 2006
21) Mak M, Hallett M：Effect of cued training on motor evoked potential and cortical silent period in people with Parkinson's disease. Clin Neurophysiol, 124：545-550, 2012
22) Bodis-Wollner I, Marx MS, Mitra S, et al：Visual dysfunction in Parkinson's disease. Loss in spatiotemporal contrast sensitivity. Brain, 110：1675-1698, 1987
23) 中山順, 岡田洋平, 前岡浩, 他：パーキンソン病患者に配慮した歩行誘導パターンのユニバーサルデザイン. 畿央大学紀要, 12：19-26, 2010
24) Chee R, Murphy A, Danoudis M, et al：Gait freezing in Parkinson's disease and the stride length sequence effect interaction. Brain, 132：2151-2160, 2009
25) Willems AM, Nieuwboer A, Chavret F, et al：The use of rhythmic auditory cues to influence gait in patients with Parkinson's disease, the differential effect for freezers and non-freezers, an explorative study. Disabil Rehabil, 28：721-728, 2006
26) de Dreu MJ, van der Wilk AS, Poppe E, et al：Rehabilitation, exercise therapy and music in patients with Parkinson's disease：a meta-analysis of the effects of music-based movement therapy on walking ability, balance and quality of life. Parkinsonism Relat Disord, 18(suppl 1)：S114-119, 2012
27) Pacchetti C, Mancini F, Aglieri R, et al：Active music therapy in Parkinson's disease：an integrative method for motor and emotional rehabilitation. Psychosom Med, 62：386-393, 2000
28) 林明人：Parkinson病における音楽療法. 神経治療, 24：703-710, 2007
29) 林明人：パーキンソン病に効く音楽療法CDブック, 2012, マキノ出版
30) Satoh M, Kuzuhara S：Training in mental singing while walking improves gait disturbance in Parkinson's disease patients. Eur Neurol, 60：237-243, 2008
31) Frenkel-Toledo S, Giladi N, Peretz C, et al：Treadmill walking as an external pacemaker to improve gait rhythm and stability in Parkinson's disease. Mov Disord, 20：1109-1114, 2005
32) Dubois B, Slachevsky A, Litvan I, et al：The FAB：a Frontal Assessment Battery at bedside. Neurology, 55：1621-1626, 2000

（岡田洋平）

09 実践編

(甲南女子大学：松谷綾子・石原内科・リハビリテーション科：小森絵美 訳)

パーキンソン病患者のリハビリテーションにおける運動イメージの活用

Motor imagery in the rehabilitation of patients with Parkinson's disease
Heremans E, Vercruysse S, Nackaerts E, Spildooren J, Nieuwboer A
Department of Rehabilitation Sciences, KU Leuven, Leuven, Belgium

1 運動イメージ：定義，タイプ，働き

　ヒトの脳は驚くべき自己再生能力を有している．それは，新しいスキルを学習する時や，外傷もしくは慢性疾患により損失または障害された機能を再学習するために起こる．

　過去10年以上の研究により，たとえ明らかな動きが生じなくとも運動学習は達成しうることが確認されている．"運動イメージ（MI）"から引き起こされた目に見えない運動は，神経の可塑性を向上させるための運動トレーニングに使うことができる新たな代替情報を提供するといわれている．MIは，ある人が身体運動を生じることなく思考上で行動をシミュレートする時の動的な状態というように定義できる[1]．これは異なったモダリティにおいて生じるが，その中でも特に運動感覚や視覚的モダリティがよく用いられる手段である．運動感覚を用いたMIの間，個人はある特定の動きに関連した気持ちをイメージしている．例えば，視覚的なMIは，課題遂行を見ているイメージとして表現することができる．

　さらにモダリティを細分化すると，本人もしくは第3者の視点というように区別することもできる．これは言い換えると，内的感覚と外的感覚と呼ばれるものである．本人の視点が用いられた場合は，その人の身体内にいることをイメージし，実際の場面で期待される視覚的また/もしくは運動感覚を体験する[2]．一方，第3者の視点であると，被験者は外部観察者の視点で自分自身を見るのである．

　MIの練習は，異なった目的に応じて行われる[3]．第1に，MIというのは，目前に起こる行動に対して準備するために用いられる．なぜなら，MIが実際に課題を遂行する時に，活動すべき神経回路を準備させるからである．このことは，パーキンソン病患者のような運動の企画や運動の自動化に障害を持つ患者のリハビリテーションにおいて高い重要性を有している．この場合，MIは，難しい運動，例えば椅子から立ち上がりや狭い通路を通るといった動作に対して意識的に準備するため

に用いられる．MI練習の第2の働きは，運動スキルを実際に練習する際に確認することができる．運動イメージは，新規スキルまたは既知のスキルであっても，それらのスキルに関連した学習過程の異なった時期に用いることができる．さらに筋力，タイミング，正確性，効率性といったパフォーマンスの複数の要素を向上させることにも用いられる[4〜6]．この働きは，脳卒中患者が上肢の運動を再学習する場面や，パーキンソン病患者が歩行の質を再獲得するために練習を行う場面といったリハビリテーション過程に非常に関連している．第3に，MIは学習過程の後期において既知の運動戦略を強化させたい人，もしくは誤った運動を修正させたい人を補助するものとして有用である．再度繰り返すが，このような働きは患者が理学療法の治療セッション中に練習した内容を強化するための追加練習として用いることができるため有用である．

❷ 運動イメージの論理的背景

　生理学的基礎では，MIと運動遂行は，複数の同時進行している過程が存在する．まず，MIが生じた時に引き起こされる自律神経反応は，実際の動きと重なって生じる．例えば，歩行をイメージした時には，実際に歩行速度を上げる時と同様の心拍数と呼吸数の上昇が見られる[7]．このような反応は，皮膚電気反応や皮膚温のような他の自律神経反応にも見られる[8]．次に，歩行，書字や書画動作などのいくつかの動作においてイメージと運動遂行時間に近似性がある[9〜11]ことが報告されている．このような施行時間の近似は，「時間的同時性（temporal isochrony）」という言葉で表現される．MIもまた，運動遂行と同じ運動原理を呈する．例えば，イメージした運動の遂行時間は，実際に運動遂行した時に類似してフィッツの法則に従う．これは，MIおよび運動遂行のいずれにおいても，課題の難易度が上がれば運動遂行に要する時間もかかるということを示している．つまり，目標までの距離とその大きさによりその関係性が決まるということである[12,13]．

　神経レベルにおいても，MIと同様の運動遂行の間に有意な近似性が見られている．DecetyとGerardinら[14,15]は，同一のMIと運動遂行を行った際に近似した神経回路が活動したことを報告している．しかし，神経伝達物質の完全な一致はなかった[16]とも報告している．さらに，イメージと遂行の間の近似性は，運動練習を行った後に生じる神経の可塑性が，その運動課題をイメージ時にも観察されたとされているところからも確認できる．Lafleurら[17]は，運動練習から得られる脳の可塑性は，スキルを要する行動のMIと連絡のある脳領域にも部分的に反映されていると初めて示した研究者であった．

　総じて述べると，運動的および神経的レベルから見られた知見は，MIが身体的な運動遂行に関わる時と同様のメカニズムを部分的に共有しているという考えを支

持している．このことは，なぜ思考的練習は運動スキルの学習において神経回路の修正を促進させるのか，そして身体的な練習のように脳に類似した変化を起こすのかを説明するものである．

3 運動イメージ：神経リハビリテーションにおける新しい方法か？

　過去数十年間，MIに基づいた思考的練習は健常人の運動パフォーマンスを向上させるという結果が示されている[18]．そして，アスリートの間ではよく知られた方法となっている[19]．さらに最近では，MIに基づく練習は，神経系に障害を持つ患者に対して確実な効果をもたらすリハビリテーション方法として注目を集めている[20]．MIは，セラピストもしくは設備を不要とし，追加費用もしくは事故のリスクを生ずることなく，患者のトレーニング量を増加させる方法としてその価値が見出されている．MIは医療現場もしくは在宅環境のいずれかにおいてトレーニング量増加のために用いることができ，在宅での練習には非常に適したテクニックでもある．

　今日までに発表されているMIを用いた神経リハビリテーションでのエビデンスは，ほとんどが脳卒中からの回復患者についてであった．そして，脳卒中に対するリハビリテーションでは，歩行[21]，上肢の運動課題[22]，日常生活動作[23]などといったさまざまな練習課題で確実な結果を出している．

　しかし，神経リハビリテーションにMIを用いることの欠点は，すべての患者がこの技術を正確に使うことができない，というところにある．MIに関連した神経回路が実際の運動遂行で活動する部位と大きく重複しているため，脳損傷により運動遂行と同様にMIにも影響が及ぶ可能性がある．このような観点からSharmaら[24]は，「混乱した運動イメージ」を持つ脳卒中患者は，脳の時間的空間的領域において，求められる動きを正確にイメージすることができない，またはイメージをする際に他の戦略を用いたり，筋活動を増加させたりすることができないと報告している．Siriguら[25]とDanckertら[26]は，頭頂葉損傷ではイメージ能力の欠損が生じることや，Johnsonら[27]は，左前頭前野の損傷ではイメージを正確に使うことができないこと報告している．さらに，基底核と視床は運動のイメージにおいてきわめて重大な役割を果たしている．Kühnら[28]は，パーキンソン病患者において，視床下部の核では運動をイメージすると運動の遂行中と類似した経路が活性化したと報告している．Helmichら[29]は，振戦を呈するパーキンソン病患者において，視床腹側中間核がイメージに関連した反応が見られた際に関わっていたとしている．さらに，Leiguardaら[30]は，MIがパーキンソン病患者の淡蒼球の活動を変化させ，Li[31]は，一側の被殻に障害を呈した患者では，運動感覚のMIに特定した障害があっ

たことを発見している．MI 大脳基底核との関連性は，パーキンソン病患者のリハビリテーションにおいて MI を利用するという点で特に重要な意味を持っている．

❹ パーキンソン病患者における運動イメージ能力

　脳卒中の患者に MI トレーニングを用いたエビデンスが確実に増えている[32〜34]一方，パーキンソン病患者への応用に関する研究は希薄であり，確定的ではない．研究が不足している大きな理由は，パーキンソン病患者が正確な方法で MI を用いることが，できるかどうかが不確かだからである．なぜなら，MI が疾患そのものによる影響を受けるかもしれないという理論的理由があるからである．パーキンソン病における黒質線条体のドパミン不足は，イメージの遂行を妨げうる．なぜなら大脳基底核は身体動作中のみでなく，動作のイメージ中においても活性化する[15, 30, 31]ことが示されているからである．しかし，大脳基底核の機能障害が MI 能力に及ぼす直接的な影響についての研究は少なく，結論に一貫性は認められない．神経レベルにおいて，いくつかのイメージに関する研究では，パーキンソン病患者の薬のサイクルのオン・オフ期間の双方において，コントロール群に比して MI 中に活動の変化が見られたとしている[35, 36]が，その一方で，オン期間においては，有意差がない[37]という報告もある．Frak ら[38]による行動研究では，パーキンソン病の病態は把握課題のイメージには影響を及ぼす一方で，その身体動作には影響がないことを示した．それとは反対に，Dominey[39]や，Helmich ら[40]は，パーキンソン病における MI の障害が，同様の身体動作中に並行して見られたと報告している．上記の研究を踏まえると，こういった障害はイメージの質が不足していることによる影響なのか，もしくは保持されている MI がパーキンソン病患者の低下した身体動作能力に順応したのかという疑問が残されていた．

　この問題を一層明確にするために，Heremans ら[41]は，病期の初期と中期を呈するパーキンソン病患者の MI 能力を評価することを目標とした，いくつかの客観的スクリーニング法から成る大規模臨床実験を実施した．テストの前半部分は，運動感覚と視覚イメージについての質問紙である Kinesthetic and Visual Imagery Questionnaire（KVIQ）[42]で構成されている．これは，パーキンソン病患者の MI 能力の指標と信頼性および妥当性のあるテストである[43]．さらにこのテストには，メンタルクロノメトリー（心的時間）と Sharma ら[24]により提唱された Chaotic motor imagery assessment の一部とを含む．これらは，MI のタイプ（例えば視覚と運動感覚性の MI）や運動のタイプ（例えば，粗大と微細運動），MI 要因（例：正確性と時制構造と鮮明性）に焦点をあわせたものである．パーキンソン病患者においては，イメージの正確性は保たれ，一般的な運動コントロールの原理とは一致することがわかっている．さらに，この質問紙の結果では，パーキンソン病患者にお

けるイメージの鮮明性は保たれることが示された．これらの結果は，疾患のもつ要因とイメージの正確性・鮮明性の結果に有意な相関が見られなかったことから明らかに示されたものである．また，コントロール群同様に患者群においても，運動感覚性MI中よりも視覚性のMI中の方がより鮮明な感覚があることが明らかになった．パーキンソン病の症状の非対称性はあったが，身体の左右間において大きな違いは見られなかった．後のPetersonら[44]の研究でも，KVIQが用いられたが，Heremansら[45]によって，MIの鮮明さが保持されていることが明らかにされたのと同様に，パーキンソン病においてはMIが鮮明に保持されることが明示された．そして，抗パーキンソン病薬の"オン"と"オフ"の両期間においても，MIが残っていることも明らかにされた．最後にPickettら[46]は近年パーキンソン病患者用の歩行イメージに関する質問紙を開発し，MI能力，特に歩行に関連するイメージが残存していることを明確にした．これらの見解により，パーキンソン病患者のリハビリテーションにおいて，MIの練習を適応することが前途有望と考えられている．

❺ パーキンソン病患者における運動イメージ療法の医学的応用

　パーキンソン病患者は，自動運動すなわち意識下の認知制御によらない運動を行うことが困難なことが知られている[47,48]．Morrisらは，認知的制御技術がパーキンソン病患者の運動障害のいくつかを補うのに役立つことを示した．狭いドアの間を通る時や障害物の間を歩くなどといった連続した機能的動作を行うのに備えるためにMIを用いることができるため，MIは，認知制御技術であるといえるかもしれない．それは，運動課題前のプライミングが，実際の運動パフォーマンスを行う際の注意負荷を減少させるという考えからである．さらに，MI練習は，動作の大きさや速度の減少などの運動障害へ用いることもできるかもしれない．例えば，患者は歩行中や床面のマーカーをまたぐ時などに，メトロノームのリズムをイメージするのである．パーキンソン病患者においてMIを手法としてトレーニングを行った唯一の研究がある[49]．この研究で，MIと実際の練習を組み合わせることは，パーキンソン病患者の治療において，特に動作緩慢の緩和に対して有効であることを示した．身体的運動とMIを組み合わせた介入は，特に連続動作の所要時間，例えば寝た状態から起き上がることや立位から横になる動作，またtimed up and go testの所要時間をも改善させた．また，円の中で回転するようにという指示に対しても歩数に有意な改善が見られた．彼らの見解に基づき，その研究はMIでのリハーサルは，パーキンソン病患者において目前に起こる行動を促進するための認知的戦略として適用されているのかもしれないと結論付けた．この見解に対しては，さらなる研究がこの仮説を確固たるものにするために必要であり，またパーキンソン病患

者においてMIがどのように応用されるのかを調べることがより大きな利益を得るためにも必要となる．

　MIを医療現場もしくは在宅環境で用いる場合，確実に高い質をもってイメージすることが非常に重要となる．先行研究では，パーキンソン病患者における動作の質は，外的要因によることが多いことが明らかにされている．その要因とは，タスクに関連し増幅された視覚的・聴覚的情報の供給である[50～52]．動作の開始と継続を促すための外的な時間的・空間的刺激と定義される外的キューは，パーキンソン病患者における運動障害を（部分的に）克服するための有効な方法を提供する[51,52]と述べられている．外的キューを提供することによって，パーキンソン病における障害の病巣である大脳基底核[53]では，バイパスや代償ネットワークが活性化され[54]，動作において意味ある利益を導く[51,52,55]．Heremansら[45]は，その現象がイメージ動作中にも生じることを明らかにした．パーキンソン病患者が手の動作のMIを行っている時に，空間的な基準枠となる外的キューを追加すると，患者はより高いイメージの鮮明さを示したのである．同様にキューは，運動が適度な速度でイメージされることを確実にするために有用である．このようにこれらの見解は，イメージを通してだけよりも，環境的に動作の時間的空間的枠組みを提供した方が，MIを行うことが容易かつ効果的であることを示唆している．したがって，外的キューは，（医学的）トレーニングのプロトコルでのMIの練習という観点で，潜在的な利益をもたらすかもしれない．

❻ 今後の研究の方向性

　現在のところ，イメージトレーニングのどのタイプ（例えば，視覚的か運動感覚性のイメージか）がパーキンソン病患者にとってより有効かは明らかではない．Heremansら[41,56]は，パーキンソン病患者と健常人の両群において，視覚的イメージは，運動感覚性のイメージよりも容易であることを明らかにした．さらに患者は，MI中において，聴覚キューよりも視覚的キューから大きな利益を受けることが明らかとなった[45]．このことは，イメージトレーニングの初期においては，視覚的キューによるサポートを受けながら，視覚的イメージからトレーニングを始めることが賢明であり，そして運動感覚を用いるように発展させ，さらにもし可能であればトレーニングの後期では多感覚性のイメージを導入すべきという仮説につながっている．しかしながら，イメージトレーニングのタイプの違いによる効果やキューのタイプの違いによる効果の比較に関して，さらに多くの研究が必要である．

　さらに，イメージトレーニングの内容が練習課題や各個人患者の必要性にどのように適合されるのかを明らかにするべきである．例えば，目標物を目指すような課題において，もし空間的な基準が提供される場合，われわれはより大きな改善を期

待するが，一方で時間的なガイドを用いるとより大きな改善を得る人もいるかもしれない．さらに，パーキンソン病はかなり異型の多い疾患であるため，提供されるMI練習の方法は個別の必要性に合わせる必要がある．現在のところ，多くの研究は病期の初期と中期の患者であり，重大な認知的低下を伴っていない患者に限定されたものである．今後の研究では，これらの研究の結果が，より重篤な身体的・認知的障害を有する患者にも広範囲に適応されるか否かを明らかにすべきである．さらに多くの研究は研究室内で実施された課題のみで行われている．今後の研究では，患者の日常生活に関連のある課題に対して，このような研究結果が適応されるのかについても明確にすべきである．最後に，今後の医学的研究にて，リハビリテーションにおけるMI練習が肯定的な影響を及ぼすことが明らかとなれば，MI練習を他の既存のどの練習方法と組み合わせることが最適なのか検討することにつながるだろう．

7 結論

神経リハビリテーションにおけるMIの研究は，実質的にこの20年間で増加した．しかし，パーキンソン病患者におけるMIの研究は，いまだに乏しく，さらに小規模なものである．パーキンソン病患者のMI能力に対する研究は相反したものを含んだ結果で，その多くは疾患の病期や認知機能など患者の特性に依存するものが多い可能性がある．MI練習のトレーニング効果に関していうと，これまで唯一の研究がなされただけである．この研究では，MI練習が患者の動作緩慢を減少させるのに潜在的な役割を有することを示唆した．今後は，第1段階として本質的な研究の証明が必要であり，第2段階でパーキンソン病患者に対する治療技術としてのMIの可能性を確認するための無作為化試験が必要となる．

引用文献

1) Jeannerod M：The representing brain：Neural correlates of motor intention and imagery. Behav Brain Sci, 17：187-202, 1994
2) Mahoney MJ, Avener M：Psychology of the elite athlete：An exploratory study. Cognit Res Ther, 1：135-141, 1977
3) Magill RA：Motor learning and Control：Concepts and applications, 7th ed, 2004, McGraw-Hill, New York
4) Yue G, Cole KJ：Strength increases from the motor program：comparison of training with maximal voluntary and imagined muscle contractions. J Neurophysiol, 67：1114-1123, 1992
5) Yagüez L, Nagel D, Hoffman H, et al：A mental route to motor learning：improving trajectorial kinematics through imagery training. Behav Brain Res, 90：95-106, 1998
6) Gentili R, Han CE, Schweighofer N, et al：Motor learning without doing：trial-by-trial improvement in motor performance during mental training. J Neurophysiol, 104：774-783, 2010
7) Decety J, Jeannerod M, Germain M, et al：Vegetative response during imagined movement is proportional to mental effort. Behav Brain Res, 42：1-5, 1991
8) Roure R, Collet C, Deschaumes-Molinaro C, et al：Imagery quality estimated by autonomic response is correlated to sporting performance enhancement. Physiol Behav, 66：63-72, 1999
9) Decety J, Jeannerod M, Prablanc C：The timing of mentally represented actions. Behav Brain Res, 34：35-42, 1989
10) Decety J, Michel F：Comparative analysis of actual and mental movement times in two graphic tasks. Brain Cogn, 11：87-97, 1989
11) Papaxanthis C, Pozzo T, Skour X, et al：Does order and timing in performance of imagined and actual movements affect the

motor imagery process? The duration of walking and writing tasks. Behav Brain Res, 134：209-215, 2002
12) Caeyenberghs K, Wilson PH, van Roon D, et al：Increasing convergence between imagined and executed movement across development：evidence for the emergence of movement representations. Dev Sci, 12：474-483, 2009
13) Decety J, Jeannerod M：Mentally simulated movements in virtual reality：dose Fitt's law hold in motor imagery? Behav Brain Res, 72：127-134, 1996
14) Decety J, Perani D, Jeannerod M, et al：Mapping motor representations with positron emission tomography. Nature, 371：600-602, 1994
15) Gerardin E, Sirigu A, Lehéricy S, et al：Partially overlapping neural networks for real and imagined hand movements. Cereb Cortex, 10：1093-1104, 2000
16) La Fougère C, Zwergal A, Rominger A, et al：Real versus imagined locomotion：A [18F]-FDG PET-fMRI comparison. Neuroimage, 20：1589-1598, 2010
17) Lafleur MF, Jackson PL, Malouin F, et al：Motor learning procedures parallel dynamic functional changes during the execution and imagination of sequential foot movements. Neuroimage, 2：142-157, 2002
18) Feltz DL, Landers DM：The effects of mental practice on motor skill learning and performance：a meta-analysis. J Psychol, 5：25-57, 1983
19) Murphy SM：Imagery interventions in sport. Med Sci Sports Exerc, 26：486-494, 1994
20) Jackson PL, Lafleur MF, Malouin F, et al：Potential role of mental practice using motor imagery in neurologic rehabilitation. Arch Phys Med Rehabil, 82：1133-1141, 2001
21) Dunsky A, Dickstein R, Ariav C, et al：Motor imagery practice in gait rehabilitation of chronic post-stroke hemiparesis：four case studies. Int J Rehabil Res, 29：351-356, 2006
22) Langhorne P, Coupar F, Pollock A：Motor recovery after stroke：a systematic review. Lancet Neurol, 8：741-754, 2009
23) Liu KP, Chan CC, Lee TM, et al：Mental imagery for promoting relearning for people after stroke：a randomized controlled trial. Arch Phys Med Rehabil, 85：1403-1408, 2004
24) Sharma N, Pomeroy VM, Baron JC：Motor imagery：a backdoor to the motor system after stroke? Stroke, 37：1941-1952, 2006
25) Sirigu A, Duhamel JR, Cohen L, et al：The mental representation of hand movements after parietal cortex damage. Science, 273：1564-1568, 1996
26) Danckert J, Ferber S, Doherty T, et al：Selective, non-lateralized impairment of motor imagery following right parietal damage. Neurocase, 8：194-204, 2002
27) Johnson SH：Imagining the impossible：intact motor representations in hemiplegics. Neuroreport, 11：729-732, 2000
28) Kühn A, Doyle L, Pogosyan A, et al：Modulation of beta oscillations in the subthalamic area during motor imagery in Parkinson's disease. Brain, 129：695-706, 2006
29) Helmich RC, Bloem BR, Toni I：Motor imagery evokes increased somatosensory activity in Parkinson's disease patients with tremor. Hum Brain Mapp, 33：1763-1779, 2011
30) Leiguarda R, Cerquetti D, Tenca E, et al：Globus pallidus internus firing rate modification after motor-imagination in three Parkinson's disease patients. J Neural Transm, 116：451-455, 2009
31) Li CR：Impairment of motor imagery in putamen lesions in humans. Neurosci Lett, 287：13-16, 2000
32) Cho HY, Kim JS, Lee GC：Effects of motor imagery training on balance and gait abilities in post-stroke patients：a randomized controlled trial. Clin Rehabil (in press)
33) Guttman A, Burstin A, Brown R, et al：Motor imagery practice for improving sit to stand and reaching to grasp in individuals with poststroke hemiparesis. Top Stroke Rehabil, 19：306-319, 2012
34) Zimmermann-Schlatter A, Schuster C, Puhan MA, et al：Efficacy of motor imagery in post-stroke rehabilitation：a systematic-review. J Neuroeng Rehabil, 5：8, 2008
35) Filippi MM, Oliveri M, Pasqualetti P, et al：Effects of motor imagery on motor cortical output topography in Parkinson's disease. Neurology, 57：55-61, 2001
36) Tremblay F, Léonard G, Tremblay L：Corticomotor facilitation associated with observation and imagery of hand actions is impaired in Parkinson's disease. Exp Brain Res, 85：249-257, 2008
37) Cunnington R, Egan GF, O'Sullivan JD, et al：Motor imagery in Parkinson's disease：a PET study. Mov Dis, 16：849-857, 2001
38) Frak V, Cohen H, Pourcher E：A dissociation between real and simulated movements in Parkinson's disease. Neuroreport, 15(9)：1489-1492, 2004
39) Dominey P, Decety J, Broussolle E, et al：Motor imagery of a lateralized sequential task is asymmetrically slowed in hemi-parkinson's patients. Neuropsychologia, 33：727-741, 1995
40) Helmich RC, de Lange EP, Bloem BR, et al：Cerebral compensation during motor imagery in Parkinson's disease. Neuropsychologia, 45：2201-2215, 2007
41) Heremans E, Feys P, Nieuwboer A, et al：Motor imagery ability in patients with early- and mid-stage Parkinson's disease. Neurorehabil Neural Rep, 25：168-177, 2011
42) Malouin F, Richards CL, Jackson PL, et al：The Kinesthetic and Visual Imagery Questionnaire (KVIQ) for assessing motor imagery in persons with physical disabilities：a reliability and construct validity study. J Neurol Phys Ther, 31：20-29, 2007
43) Randhawa B, Harris S, Boyd LA：The Kinesthetic and Visual Imagery Questionnaire is a reliable tool for individuals with Parkinson disease. J Neurol Phys Ther, 34：161-167, 2010
44) Peterson DS, Pickett KA, Earhart GM：Effects of levodopa on vividness of motor imagery in Parkinson disease. J Parkinsons Dis, 2：127-133, 2012

45) Heremans E, Nieuwbore A, Feys P, et al：External cueing improves motor imagery quality in patients with Parkinson disease. Neurorehabil Neural Repair, 26：27-35, 2012
46) Pickett KA, Peterson DS, Earhart GM：Motor imagery of gait tasks in individuals with Parkinson disease. J Parkinsons Dis, 2：19-22, 2012
47) Bond JM, Morris M：Goal-directed secondary motor tasks：their effects on gait in subjects with Parkinson disease. Arch Phys Med Rehabil, 81：110-116, 2000
48) O'Shea S, Morris ME, Iansek R：Dual task interference during gait in people with Parkinson disease：effects of motor versus cognitive secondary tasks. Phys Ther, 82：888-897, 2002
49) Tamir R, Dickstein R, Huberman M：Integration of motor imagery and physical practice in group treatment applied to subjects with Parkinson's disease. Neurorehabil Neural Rep, 21：68-75, 2007
50) Curra A, Berardelli A, Agostino R, et al：Movement cueing and motor execution in patients with dystonia：a kinematic study. Mov Dis, 15：103-112, 2000
51) Nieuwboer A, Kwakkel G, Rochester L, et al：Cueing training in the home improves gait-related mobility in Parkinson's disease：The RESCUE-trial. J Neurol Neurosurg Psychiatry, 78：134-140, 2007
52) Rubinstein TC, Giladi N, Hausdorff JM：The power of cueing to circumvent dopamine deficits：a review of physical therapy treatment of gait disturbances in Parkinson's disease. Mov Dis, 17：1148-1160, 2002
53) DeLong MR, Wichmann T：Circuits and circuit disorders of the basal ganglia. Arch Neurol, 64：20-24, 2007
54) Debaere F, Wenderoth N, Sunaert S, et al：Internal vs external generation of movements：differential neural pathways involved in bimanual coordination performed in the presence or absence of augmented visual feedback. Neuroimage, 19：764-776, 2003
55) Lim I, van Wegen E, de Goede C, et al：Effects of external rhythmical cueing on gait in patients with Parkinson's disease：a systematic review. Clin Rehabil, 19：695-713, 2005
56) Heremans E, Helsen WF, Feys P：The eyes as a mirror of our thoughts：quantification of motor imagery of goal-directed movements through eye movement registration. Behav Brain Res, 187：351-360, 2008

（松谷綾子・小森絵美 訳）

10 実践編

（大阪警察病院：柏木宏彦）

併発する大腿骨頸部骨折後の理学療法の特徴とその実際

何をどう解決するか?

- 転倒・骨折などの外傷をきっかけに，移動能力の低下，姿勢変形の悪化，うつ傾向の増悪が起こりやすくなる．疼痛の軽減を図りながら，可及的早期に離床し自動運動に移行，二次的な症状悪化や障害の予防に努め，動作能力の維持，改善をめざす．

1 パーキンソン病で起こる大腿骨頸部骨折について

　パーキンソン病（以下，PDと略す）患者の多くは壮年期以降に発症し，疾病の重症化につれて転倒しやすくなる．PD患者の転倒再発に関するシステマティックレビューによれば，これまでに少なくとも1回の転倒を経験している患者は60.5％（35～90％）で，さらに39％（18～65％）が再転倒を起こした[1]．彼らは1年に平均20.8回（4.7～67.6回）もの転倒を繰り返していた．前方に転びやすい[2]がすぐに手が出せず，健常者に比し上肢骨折は少ない．重症化するとより後方や側方へそのまま倒れやすくなり[3]，体外側を叩打すると大腿骨頸部骨折に至りやすい．

　大腿骨頸部骨折受傷のリスク因子の1つにPDがあげられる一方，PD患者の転倒による骨折部位では股関節が最も多い（28.9～46.9％）[4,5]．図1に示すように，転倒をはじめとする体調変化の度に機能は低下し，リハビリテーション介入がなければ重症化して，患者の自立度は低下する．

　この項では，PD患者に併発する大腿骨頸部骨折後の理学療法介入について述べる．

（1）大腿骨頸部骨折の分類

　従来，内側骨折（滑膜性関節の関節包内骨折）と外側骨折（関節包外骨折）に分類されてきたが，近年では，前者を大腿骨頸部骨折（femoral neck fracture），後者を転子部骨折（trochanteric fracture），転子間骨折（intertrochanteric fracture），転子貫通骨折（peritrochanteric fracture）と呼んで区別している[6]．

　大腿骨頸部骨折は，GardenのStage分類（Ⅰ～Ⅳ）が汎用されている．Stage Ⅰは不完全骨折，Stage Ⅱは転位のない完全骨折，Stage Ⅲ，Ⅳは転位型でその程度による．Stage Ⅰ，Ⅱは初期の血管障害がなく，固定がしっかり得られるなら骨頭

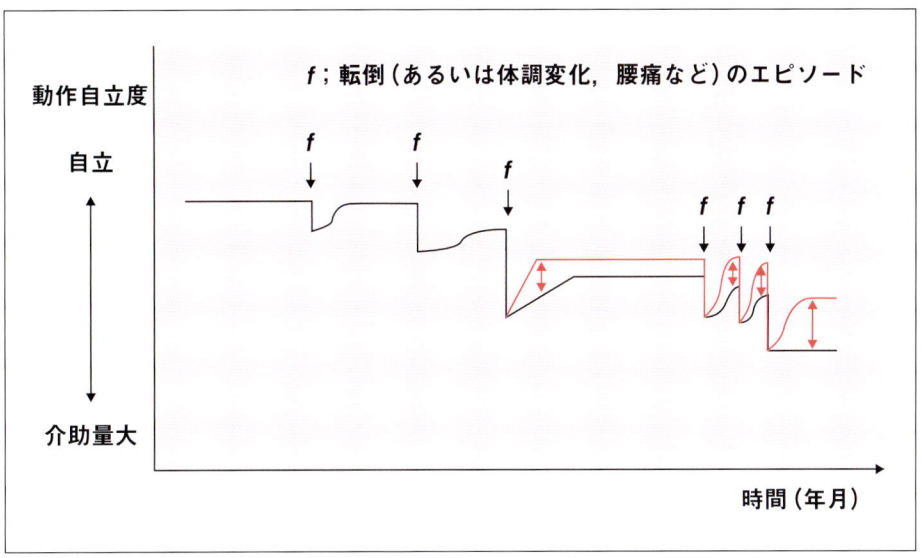

図1●PD患者の動作自立度の経時的変化のイメージ

体調変化，腰痛増悪，転倒などをきっかけに機能低下が起こる．疾患の自然経過により徐々に機能が低下していくことは避けきれない．薬物療法とともに，理学療法介入によっていかに機能低下を防ぐことができるか，改善を図ることができるかがポイントである．図の←→の幅が示すグラフ変化は，リハビリテーション介入によって自立度が改善していることを示す．

表1●Garden Stage Ⅰ～Ⅳにおける骨折のタイプ，転位状態，骨癒合率，骨頭壊死率

Garden Stage	Ⅰ	Ⅱ	Ⅲ	Ⅳ
骨折	不完全		完全	
転位	非転位型		転位型	
	なし		小	大
骨癒合率	85～100%		50～97%	89%
骨頭壊死率	0～21.1%		22～57%	

注：実際のStage分類には検者間での不一致があることも報告されている．また必ずしもStageの説明に合わない骨折例も存在する．

壊死に至ることは少ない．StageⅢでは，転位に伴い血管損傷があると壊死に至る可能性が高くなる．StageⅣは内外側回旋動脈損傷が起きるので壊死に至りやすい（表1）．

(2) 外科的治療（手術）

骨折の治療には，保存療法と外科的治療（手術）がある．非転位型骨折では保存療法の選択もあり得る．しかし，大腿骨頸部骨折は寝たきりになる可能性が高く，PD患者は退行性で自動性が低下していくことを考慮すれば，通常手術療法を選択し，早期離床を図る．

Garden Stageと手術適応とその特徴を表2に示す．各手術方法の特徴は以下のとおり．

表2● 手術方法と Garden 分類

	骨接合術	人工骨頭置換術	人工関節置換術
手術適応	Garden Stage Ⅰ・Ⅱ・Ⅲ	Garden Stage Ⅲ・Ⅳ	
手術時侵襲	小	大	さらに大
術後疼痛	大	小	さらに小
術後歩行能力	術後早期を除き，回復に差はほとんどない		

各手術の侵襲程度，術後の疼痛，回復する歩行能力を示す．
Stage Ⅲは，整復の可否により接合術と置換術を使い分けることがある．
置換術は，最近では侵襲のより少ない MIS も普及し始めている．

①骨接合術(open reduction internal fixation：ORIF)
a. ハンソンピン(Hansson pin)
　2本のピンによる固定法で，侵襲が小さいので出血は少なく，経皮的に局所麻酔でも可能な手術である．

b. cannulated cancellous screw
　ネジ山が先端部にある2〜多数のスクリューによる固定法で，骨折線を越えてスクリューを平行に挿入する．aと同様，侵襲が小さい．

　いずれも，骨癒合が得られれば，術後の運動・姿勢制限はない．ただし，刺入部の骨皮膜を侵襲，固定することから，痛み刺激を伴い，術後も痛みが持続しやすい．

②人工骨頭置換術(bipolar hip arthroplasty：BHA)
　近年は二重構造の bipolar type が主流である．アウターヘッドは金属製で寛骨臼蓋との間でジョイントをなす一方，超高分子ポリエチレン製のインナーカップと大腿骨側のステムヘッドとの間での動きが股関節の主たる動きをする．

③人工股関節全置換術(total hip arthroplasty：THA)
　骨の状態によっては THA が適応される．インプラントの素材，構造，耐久性の改良に加え，手術技術の進歩により，術後退院までの期間が大幅に早くなった．患者のダメージを最小限にとどめる最小侵襲手術（minimally invasive surgery：MIS）も普及してきている．

(3) 手術に伴うリスク

　骨接合術では転位型の場合，骨癒合率が60〜96%，非転位型で85〜100%である．また骨頭壊死を生じるのは，転位型で46〜57%，非転位型で4〜21%である[6]．骨癒合不全あるいは骨頭壊死が生じるような状況のときには，すでに動作障害が強く現れ再手術が検討される．遷延治癒に期待する場合には当然二次障害も現れる．BHA，THAでは，皮膚，筋，関節包といった軟部組織を侵襲し，しっかりとした回復に4〜6週を要する．この期間は，股関節の複合的な運動を伴う動作には特に注意しなければならない．後方アプローチの脱臼率は3〜5%，他のアプローチの1%前後と比較すると高いが，筋切離や関節包展開後に十分に各軟部組織を修復すれば，

表3● 人工物置換術の進入法と筋切離および脱臼方向

	アプローチ法	進入路	筋切離	脱臼方向
BHA/THA	後方	TFLと大殿筋の間	短外旋筋群	屈曲・内転・内旋
	前側方	TFLと中殿筋の間	—	過伸展・外旋
	外側（Dall法）	中殿筋/外側広筋＋大転子の部分的切離	TFL（中殿筋/外側広筋）	伸展・内転・外旋
	前方（DAA*）	TFL，中小殿筋と縫工筋大腿四頭筋の間	—	過伸展・外旋

＊DAA：Direct Anterior Approach, M.I.S.（最小侵襲手術）の1方法

（菅野伸彦，久保俊一編：人工股関節全置換術，2012，金芳堂を参考に作成）

表4● PD患者の股関節手術（人工物置換術）におけるアウトカム[8～14]

著者	手術関節数（患者数）	患者平均年齢	術式	アウトカム	
Weber (2002)[8]	107	72	THA	疼痛なし 脱臼 loosening	93% 6% 3%
山村 (2011)[9]	9	82.3	人工骨頭およびnailing	全般的ADL低下 肺炎 脱臼 褥瘡 死亡（心不全）	 33% 11% 11% 11%
浜崎 (1996)[10]	10 (9)	73.3	人工骨頭およびpinning	ADL低下 脱臼 肺炎・イレウス 7年後までに死亡	80% 22% 70% 30%
Coughlin (1980)[11]	27	76	人工骨頭	死亡（6ヵ月内） 褥瘡 脱臼	47% 49% 37%
Turcotte (1990)[12]	47 (41)	74	後方アプローチ 人工骨頭	創部感染 脱臼 shaft骨折 褥瘡 歩行不能（術前可能） 死亡（6ヵ月内）	8.5% 11% 2.1% 6.4% 0.9% 15%
Rothermel (1972)[13]	7	63.5	人工骨頭 前方アプローチ	屈筋拘縮 静脈炎 早期歩行獲得	28% 14% 100%
Staeheli (1988)[14]	50 (49)	74.3	人工骨頭 前側方アプローチ 50% 後方アプローチ 40% 内転筋腱切 10%	脱臼 尿路感染 肺炎 死亡（6ヵ月内）	2% 20% 10% 20%

ADL改善が相対的に不良であり，その原因として，山村らは，①周術期にPDの運動症状・精神症状が増悪する，②合併症の増悪によりリハビリテーションが遅延する，といったことが考えられるとしている．なお，Coughlin, Turcotteはその術後成績不良から，人工骨頭置換術はPD患者には禁忌として，内的固定術を勧めている．ただし，手術素材，術式，あるいは診療体制は日々改良発展していることは考慮しなければならない．可能な限り早期からの積極的な理学療法介入とearly mobilizationが推奨される．

発生率が同等の 0.43〜1.01％ となる．修復を行わない場合には脱臼の相対的リスクは 8 倍以上となる[7]．筋切離を伴わない術式でも早期には同様に注意を要するが，その後は動作をほぼ制限しなくてもよい．表 3 には，手術アプローチと脱臼方向を示した．

PD 患者が大腿骨頸部骨折を併発した場合に関する報告は少ない．それらによると，必ずしも機能的予後はよくなく，肺炎をはじめとする術後合併症により命を落とす確率は，6 ヵ月以内に 10〜47％ にも及ぶ（表 4）[8〜14]．

❷ PDと併発する大腿骨頸部骨折の障害像について

転倒，骨折というエピソードによって，PD の自然経過で起こる機能低下の程度をさらに早めたり，深めたりする．これを少しでも回避するために，外科的アプローチ，薬物療法，リハビリテーション介入を組み合わせ，医療チームが一丸となって早期離床から動作能力回復まで取り組むことになる．

障害像を理解するために，それぞれの疾患から起こりうる機能障害を整理し，活動制限，参加制約[15]との関係を考えよう（図 2）．

まず，大腿骨頸部骨折による機能障害について述べる．

(1) 大腿骨頸部骨折による一次性機能障害

①骨構造障害・骨可動性障害

大腿骨における支持構造の破綻，頸部から骨幹へ至る骨体の変形と異常可動性．

②関節可動性障害・関節安定性障害

異常可動域と不安定性．骨折により自動運動では関節が安定して動かせず，他動運動では骨および関節に異常な動きを認める．人工物置換術後では，術中脱臼角度以下の可動範囲で動き，脱臼方向に強い力が加わるような運動・動作を避けなければならない．

③疼痛

股関節内の骨頭部分は骨膜を有さないため，理論的には骨折部に痛みを生じないが，腫脹，皮下出血は少ないものの，炎症が起こる．臨床上は股関節前面の骨折部付近に圧痛があり，他動運動（特に股関節外旋）で痛みを誘発することが多い．疼痛のために起立不能，歩行不能に陥る患者もいる．Garden Stage Ⅰ あるいは Ⅱ の場合には，自発痛がほとんどなく，歩行も可能で，他動運動でも痛みが増強しない場合もあるので注意しなければならない．術後には侵襲と治癒過程としての炎症があり，疼痛を伴う．

④筋力低下

手術による進入，切離によって筋収縮力の低下をきたす．

次に PD による機能障害について述べる．

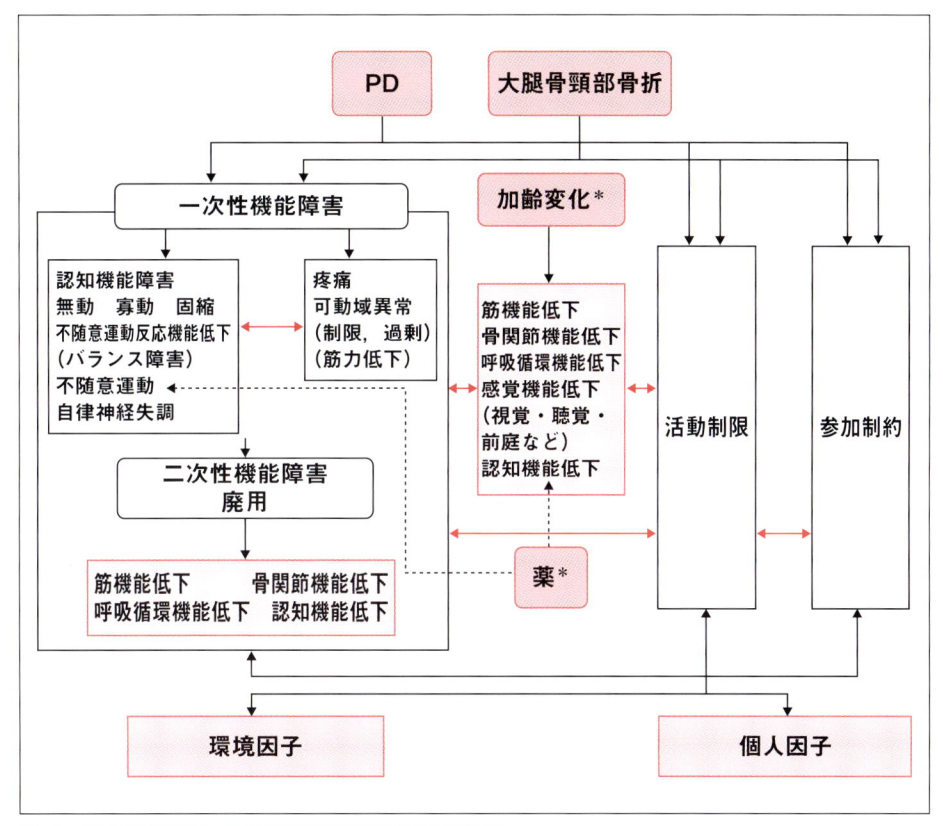

図2 ● PDと併発した大腿骨頸部骨折の障害像
*抗PD薬の使用や加齢が，疾病とは別に器官機能へ影響を及ぼすことがある．内容は149頁を参照．

(2) PDによる一次性機能障害

①無動(akinesia)，寡動(hypokinesia, bradykinesia)

無動は環境に依存し，動作を変換する時や二重課題（dual task）の状態で出現しやすい．寡動は，運動速度の低下，運動範囲の減少として現れ，遅い，小刻みの動揺歩行となる．

②固縮(rigidity)

覚醒状態（寝ているか起きているか）や抗PD薬の薬効時間に影響を受ける．この筋緊張亢進状態は，関節の安定に利用できることがある．

③不随意運動，安静時振戦(resting tremor)，ジスキネジア(dyskinesia)

安静時に出現するが，意図した運動そのものには現れない．しかし，姿勢保持や歩行時に上肢の強い振戦によってバランスを崩すことがある．また，ジスキネジアはその程度により，姿勢や歩行に大きな影響を及ぼす．

④不随意運動反応機能低下(postural instability)

バランス反応が低下する．患者にバランスをしっかりと維持するように促して意識を集中させると，立ち直り反応や平衡反応が活性化できることがある．

⑤認知機能低下

発症初期には，知能が正常に保たれながらも要素的認知障害として，計画立案とその実行，モニタリング，セット変換，視空間性ワーキングメモリ機能などが低下する遂行機能障害を約30％が呈する．中期からは精神緩慢，抑うつを中心とする皮質下痴呆，晩年は日常生活にまで影響を及ぼす全般的痴呆をそれぞれ30％が呈する[16]．

⑥その他の非運動要素

消化器系障害：嚥下障害，嘔吐，悪心，流涎，尿失禁，便秘など．

睡眠障害：悪夢，REM睡眠の短縮，夜間頻尿，むずむず足症候群，疼痛などによる不眠．

その他，PD特有の易疲労性などを含め，間接的に活動制限，参加制約に影響する．

(3)二次性機能障害

患者は転倒→骨折→手術というエピソードによって心理的に落ち込み，うつ病傾向が現れやすくなる．自らが積極的に体を動かさなければ，廃用症候群につながる．

①骨構造変化

大腿骨頸部骨折が起こる原因の1つに，骨粗鬆症（骨密度の低下と骨質の劣化）がある．同年代の健常者に比較して，60歳以上の女性のPD患者では骨粗鬆症を有する割合が78％と高く[17]，骨密度は7〜12％低い[18]．痩せ型で重症度の高い女性例で著明だが，男性では明らかでない．荷重刺激が少ないとさらに骨強度の低下が進む．

②関節機能低下・関節可動域制限

camptocormia, antecollis, Pisa syndrome, scoliosisといった姿勢変形は，固縮，dystonia, myopathy, 固有感覚障害，脊椎の退行性変化，軟部組織の変化，薬の影響など，複数の因子が関わっている[19]．骨折および手術による炎症症状は局所の癒着や筋スパズムを招き，関節可動制限を助長する．

③筋機能低下（筋力，筋持久力低下）

股関節周囲筋を中心に筋力低下が起こりやすい．交感神経が過度に反応し，反射性筋萎縮をもたらすこともある．骨折・術側への荷重が不十分だと，同側の筋力が維持できない．

④拘束性呼吸障害，循環機能低下

運動が不足するために必要となる呼吸循環応答が減少する．肋間筋の短縮，胸肋関節・胸椎椎間関節，肋椎関節の可動性の低下により，胸郭拡張性が低下，さらには横隔膜や肋間筋の筋機能低下も手伝って，1回換気量・分時換気量，最大酸素摂取量が減少，咳嗽力も低下する．循環血液量の減少と血液粘稠度の増加，1回拍出量低下，静脈還流量の減少が一次性の自律神経障害とは別に加わり，起立性低血圧（脳血流量の低下）や沈下性あるいは誤嚥性肺炎が起こりやすくなる．

⑤情動認知機能低下

不動によってうつ，不安，引きこもり，無関心，といった情動障害，パラノイアや認知症が進行することもある．見当識障害，情動不安定，非協調的態度，頭痛，めまい，全身倦怠感などが現れる．

上記の機能障害に加え以下も考慮しなければならない要素である．

(4) 加齢変化による影響

PDの発症はおおむね高齢なので，すでに加齢変化によって全身の機能低下が起こっている．筋骨格系では，筋力の相対的低下，筋持久力低下，typeⅡ線維の萎縮，筋長変化，関節周囲軟部組織の弾性低下，骨量減少など，呼吸循環器系では最大心拍数減少，心拍出量低下，肺活量低下など，神経系では反応時間の遅延，視覚・聴覚・前庭覚などの機能低下，認知機能低下，などがある．

(5) 抗PD薬などによる影響

最も強力な抗PD薬としてのL-ドパはおおむね5～8年の症状改善をもたらすが，重症度が増すと薬効が短くなりwearing off現象が現れ，運動合併症としてジスキネジアが強く出現することがある．無動症は薬物療法に高感度であるが，バランス障害や姿勢コントロールは反応が悪い．"オン""オフ"の状況によって変化する患者の運動・動作について知り，それぞれの状況に対処しなければならない．ドパミンアゴニストは高齢者では幻覚や妄想を引き起こしやすい．また，頸部骨折に対する手術後には，麻酔によるせん妄のために治療に支障をきたすことがある．また消炎鎮痛薬の使用による眠気や意欲低下は動作に影響しやすい．

(6) 転倒に対する恐怖心

PDの進行に伴い患者は転倒を繰り返す．運動性は服薬で改善するもののバランスは維持できない上に，副作用（ジスキネジアや起立性低血圧）も手伝って，日常生活を転倒することなしにやり過ごす自信がなくなる．この転倒に対する恐怖心は，同年代健常者に比較するとかなり強い[20]．さらに骨折するとそれは強くなり[21]，筋機能の低下，疼痛を補償するように全身を固めた過緊張の状態となるため，起立動作や移動動作・歩行の再獲得が予定どおりに進まなくなる．

知っておきたいこと ア.ラ.カルト

恐怖心って？

成書・文献を紐解くと，「転倒恐怖心」は必ずといってよいほど，転倒リスクとしてあげられている．ふつうその身体能力では怖くて1人では動けないだろうという状態でも，「怖い」と言いながら転倒を繰り返し，それでも気にしていないかのように動いてしまうPD患者は多くないだろうか．PD患者には，危険認識が薄く状況判断が不適切となり，さらにバランス反応は低下し

> ていても自身の運動能力を過大評価していることがある[22]．これはワーキングメモリ機能の低下した高齢者にも見られる[23]．

(7) 活動制限および参加制約

　　活動制限を強める要因に，疼痛や脱臼回避のための運動制限がある．ある動作で疼痛が誘発されるならば，それを避けようとする．人工物置換後は脱臼方向への運動制限に注意しなければならない．動作中に新たに意識を向けることは，課題（task）が増えることに等しい．これはPD患者にとって難しく，動作再獲得に取り組んでも，受傷前の動作自立度から低下する可能性がある．

　　また，病院では可能な動作も退院して環境が変われば難しくなり，不安感も伴って，社会参加に億劫になることも少なくない．したがって，できるだけ社会生活に復帰するための課題指向型アプローチを行うとともに，退院後，コミュニティにおける実際の動作に関してフォローしていく姿勢や体制の確立が望まれる．

❸ 具体的アプローチ

　　Keus[24]やMorris[25]は，PDの重症度に応じたPTの治療目標を次のように掲げている．

　　早期：重症度は軽度（Hoehn & Yahr 1〜2.5）不活動の予防，転倒恐怖心予防，身体能力（筋力，全身耐久性，軟部組織柔軟性）向上

　　活動制限出現期：中等度（Hoehn & Yahr 2〜4）上記に加え，姿勢保持，日常生活活動の維持・改善

　　後期：重度（Hoehn & Yahr 5）上記に加え，生命機能維持，褥瘡・関節拘縮の予防

　　大腿骨頸部骨折が併発した場合，これらの目標を達成するには，まず，骨折前の活動レベル（重症度）を維持することが必要になる．PDの特徴を考慮しながら，骨折から可能な限り早期から身体機能の調整にかかわることが肝要である．

(1) 周術期

　　大腿骨頸部骨折に対しては，できる限り早期の手術が推奨されている[6]．受傷によって機能レベルの低下がもたらされる可能性があることから，まず合併症，二次性機能障害を予防することに努める．

①筋力維持

　　動かない，動かせないといった状況を作らず，安静部位以外はできる限り筋収縮を行う機会を設け，非骨折側下肢，骨折側下肢患部外の筋力維持，体幹（呼吸筋を含む）・上肢筋群の筋力維持を図る．

②肺炎，褥瘡の予防

　　PD患者は拘束性障害を持ち合わせ，咳嗽力の低下をきたしていることも多く，術前術後の換気不全により痰が貯留し肺炎を生じやすい．また自動性の低いPD患者は同じ向きのまま動かず，仙骨部，坐骨結節，腰椎棘突起，後上腸骨棘部周辺などに圧迫による循環不全が起き，高齢であればもともと皮膚が菲薄化していることも手伝って，褥瘡しやすい．骨折部（あるいは術創部）を下にする側臥位を早期には取れないこと，PD患者は自ら身体をスムーズに動かしづらいことを念頭に，医療スタッフによる適切なポジショニングを定期的に確実に行うことが望ましい．

③深部静脈血栓症（DVT），肺塞栓症（PE）の予防

　　骨折受傷直後から発生する可能性があり，股関節手術は高リスク状態である（股関節骨折術後7～14日でDVT 36～60％，PE 4.3～24％，人工股関節術後でDVT 45～57％，PE 0.7～30％の発生率）[26]．ヘパリンやワーファリンなどの薬物治療，弾性ストッキングによる圧迫とともに，患者が覚醒しているならば足部の自動運動を随時行うように指導する．術後，静脈血栓症がないことを確認できた場合には，機器による間欠的空気圧迫法を施してもよい．

知っておきたいこと ア.ラ.カルト.

周術期管理

　　股関節骨折術後の合併症としては，精神症状が最も多いが，せん妄は術前から現れ術後に増悪することがあり，理学療法介入が円滑にすすめることができない一因になる．高齢患者は，それまでの生活で何とか心身バランスを保っていたという状態のことがあり，外傷や発病によって一気にそのバランスが崩れてしまう．血圧低下，脳血流量低下，電解質異常，薬剤の影響を受けるので，それらの適正化とともに，低酸素脳症を防ぐための術後酸素投与を含めて医療チームが対処する．また術後可能な限り早期から離床を促していくことが重要である．

（2）術後の基本的介入

　　表5は，BHA，THAの術後プロトコル例（病棟安静度，リハビリテーション介入）である．ORIFの場合は，ドレナージがないため荷重開始が早まる．執刀医師の意向でより早く，あるいはより慎重にすすめる場合がある．

①離床：術後早期

　　医学的状況が許し，十分な固定性が手術で得られた場合には，可能な限り早く，少しでも長く離床することが二次障害や合併症を予防することにつながる．セラピストは股関節部にかかる外力をコントロールしながら，必要に応じた十分な介助をしなければならない．

表5● 人工骨頭/全人工関節置換術リハビリテーションプロトコル

病日	病棟安静度	病棟処置	リハビリテーション介入
術前			術前評価（ADL, 歩容, 筋力, ROM, 疼痛など）
術当日	ベッド上安静（30°まで）	外転枕は原則的に不要	
術後1日	ドレッシング交換		患部外筋力増強運動, ROM運動
2日～	車いす離床 全荷重可（疼痛に応じて）	ドレーン抜去	立位・平地歩行練習開始
7日～	適宜ドレッシング交換		
14日～	歩行器歩行	全抜鉤	
21日～	杖歩行		エアロバイク開始許可 階段坂道歩行練習開始 入浴・着衣動作などADLトレーニング
28日～	独歩		

大腿骨近位部ORIFの場合，ドレッシング交換・ドレーン抜去がないため離床，荷重を早め，その後介入スケジュールは原則同じ．いずれも，患者の疼痛に応じて加減する必要がある．

術後早期のケース

骨折とそれに続く手術では麻酔，侵襲が行われ，患者には心身ともにストレスを受ける．患者は術肢の重さを訴え，自分では自由に動かせないことが多い．また鎮痛薬，鎮静薬なども影響し動きたがらないかもしれない．患者を励ましつつ術部への負担を極力避けるように少しずつ患肢を動かし，必要に応じてギャッジアップを利用しながらベッド端座位をとる．このとき脱臼方向の複合運動は避けるように介助することが大切である．術後早期に自身では股関節屈曲・膝屈曲を行いづらく，骨盤が後傾し後方重心の端座位になりやすい．そのため意図的に座面に浅く腰掛けるように促す．

末梢神経障害の合併例

股関節手術において，まれではあるが末梢神経障害が起こることがある（坐骨神経，大腿神経，腓骨神経，大腿皮神経など）．麻酔，術中操作，圧迫などの要因により障害の程度もさまざまである．neurapraxiaであれば早期に比較的無秩序に回復する．axonotmesisでは筋支配順序に沿うように近位から時間を要して回復が起こるが，障害が残存することもある．また感覚障害は運動障害よりもその回復が遅れる傾向にある．これらの例では，PD，骨折とは別に筋再教育のプログラムが必要となる．

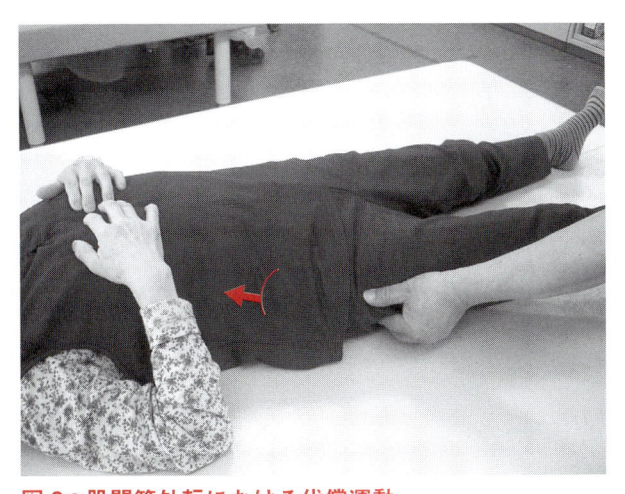

図3● 股関節外転における代償運動
疼痛などによって股関節運動が抑制されていると，同側の骨盤が引き上げ（矢印）によって，大腿を外転しようとする．

②運動療法・関節可動域運動/筋力増強運動

　骨折時の軟部組織損傷また手術時の軟部組織の侵襲によって，炎症が起こり瘢痕形成にすすみ，可動域に支障をきたす．疼痛回避のために，患者自身がより負担の少ない位置をとり，動かさないことで関節拘縮に至ることもある．関節可動域の確保は，あらゆる動作における関節運動を担保するための基盤として，しっかりと行わなければならない．

　手術侵襲が加わると股関節はより屈曲を強めることが多いので，十分に伸展可動域を確保するように努める．術前に屈曲拘縮，内転拘縮の強い場合には，状況によってはそれらの腱切り術（tenotomy）が行われることもある．このとき術後は疼痛を伴うことが多く，過度に緊張を強いるようには行わず，愛護的に他動運動と伸張運動を行う．

　関節可動域運動および筋力増強運動のポイントは，できるだけ代償運動を抑え，正常な関節運動を導くことである．手術により股関節運動が制限されている，あるいは患者が無意識のうちに防御していることが多い．また，股関節の安定性に重要な回旋筋群，外側安定性に大きく貢献する中小殿筋の筋力低下は否めない．股関節外転運動を促すと，術側股関節自体は動かずに，同側骨盤の引き上げや対側股関節の外転によって代償していることが多い．股関節屈曲では大腿骨の動きに伴い骨盤が後傾，伸展では逆に前傾する．拘縮の影響によっても関節運動が起こりにくいが，代償を抑制するためには，セラピストが大転子を保持してコントロールしながら，回転軸である大腿骨頭を中心に骨が動くように股関節運動を誘導する（図3～5）．代償運動が起こるときは，一旦止めて再度動かし直すか無理にその範囲以上は行わず，周囲の筋緊張や抵抗を確認し，リラクセーションを図りながら変化をみる．炎

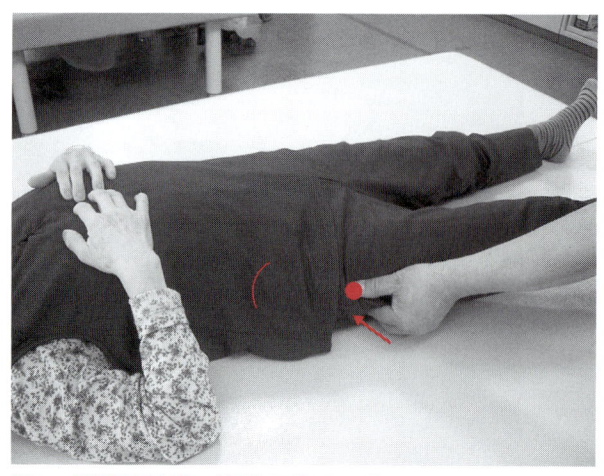

図4●股関節外転：関節可動域運動における操作
股外転と同時に，大転子を頭内方向へ押す．このときの操作はわずかな力で運動方向の誘導のみである．

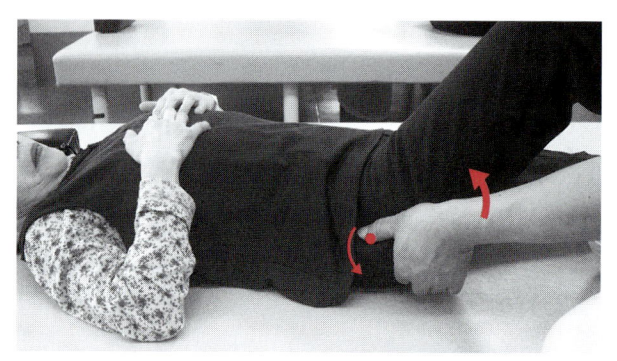

図5●股関節屈曲：関節可動域運動における操作
左手で大転子部を操作することで，関節運動の軸となる大腿骨頭の，骨運動とは逆方向の動きを介助し，よりスムーズな屈曲運動を行う．

症が落ち着いても関節可動域運動が正常に起こらない場合には，筋収縮による運動が本来の方向をなさない可能性があり，他部位にストレスを導き，緊張を強いたり疼痛を招いたりすることにつながる．

　筋力増強運動では，①ポジショニングと固定：安定した肢位，目的とする筋収縮を得やすい肢位を設定，②適切な負荷：患者の筋力に応じて「他動運動（筋収縮の誘発）」→「自動介助運動」→「自動運動」→「抵抗運動」とすすめる，③注意点：疼痛，代償を起こさず，必要となる筋の動きを導く．このとき大きな力を発揮することよりは，確実な運動を起こすことの方が再教育という観点からはまず重要である．ある程度筋力が維持され早期荷重が許可されているならば，立ち上がり動作や着座動作など，下肢の機能の1つである身体を支持することを利用し，closed kinetic chainでの課題指向型の運動を設定して強化してもよい．立位では，中殿筋の働きを補償するために外側安定性に寄与する大腿筋膜張筋〜腸脛靱帯，大きな負荷のか

かる大腿四頭筋にスパズムをもたらし，膝関節の運動制限を起こしていることがある．それらに注意した負荷量を調節し，適切な運動が行われているかをフィードバック・修正できるような環境を設定し，必要に応じてアドバイスを行う．

> **知っておきたいこと ア.ラ.カルト.**
>
> **外転枕**
> 　人工物置換術後，脱臼予防のために外転枕が頻用されるかもしれない．外転枕をしっかり挟みこもうと患者が必要以上に内転筋を強く収縮することや，また内旋方向にknee-inしてしまうことは避けるように指導する．患者だけでなく，医療スタッフまでもが神経質になり使用を強要しすぎると，内転できず外転拘縮を作り出すことまである．現在はインプラントや手術技術の発達により脱臼する可能性は低く，患者に十分に説明し理解できていれば外転枕の必要性はほとんどない．また早期に必要があっても，動作が安定して可能になれば，いつまでも使用する必要はない．

③運動療法・リラクセーション

　姿勢異常は，疾病経過の中での変化であり，薬物療法も含めその根本的な解決は現在困難だといわれる．患者に認められる筋のアンバランスは，病的状態（固縮や筋力低下）とは別に，患者が自身の各部位の状態をモニターできていないために，無意識に強い緊張状態を常態化していることがある．これに対するアプローチの1つに，Alexander techniqueがある．声かけやわずかなタッチをとおして，さまざまな姿勢や動作におけるからだの本来のありようを患者に気付かせる．テクニック自体は特別なトレーニングが必要だが，フィードバックの方法論として参考になる．患者は疼痛に注意を向けがちだが，自分のからだの本来のありように普段注目することは少ないので，改めて固有感覚をはじめとした感覚を利用してボディイメージを強化することは，姿勢・動作のコントロールに役立つ[27]．これとは別に，阿部らは，自己身体認識向上を目的とした集団運動プログラムを1回30分，週1回，2ヵ月間実施することで姿勢の改善を報告した[28]．

④疼痛への対処

　骨折受傷時，軟部組織にも損傷を受けている可能性があり，さらに手術では軟部組織を侵襲するため，麻酔効果がなくなると激しい痛みを訴える．局部の安静と運動を平行してすすめるために，消炎鎮痛薬を使用する．運動療法は前述のように関節可動域の維持・改善は，強制的に行うのではなく，疼痛を強めないよう患肢をしっかり支え愛護的に動かすよう心掛ける．筋力増強運動も，術創部へ過大な負担がかからないように配慮した設定で行う．また，介入前後にアイシングによって消炎を図る．これらの痛みはおおむね3週前後で軽減する．ただし，鎮痛薬の使用に

より痛みを抑えて運動を行うと，炎症部位に対し過負荷になるおそれがあることに注意したい．

> **歩行練習開始後に痛みを訴えるケース**
>
> 順調に荷重練習から歩行を開始したのちに，まれに骨折部あるいはステム近傍に痛みを訴える症例がある．画像診断では明らかな異常を認めない場合でも，ステム挿入部周辺の微細骨折の可能性がある．無理に荷重量を増やすとステムの沈下や周辺の骨折を招くかもしれないので，主治医と十分に話し合い共通認識を持った上で対処にあたることである．このような例は画像のみでは推察できないので，骨粗鬆症の程度，手術時のピンやステム挿入時の感覚，脱臼操作の程度などをしっかり執刀医から情報収集するように習慣化しておきたい．理学療法は必ずしもプロトコルどおりに進められない場合があることを心しておくことである．

(3) 基本的動作練習

PD患者は必ずしもスムーズな動きができるわけではない．しかし，患者が十分な理解力と記憶を持ち合わせているなら，認知方略（cognitive strategies）と手掛かり方略（cueing strategies）を利用し，受傷前に可能であった動作は再獲得できるように取り組む[24]．前者は動作をいくつかに分節化し動作を指導する．分節化は動作分析と同様なのでセラピストにとって難しいことではない．動作をできるだけシンプルな運動要素に分け，患者が注意深くコントロールできるように意識させなければならない．また，動作を行う前に患者にメンタルリハーサルを行わせると，動作練習に相乗効果が生まれる[29]．後者は，視覚刺激，聴覚刺激，触覚刺激，意識集中などの手掛かりを動作遂行に利用する．cueは患者によって反応の程度が異なるので，最適な刺激を見定める必要がある．それぞれの方法論は他項に譲るが，ここでは頸部骨折に関係する注意事項を述べる．表6には各基本的動作におけるPDと大腿骨頸部骨折の影響，注意すべき点を記した．

患者にとっての最適刺激（cue）はさまざまである．

①寝返り動作

仰臥位から術側への寝返りは，早期には行われない．患者は常に非術側へ寝返るが，このとき術側脱臼方向への運動が起こらないように注意する．PD患者は歩行よりも寝返りなどの床上動作が下手で，体幹部の回旋要素が欠け，丸太様の回転をする．これは頸部骨折術後の寝返り動作において，脱臼回避には有利に働く．下肢と体幹での捻れが出現せず，また一旦ポジションをとると筋緊張のために，それに抗するような強い股関節内転を起こすことはない．必要なら下肢間に枕を挟み内転を防止してもよい．

表6●基本的動作とPD，大腿骨頸部骨折における特徴

基本的動作	PD	大腿骨頸部骨折
寝返り	体幹回旋↓ 頸部屈曲↓	骨折側へ：不可（困難） 非骨折側へ：骨折側伸張痛
起き上がり	体幹回旋↓ 後方重心	股屈曲/内転/内旋回避*
端座位	後方重心 あるいは体幹前傾↑	股屈曲/内転/内旋回避* ときに浅座り
起立	後方重心 体重心前方移動困難	股関節周囲筋・膝伸展筋弱化 重心非骨折側へ偏倚
立位	脊柱後彎 体幹前傾 骨盤後傾 下肢関節屈曲	重心非骨折側へ偏倚（患肢荷重困難）
移乗	すくみ足 運動緩慢 or 無動 動揺	患肢を軸とする回旋は控える**
着座	遠くから座ろうとする 墜落性	健常肢を軸に患肢過屈曲内転内旋を避ける*
歩行	すくみ足 無動　寡動 突進現象 動揺性跛行	跛行（疼痛性？） 患肢への体重移動↓ 股関節伸展↓足底屈↓ 杖使用

＊は後方アプローチの場合（他のアプローチは方向が異なる）
＊＊は動作上の注意点を示す

②起き上がり動作

　起き上がり方法は健常人の間でもバリエーションがあり，まっすぐに起き上がる（頸部屈曲→体幹屈曲→股関節屈曲），側臥位を経て起き上がる，反動を利用して起き上がるなどがある．PD患者はバリエーションが少なく，頭頸部と体幹を回旋させて，効率よくは起き上がれない（図6）．さらに頸部骨折により脱臼方向の運動が制限されるので，さらにバリエーションが狭まる．比較的運動要素を維持している患者であれば，寝返り動作にも共通するが，頭頸部〜体幹の回旋を促すために，運動方向を視線で追うように指示し，牽引，抵抗をかけ，運動を引き出すPNFの運動パターンを利用してもよい．また，運動の到達点に目印を付け，その点を意識付けcueとして利用してみる．テーブルライトをcueとしてもよい．それを「見る」あるいはその点に「手をつく」「手を伸ばす」．このとき脱臼方向へ強い力が加わらないように注意する．一方，まっすぐ起き上がることができる場合には，過屈曲や過内転に至ることはほとんどない．筋力低下が著しい場合には，無理に自力で起き上がらせることには腰痛を誘発するなどのリスクを伴うので，まずギャッジアップを利用して，負荷の少ない状態で練習をすすめる．図7は，自力では起き上がる

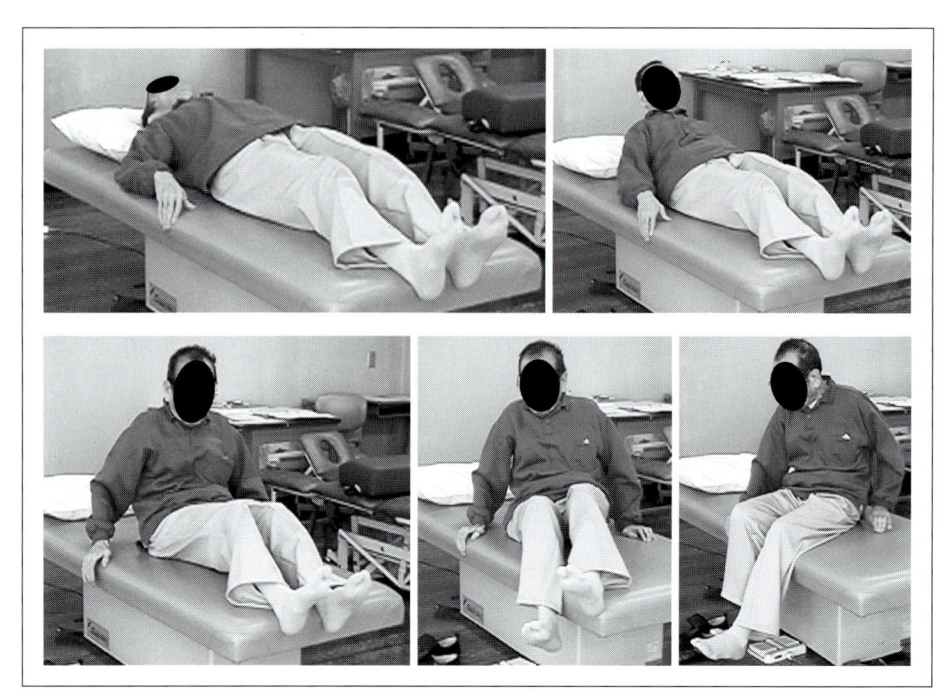

図6●起き上がり動作

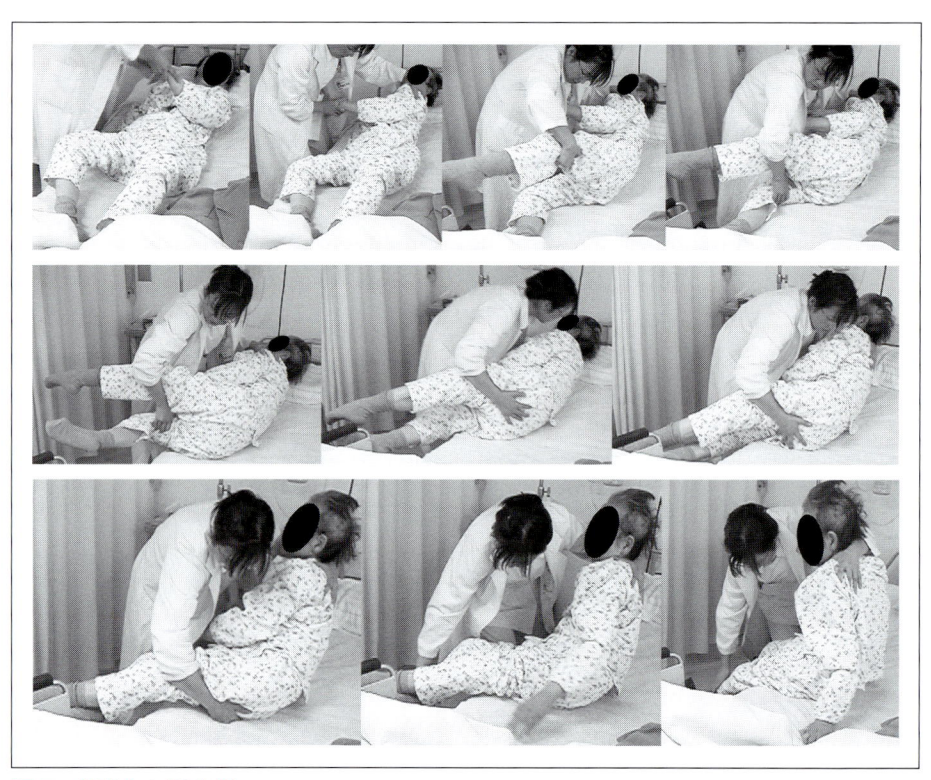

図7●起き上がり介助

ことができない場合の介助例である．

　日常生活において問題になるのは，実際に就寝している状態（ベッドの中で寝ている状態）から，寝返り，起き上がってくる動作である．これらには作業療法士とも協力して，動作の方法論だけでなく，環境設定（布団類の素材選択やベッド柵など）に関しても対処しなければならない．

③立ち上がり動作

　PD患者は，脊椎後彎，骨盤後傾，下肢はあまり屈曲せずに，足部をやや前方に置き，足背屈は少なく重心を後方に落として座ることが多い．立ち上がりに必要な骨盤前傾＋股関節屈曲による重心の前方移動が十分にできないまま下肢を伸展しようとするために，離殿できず，後方へ倒れそうになることもある．起立動作を分節化して指導を試みる．まず，骨盤前傾と腰椎伸展を意識した座位姿勢を整え，できるだけ座面の前方に殿部を移動させる．足部を手前に引き，膝屈曲と足背屈を促す．身体をゆっくりと膝の上方へ頭部（あるいは鼻）が来るまで前方へ傾ける．座面や自分の膝を手で支え，殿部を持ち上げる．下肢を伸展させていき，徐々に脊柱を伸展し直立位へ近づける．骨折側の股関節周囲筋に筋力低下を認めるようなら，非骨折側に体重をシフトさせることで安定する．

④着座動作（図8）

　着座は，体重心の慎重な下方移動を筋収縮の程度を変化させることで対応しなければならない．PD患者は動作において足関節背屈が得にくく，体重心は支持基底面を離れて後方に落ちやすい．移乗動作や歩行後の着座をみると，それまでの慎重さを投げ出して，椅子に殿部を向ける前に少し遠くから飛び込むように座ろうとする．これは骨折部に大きな外力が加わる可能性が高く，方向によっては再骨折，脱臼を引き起こしかねない．また，骨粗鬆症の進んでいる患者では，脊椎圧迫骨折に至ることもある．衝撃的な着座を避けるように，できるだけ座面に近づく，しっかり方向転換を行う，その上で身体を前傾しながら上肢で肘かけなどを把持し，ゆっくりと確実な座面の確保と着座を心掛けるように指導する．

⑤移乗動作（ベッド ⇄ 車いす・椅子：図9）

　狭い空間での方向転換が必要となるので，外的手掛かりが必要となりやすい．安全に行うには，上肢の支持を確保し（これがcueとなる），下肢のステップには必ず2点以上の支持をするように心掛ける．骨折側の全荷重が許可されていない場合には，体の回転や着座に必ず口頭指示や介助を十分に行って，患部の保護に努める．ただし，患者にできる範囲の動きは行うよう指導する．

⑥立位〜歩行

　プロトコルに従って荷重をすすめる．スケジュールどおりに進まないとしても，まず二次性機能障害を予防し，体力を回復するために，"オン"の状態で動作練習をはじめる．

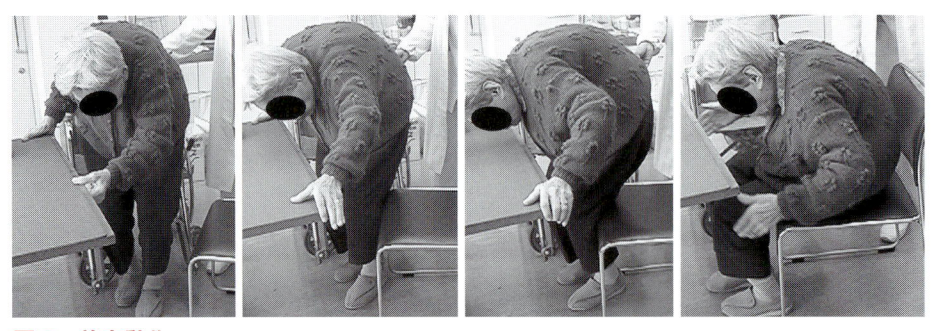

図 8 ● 着座動作
できるだけ座面に近づき殿部を正対させ，体幹を前傾するとともに上肢で支持しながらゆっくりと座るように注意する．

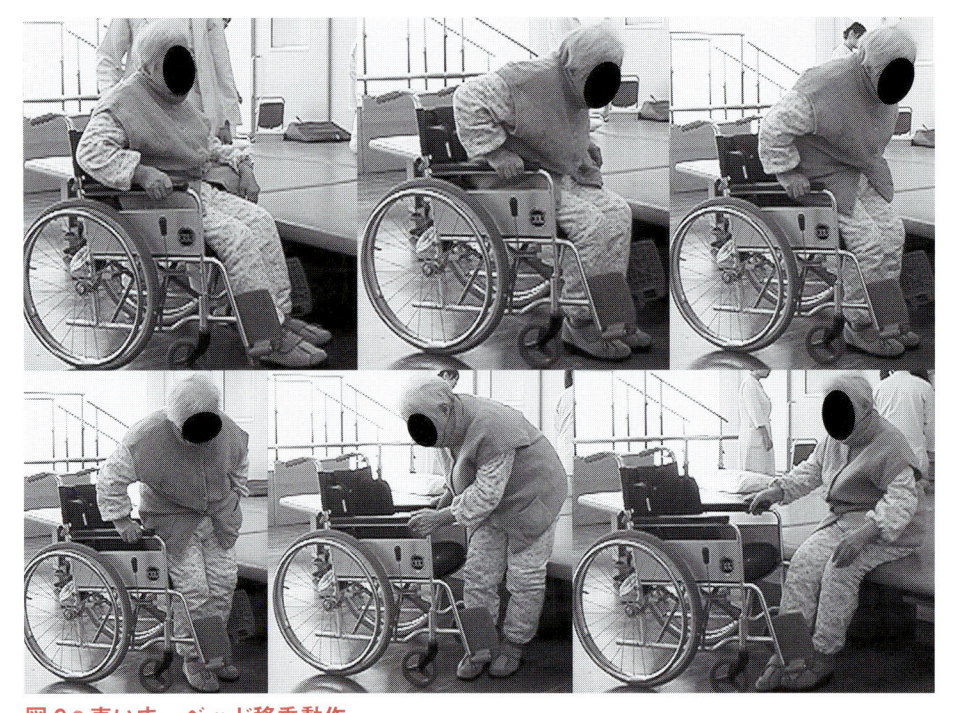

図 9 ● 車いす→ベッド移乗動作
起立→方向転換→着座の各層のうち，方向転換で最もすくみが出やすい．上肢支持を有効に利用し，時間をかけてでも確実に動作を行うことが大切である．症例では足部が着座位置よりやや遠くなってしまっている．

　歩行の開始は他肢への体重移動であり，無動，運動緩慢を招きやすい．例えば，立位で非骨折側の肩部や骨盤に前外方向から外力を加え，それに抵抗するように指示し，意識を向けさせ自動運動（体重移動）を誘導する．このとき，骨折側下肢の振り出しを同時に促す．誘導には必ずしも強い抵抗が必要ではない．あるいは，その場足踏みや振り出す足を一歩後方へ踏み出すと，前方へのステップが得やすい．
　疼痛性跛行を呈する場合には消炎鎮痛に努める．免荷支持として杖を必ず利用できるとは限らないので，各患者の動作学習レベルを見極め，それぞれの能力に合わせて介入する．屋内伝い歩きを目標として平行棒やベッド周りを歩行練習する，あ

るいは院内移動を優先するのであれば歩行器を，院外も含めた移動を考慮するなら安定性の得られる押し車を利用する，というように臨機応変な対処が求められる．

> **杖使用は役立つか？**
>
> 　大腿骨頸部骨折術後のプロトコルでは，杖歩行（施設によっては松葉杖歩行）を行う．しかし，新たに杖を使用する患者の場合には1つのタスクとなる．歩行のリズムに合わせ，適切なタイミングで杖に荷重をすることは，一般高齢者でも難しい．PD患者の杖使用が不意のバランスの崩れに対して姿勢回復を改善するという報告では，生体力学的な支持としては利用できていなかった[30]．またPD患者は身体支持に必要とするよりもずっと少ない力で杖を使うことでも安心感を得ている[31]．一般高齢者では指尖のわずかな接触で姿勢動揺のコントロールが可能なことから，杖をその情報デバイスとすることがある[32]のと同様，PD患者も杖を利用しているのかもしれない．PD患者には杖使用を力学的にうまく使える者もいれば，いつまでも杖を引きずったままの者もいる．すくみ足の改善のためのレーザー付きの杖も，使えなければ意味をなさない．歩行リズムの中に杖をつくことが一旦組み込まれたなら，杖の使用も何なく行えるのであるが，力学的な役割は乏しいままかもしれない．

⑦日常生活動作の制限

　術後の動作制限は主に疼痛と可動域制限に起因する．疼痛は術後経過とともに改善するが，可動域制限は主に人工物置換術後の脱臼を懸念してのものである．しかし，インプラント材料と手術技術の発展により，以前ほどには制限の必要がない．日常生活動作に必要な股関節角度を把握したうえで，われわれはトレーニングにあたらなければならない．表7は各座位姿勢における股関節角度を示した[33]．さらにTHA後のしゃがみ込み動作の解析では，股関節屈曲は平均92.7°（最大119.1°）で骨盤後傾を伴っており，最深部での臼蓋−大腿骨コンポーネント間の最小角度が10°以上確保されていた[34]．そのため，適切な手術後に屈曲120°を確保できるならば，しゃがみ込むことも可能である．PD患者では，骨盤後傾が強いため，厳密な股関節屈曲角度はこれよりさらに浅いと思われる．前述のように手術所見を十分に得た上で，これらの知見と合わせて，各動作のリスクを再確認する必要があるだろう．

転倒予防

　PD患者はバランスの崩れに対し寛容で，自分の安定性限界を誤認する傾向にある[22]．そのため転倒を繰り返す．再転倒には多くのリスク因子があるが[35〜37]，そのうち介入により改善の可能性があるものとして，(1)認知機能障害，(2)すくみ足，(3)転倒恐怖心，(4)運動性mobilityの低下，(5)身体運動能力の低下，(6)バラン

表7 ● 各姿勢における股関節角度（°）

	正座	あぐら座位	しゃがみ
屈曲	55.1	106.7	110
内転	4.8	−25.3	−2.2
内旋	−1	−41.8	9.6

正常人における角度で必要最低限ではないことに注意．

ス障害，があげられている[1]．重症度に応じての運動療法（筋力増強運動，関節可動域運動，バランストレーニング），歩行練習，転倒予防の方略の教示によって転倒の頻度が減少する[38]．最近では体重免荷装置付きトレッドミルによって，前後方向，側方方向へのステッピングを行うトレーニングが行われている．これは転倒恐怖心を排除した形で運動学習をすすめられることで有用性が唱えられているが，頸部骨折患者にとっては，運動方向の制御が難しく，股関節への衝撃が強いことから，あまり推奨はできないだろう．また転倒の外的因子として，「環境」の整備（トイレや浴室，段差のある玄関や廊下だけでなく，1日の大半を過ごす居間など）と，それに合わせた生活指導も忘れてはならない[39]．そして日常生活における介護者は，患者がよりよい生活を過ごすために，非常に大切な役割を果たすことになる[40]．患者のみでなく介護者に対しても，適切な運動方法，動作方法，介護方法を理解し，共に実践してもらえるような指導を行うこともわれわれの仕事である．

標準化の方向性と今後の課題

- 高齢化が進む中で，大腿骨頸部骨折の発症は増加する一方で，その対処としての手術は飛躍的に発展しており，理学療法介入さえ必要がなくなるかもしれないほどである．しかし，PDのような複数の機能障害を持ち合わせ，かつ退行性である患者における相互に及ぼす影響に関しては，まだまだ研究が少なく，より多くの症例研究と介入効果の判定が必要である．

引用文献

1) Allen NE, Schwarzel AK, Canning CG：Recurrent falls in Parkinson's disease：A systematic review. Parkinson's Disease, vol.2013 Article ID 9062774,2013 http://dx.doi.org/10.1155/2013/906274
2) Bloem BR, Munneke M, Carpenter MG, et al：The impact of comorbid disease and injuries on resource use and expenditures in parkinsonism. Neurology, 61：1023-1024, 2003
3) Stack El, Roberts HC：Slow down and concentrate：time for a paradigm shift in fall prevention among people with Parkinson's disease? Parkinson's Disease, vol.2013 Article ID 704237,8pages,2013. http://dx.doi.org/10.1155/2013/704237
4) Wiliams DR, Watt HC, Lees AJ：Predictors of falls and fractures in bradykinetic rigid syndromes：a retrospective study. J Neurol Neurosurg Psychiatry, 77：468-473, 2006
5) Genever RW, Downes TW, Medcalf P：Fracture rates in Parkinson's disease compared with age- and gender-matched controls：a retrospective cohort study. Age Aging, 34：21-24, 2005
6) 日本整形外科学会/日本骨折治療学会監修：大腿骨頸部/転子部骨折診療ガイドライン，第2版，2011，南江堂
7) Kwon MS, Kuskowski M, Mulhall KJ, et al：Does surgical approach affect total hip arthroplasty dislocation rates? Clin Orthop Relat Res, 447：34-38, 2006

8) Weber M, Cabanela ME, Sim FH, et al：Total hip replacement in patients with Parkinson's disease. International Orthopaedics, 26：66-68, 2002
9) 山村一正, 笹岡隆一, 瀧上順誠, 他：パーキンソン病を合併した大腿骨頸部骨折の予後不良因子の検討. 骨折, 33（1）：157-160, 2011
10) 浜崎寛, 増本眞悟, 松尾克平, 他：パーキンソン症候群患者に発生した大腿骨頸部骨折の予後調査. 医療, 50（12）：853-856, 1996
11) Coughlin L, Templeton J：Hip fracture in patients with Parkinson's disease. Clin Orthop Relat Res, 148：192-195, 1980
12) Turcotte R, Godin C, Duchesne R, et al：Hip fracture and Parkinson's disease：A clinical review of 94 fractures treated surgically. Clin Orthop Relat Res, 256：132-136, 1990
13) Rothermel JE, Garcia A：Treatment of hip fractures in patients with Parkinson's syndrome on levodopa therapy. JBJS, 54-A（6）：1251-1254, 1972
14) Staeheli JW, Frassica FJ, Sim FH, et al：Prosthetic replacement of the femoral head for fracture of the femoral neck in patients who have Parkinson disease. JBJS, 70-A（4）：565-568, 1988
15) WHO：ICF 国際生活機能分類—国際障害分類改訂版—, 2002, 中央法規
16) 丸山哲弘：パーキンソン病での高次脳機能障害. 脳21, 4（4）：365-371, 2001
17) 山田孝子, 加知輝彦, 安藤一也：パーキンソン病における骨粗鬆症と骨折. 日本老年医学雑誌, 32（10）：637-640, 1995
18) Schneider JL, Fink HA, Ewing SK, et al：The association of Parkinson's disease with bone mineral density and fracture in old women. Osteoporosis Int, 19：1093-1097, 2008
19) Doherty KM, van de Warrenburg BP, Peralta MC, et al：Postural deformities in Parkinson's disease. http://www.thelancet.com/neurology 2013/3/27
20) 土田隆政, 真野行生：転倒の要因. 日老医誌, 40：231-233, 2003
21) Visschedjk J, Achterberg W, van Balen R, et al：Fear of falling after hip fracture：A systematic review of measurement instruments, prevalence, interventions, and related factors. JAGS, 58（9）：1739-1748, 2010
22) Kamata N, Matsuo Y, Yoneda T, et al：Overestimation of stability limits leads to a high frequency of falls in patients with Parkinson's disease. Clin Rehabil, 21：357-361, 2007
23) Liu-Ambrose T, Ahamed Y, Graf P, et al：Older fallers with poor working memory overestimate their postural limits. Arch Phys Med Rehabil, 89（7）：1335-1340, 2008
24) Keus SHJ, Hendricks HJM, Bloem BR, et al：Clinical practice guidelines for physical therapy in patients with Parkinson's disease. KNGF Guidelines for physical therapy in patients with Parkinson's disease. Supplement to the Dutch Journal of Physiotherapy, 114（3）, 2004
25) Morris ME：Movement disorders in people with Parkinson disease：a model for physical therapy. Phys Ther, 80：578-597, 2000
26) Greets WH, Heit JA, Clagett GP, et al.：Prevention of venous thromboembolism. Chest, 119：132S-175S, 2001
27) Stallibrass C, Sissons P, Chalmers C：Randomized controlled trial of the Alexander techinique for idiopathic Parkinson's disease. Clin Rehabil, 16：705-718, 2002
28) 阿部和夫, 河野奈美, 内田豊, 他：パーキンソン病に対する姿勢改善と身体認識向上を目的とした集団運動プログラムの試み. リハビリテーション科診療, 10：15-19, 2010
29) Tamir R, Dickstein R, Huberman M：Integration of motor imagery and physical practice in group treatment applied to subjects with Parkinson's disease. Neuro Rehab Neural Repair, 21（1）：68-75, 2007
30) Boonsinsukh R, Saengsirisuwan V, Carlson-Kuhta P, et al：A cane improves postural recovery from an unpracticed slip during walking people with Parkinson's disease. Phys Ther, 92：1117-1129, 2012
31) Murry MP, Seireg AH, Scholz RC：A survey of the time, magnitude, and orientation of forces applied to walking sticks by disabled men. Am J Phys Med, 18：1-13, 1969
32) Baccini M, Rinaldi LA, Federighi G, et al：Effectiveness of fingertip light contact in reducing postural sway in older people. Age Aging, 36：30-35, 2007
33) Yamamura M, Miki H, Nakamura N, et al：Open-configuration MRI study of femoro-acetabular impingement. J Orthop Res, 25：1582-1588, 2007
34) Koyanagi J, Sakai T, Yamazaki T, et al：In vivo kinematic analysis of squatting after total hip arthroplasty. Clinical Biomechanics, 26：477-483, 2011
35) Wielinski CL, Erikson-Davis C, Wichmann R, et al：Falls and injuries resulting from falls among patients with Parkinson's disease and other Parkinsonian syndromes. Mov Disord, 20（4）：410-415, 2004
36) Bloem BR, Grimbergen YM, Cramer M, et al：Prospective assessment of falls in Parkinson's disease. J Neurol, 248：950-958, 2001
37) Wood BH, Bilclough JA, Bowron A, et al：Incidence and prediction of falls in Parkinson's disease；a prospective multidisciplinary study. J Neurol Neurosurg Psychiatry, 72：721-725, 2002
38) Dimitrova D, Horak FB, Nutt JG：Postural muscle response to multidirectional translations in patients with Parkinson's disease. J Neurophysiol, 91：489-501, 2004
39) 土田隆政, 真野行生：転倒の要因. 日老医誌, 40：231-233, 2003
40) Morris ME, Dip（Geron）G, Huxham F, et al：Optimizing movement and preventing falls in Parkinson's disease：strategies for patients and caregivers. Neurorehabilitation in Parkinson's disease：an evidence-based treatment model, Trail M, Protas EJ, Lai EC ed, pp.177-185, 2008, Slack incorporated

（柏木宏彦）

11 実践編

（佛教大学：石井光昭）

摂食嚥下・呼吸機能障害に対する理学療法も知るべし

> **何をどう解決するか？**
>
> - 呼吸筋の固縮・無動，姿勢異常に起因する二次的な胸郭の拡張制限を長期的に予防する．他動，自動的な胸郭可動域運動に加えて，姿勢異常に対する日常のポジショニングが重要である．
> - 嚥下機能の改善を図るトレーニングや，摂食時のポジショニング，咽頭残留除去手段によって，誤嚥から気道を保護し，誤嚥性肺炎を予防する．

❶ パーキンソン病で起こる摂食嚥下・呼吸機能障害の特徴

（1）呼吸機能障害
①拘束性障害

パーキンソン病では拘束性障害をきたし，肺活量，努力性肺活量は減少する．これは，呼吸筋の固縮・無動による．L-ドパ投与によって，肺活量は増加するけれども，正常化するまで改善するのは40％と報告されている[1]．つまり，L-ドパによる肺活量の改善効果があり，オフに比べてオンでは肺活量は有意に増加している．しかし，6割のケースでオン，オフの両方で肺活量は正常以下であり，薬物療法による改善に限界もある．

オンでは，横隔膜の動きは正常であるが，肋間筋の活動は障害されている[2]．オン，オフともに胸鎖乳突筋の活動亢進による呼吸仕事量の増大がみられる[3]．前屈姿勢（胸椎後彎）（図1[4]）が胸郭拡張の制限を起こし，拘束性障害の原因となっている場合もある[5]．

> **メモ▶ ドパミンアゴニストの副作用としての呼吸障害**
>
> ドパミンアゴニストの長期使用によって胸膜・肺線維症による拘束性障害が出現する危険性が指摘されており注意が必要である．

②上気道閉塞

上気道筋群の協調運動障害によって上気道の閉塞が，自律神経障害によって末梢

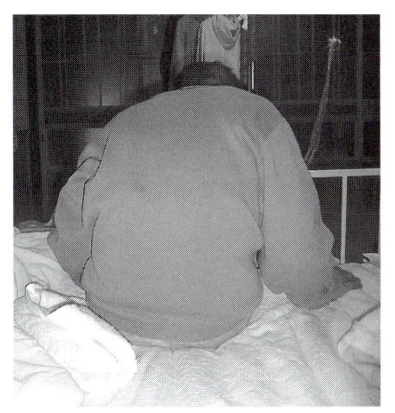

図1●パーキンソン病症例にみられる前屈姿勢

(文献4)より

の気道閉塞が生じる可能性が示唆されている．L-ドパ投与によって，最高呼気流量（PEF），FEV_1/PEF，$FEV_1/FEV_{0.5}$ で示される上気道閉塞が改善するという報告がある一方で，努力性肺活量や最高呼気流量は改善するが，1秒量や1秒率には変化がないという報告もある[6]．

③咳嗽障害

パーキンソン病では，早期から随意咳嗽時の最高呼気流速（peak cough flow：PCF）が低下している．呼気筋の機能低下がPCF低下の重要な因子であるが，この他に，咽頭・喉頭の協調性の障害や，進行例にみられる肺活量の低下も関与している．

パーキンソン病患者の誤嚥性肺炎の発生にはPCFの低下だけでなく咳嗽反射の感受性の障害も重要な役割を果たしている[7]．

知っておきたいこと ア.ラ.カルト．

パーキンソン病の咳嗽反射

進行例では，咳嗽反射が健常者と比べて有意に低下している[7]．神経ペプチドであるサブスタンスPの含有量が低下している．痰のサブスタンスP含有量は，感覚要素である咳嗽反射と関連している．つまり，気管の知覚枝の神経叢から放出されたサブスタンスPが咳嗽反射を生じさせる．パーキンソン病進行例では，ドパミン代謝が障害された結果，脳幹，線条体のサブスタンスP含有ニューロン数が低下し（サブスタンスPの産生量が減少），舌咽神経や迷走神経節のサブスタンスPの含有量が減少する．したがって，咳嗽反射が障害され，結果的に不顕性誤嚥を生じやすくなる[7]．

表1● 摂食・嚥下の各相における障害

嚥下各期	徴候	原因
認知 (食物の認知)	摂食に対する意欲・集中力の減退	うつ症状・認知障害
捕食 (口への取り込み)	食物を口に運ぶことが困難	上肢の運動機能障害 (無動・固縮・振戦・ジスキネジア)
口腔準備期 (咀嚼・食塊形成・食塊の口腔内保持)	咀嚼困難 食塊形成不全 嚥下前の食塊の咽頭への流入 (前咽頭期型誤嚥)	舌・下顎の運動性の低下 (舌のポンピング) (舌の固縮・振戦・動作緩慢)
口腔期 (咽頭への送り込み)	口腔から咽頭への食塊移送困難 口腔通過時間の延長 反復嚥下 口腔内残留	舌の運動性の低下 (舌の後方への運動低下・舌のポンピング)
咽頭期 (咽頭通過…嚥下反射)	咽頭通過時間の延長 咽頭残留 (喉頭蓋谷・梨状窩・舌根上・咽頭後壁) 誤嚥・喉頭侵入 食道入口部の開大不全	咽頭反射の開始遅延 咽頭蠕動の減弱 舌根後退の減少 喉頭挙上の減弱・喉頭閉鎖不全 輪状咽頭筋の弛緩不全 (咽頭・喉頭・舌骨上筋の動作緩慢・運動減少) (声帯の内転不全)
食道期 (食道通過)	食塊の胃への移送困難 胃食道逆流	食道蠕動の減弱 下部食道括約筋の機能低下

(文献9)より)

> **メモ ▶ 呼吸ジスキネジア**
>
> L-ドパによって誘発される呼吸障害であり,心理的な要因によっても誘発・増悪される.呼吸困難感,不規則な呼吸パターン,呼吸数の増加がみられ,短時間の無呼吸を伴う.自動的な呼吸の調節が困難となる.激しい喘ぎや吸気位で保持されることもある.呼吸機能検査では異常はみられず,低酸素血症・高炭酸ガス血症も認めない.原因として,中枢性呼吸リズム調整の障害,末梢性化学受容体と脳幹呼吸中枢機能のドパミン神経系の異常が推定されている[8].

(2) 摂食嚥下障害(誤嚥性肺炎)

　パーキンソン病の摂食嚥下障害は,食物の認知,口への取り込み,口腔準備期(咀嚼・食塊形成・食塊の口腔内保持),口腔期(咽頭への送り込み),咽頭期(咽頭通過),食道期(食道通過)のすべての時期で多様な障害がみられる[9](表1).

　摂食嚥下障害の自覚症状が少なく,むせのない誤嚥(silent aspiration)が多い[10].したがって,体重減少や肺炎,脱水を発症してはじめて摂食嚥下障害が発見されることがある.

2 アプローチの理論的背景

(1) 呼吸障害に対するアプローチの背景

①胸郭の可動域運動

L-ドパによる肺活量の改善効果には限界がある場合には，二次的な胸郭拡張制限をきたしやすい[1]．また，パーキンソン病の最大吸気筋力，％VC，％FVC，深呼吸時の胸腹部運動量は，病期の進行に伴って低下していく[11]．そのため，胸郭の可動性に対する長期的な予防的介入が必要である．

②姿勢矯正・ポジショニング

パーキンソン病で頻繁にみられる前屈姿勢による胸椎後彎は，肋椎関節は前方回旋位となり，骨運動としては肋骨の前方部は下方に動き，肋骨間は前方で狭くなる．肋骨の後方回旋運動が制限された結果，通常の吸気時にみられる上位胸郭の pump handle motion，下位胸郭での bucket handle motion の動きが制限される[12]．また，肋骨は下垂し胸郭の前後径が狭くなり，横隔膜前方部が垂れ下がり弛緩した状態となる[13]．そのため，横隔膜の収縮効率が低下する可能性がある．この状態で換気を維持するためには胸郭を引き上げる必要があり，胸鎖乳突筋や斜角筋群に過活動を引き起こす．

斜め徴候によって体幹が側屈していることがある．これは，同側の肋骨間を狭小化させるとともに，肋椎関節では肋骨の前方回旋が生じ胸郭の拡張が制限される．

以上のことから，姿勢異常が不可逆的な変形にならないように早期からの予防的なポジショニングが必要である．

> **メモ ▶ パーキンソン病の姿勢異常**
>
> 前屈姿勢（camptocormia），斜め徴候（Pisa syndrome）などのパーキンソン病の姿勢異常は，筋固縮，ジストニア，筋力低下，ボディイメージの障害などの複数の要因が推定されている[5]．

③吸気筋トレーニング

パーキンソン病患者に対して，吸気筋トレーニングによって，吸気筋力の改善とともに吸気抵抗付加時の呼吸困難感の改善がみられること，また吸気筋力の増加と呼吸困難感の減少には相関があることが報告されている[14]．しかし，運動耐容能や日常生活の改善につながるかどうかは今後の検証が必要である．

(2) 摂食嚥下障害に対するアプローチの背景

日本におけるパーキンソン病患者の死因は，摂食嚥下障害との関連がある肺炎・気管支炎，窒息，栄養障害で，全体の約50％を占める．つまり，パーキンソン病

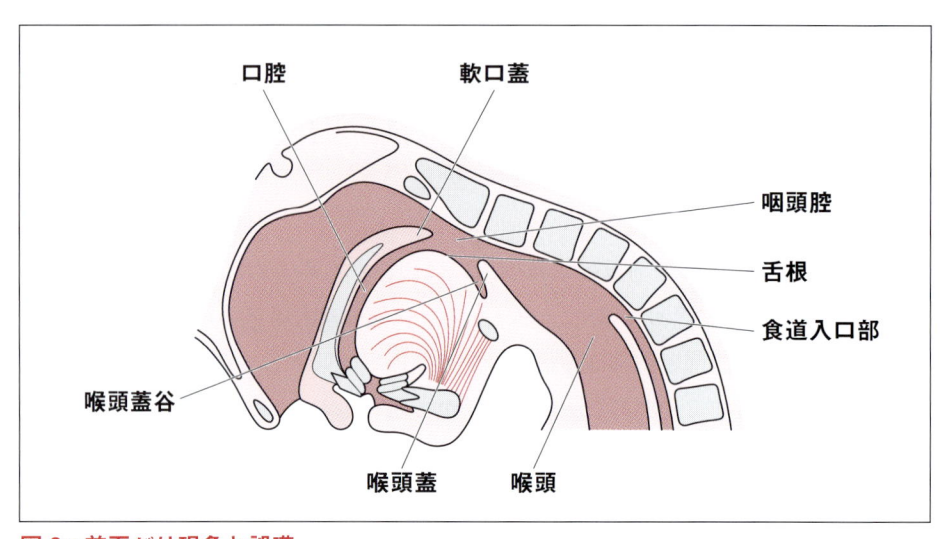

図2 ● 首下がり現象と誤嚥
首下がりによって咽頭部が水平に近くなる

患者では，摂食嚥下障害が，予後を決定する重要な因子である[15]．したがって，誤嚥から気道を保護することは，長期管理における理学療法の課題の1つである．

①姿勢矯正・ポジショニング

パーキンソン病患者に典型的にみられる高度の体幹前屈に伴う頭頸部が前方へ突出した姿勢は，頸部を過伸展させる．その結果，喉頭挙上を困難にするとともに気道が無防備な状態となり誤嚥の危険が高まる（図1）．そのため，姿勢異常が軽度な時期からの予防的介入や，摂食時のポジショニングが必要である．

> **メモ ▶ 首下がり現象と誤嚥**
>
> 咽頭部が水平に近くなることから，口腔から咽頭への送り込み時間が延長する可能性がある．また，喉頭閉鎖不全がある場合には，首下がりによって，誤嚥・喉頭侵入のリスクが高まる可能性がある（図2）．

②代償的嚥下方法の指導

咽頭の残留物を除去するために，代償的嚥下方法の指導が必要である．梨状窩の残留は，反対側への頸部回旋位での空嚥下によって除去できる．この方法の作用機序は，反対側への頸部回旋によって梨状窩を開大させることであり，嚥下動作後の吸気相での咽頭残留物の誤嚥を予防することができる．

喉頭蓋谷への残留に対しては，頸部を軽度後屈させることで喉頭蓋谷を開くことで食塊が下咽頭に移動する．次に，うなずくように頸部を前屈し嚥下することで食塊が食道へ移送される．

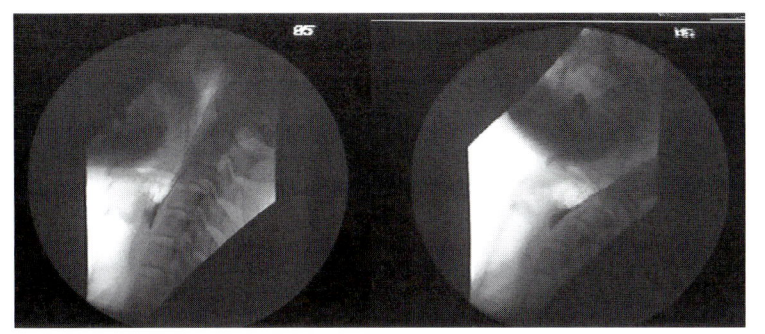

頸部屈曲位　　　　　　　　**頸部伸展位**
図3● 頸部肢位の相違による咽頭形状の変化
矢状面における頸部の肢位の相違によって，喉頭蓋谷の間隙ならびに舌根の位置には変化を認めない．前屈位では後屈位に比べ，喉頭入口部の狭小化がみられた．

（文献16）より）

③頸部の可動域運動

頸部の前屈制限は，誤嚥防止策としての chin down の実行を妨げ，気道が無防備な状態となり誤嚥の危険が高いことを意味している．頸部回旋制限は，咽頭残留除去手段である反対側への頸部回旋位での空嚥下の実行を妨げる要因となる．したがって，二次的な頸部の可動域制限を長期的に予防することが重要である[16]．

> **知っておきたいこと ア.ラ.カルト.**
>
> **誤嚥防止策としての頸部前屈（chin down）**
>
> 　chin down は，喉頭挙上を容易にするとともに，咽頭・喉頭の形状の変化として，①舌根の後方への偏位，②喉頭入口部の狭小化，③喉頭蓋谷の間隙の広がりが報告されている．嚥下反射前の咽頭流入を認める場合，頸部伸展位では喉頭蓋谷の間隙が狭小化し，前咽頭期型誤嚥の危険が高まる．そして，誤嚥防止の方策としての chin down は，嚥下反射が起こる前の食塊の咽頭への流入に対して，喉頭蓋谷の間隙を広げ，流入してきた食塊を嚥下反射が惹起されるまでこの部位に集めておくことが，その作用機序であるとされている．また，舌根の運動低下に対しては，頸部屈曲は舌根を後方に突出させ咽頭壁へ近づけ，喉頭蓋谷の残留を軽減させると考えられている．しかし，chin down による誤嚥防止の作用機序は，症例ごとに，あるいは重症度によって異なる（図3）[16]．

④咳嗽の補助・強制呼気

Pitts ら[17]は，嚥下造影検査において誤嚥・喉頭侵入を認めた群と認めなかった群の間での咳嗽能の相違を調査している．誤嚥・喉頭侵入を認める群では，咳嗽能が低下していること，誤嚥・喉頭侵入の程度と咳嗽能の間には有意な相関がみられ

たことを報告している．これは，随意的な咳嗽の低下は，気道保護の程度と関連しており，誤嚥・喉頭侵入のリスクの指標となる可能性を示している．このことから，咳嗽能の低下に対する取り組みは，摂食嚥下障害へのアプローチにおいて重要である．

効果的な咳嗽には $160 \, l/\min$ 以上の流速が必要とされているが，パーキンソン病進行例ではこれを下回っている場合もある．そのため，自力での分泌物や喉頭侵入した食塊の除去が困難で介助を要する．

❸ 具体的アプローチとその効果

(1) 呼吸障害に対するアプローチ

呼吸障害に対する理学療法に関して十分なエビデンスはないが，リラクセーション（頸部，肩甲骨周囲の筋緊張の緩和），姿勢の矯正，胸郭の可動域運動，呼吸筋トレーニング，有酸素運動による全身調整運動が重要である．

①胸郭の可動域運動
a. 留意点

胸郭の可動性の維持・改善に際しては，以下のようなパーキンソン病の特徴を考慮する．
(a) パーキンソン症状の少ないオンの時間帯に実施する．
(b) パーキンソン症状の左右差を考慮して，症状優位側の胸郭を拡張させるアプローチを行う．
(c) 前屈姿勢や斜め徴候といった姿勢異常による胸郭の可動性制限への影響を考慮する．

b. 方法

胸郭拡張が制限された結果，二次的に肋間筋は短縮する．前屈姿勢は大胸筋を，側屈は腰方形筋を短縮させる．そのため，これらの筋に対する個別のストレッチングを実施する．個別の肋間筋を伸張するためには，狭小化した肋間の下部の肋骨の上縁にセラピストの指腹をあて呼気時に下方に押し下げる．

背臥位では，ロール状にしたタオルなどを脊柱に沿って置き，重力で肩甲帯を後方に引き，前胸部を拡張させ大胸筋や肋間筋を伸張する．側臥位では，短縮している側を上にして，荷重側の胸郭の下にタオルなどを置き，重力で他動的に肋間を開くようにする．吸気と上肢の挙上を組み合わせることで，胸郭の拡張を促進する．

②ポジショニング

座位では，肘掛けや座面（坐骨支持），背もたれ（仙骨支持）を工夫して，日常生活のなかで前屈姿勢や側彎を予防する．

(2) 摂食嚥下障害に対するアプローチ
①嚥下機能の改善を目的とした間接練習
a. 伝統的嚥下練習

伝統的に実施されている方法としては，以下が適応となる[9]．

pushing exercise：声門閉鎖の強化を目的として，椅子，壁などを押し，同時に声を出す．

head rising exercise：食道入口部の開大，前頸筋群の強化を目的とする．

息こらえ嚥下（supraglottic swallow）：呼吸と嚥下のパターンのコントロール，嚥下前の声門閉鎖，嚥下後の呼気による気道に侵入した食塊の喀出を目的とする．

嚥下反射の促通

メンデルソン手技：喉頭と舌骨を挙上位に保持して食道入口部を開大させる．

努力嚥下（effortful swallow）：力を入れて飲み込むことにより，舌根部の後退運動を強め，喉頭蓋谷への残留を減少させる．

舌の運動（lingual exercise）：舌圧，嚥下圧の上昇により，咽頭期嚥下の改善，喉頭侵入の減少を図る．

b. Lee Silverman Voice Treatment（LSVT）

Sharkawiら[18]は，パーキンソン病患者の構音障害に対する治療としてエビデンスが示されているLee Silverman Voice Treatment（LSVT）の嚥下障害への効果を調査している．本法は発声量の増加の努力に焦点をあてている．

1ヵ月間のLSVTの結果，口腔内への残渣の減少，口腔期通過時間の短縮，咽頭通過時間の短縮，舌根上・喉頭蓋・咽頭後壁の残留の減少，喉頭侵入の減少を認め，本法による口腔期，咽頭期の舌・舌根・喉頭機能の改善効果の可能性が示されている．

c. 呼気筋トレーニング

Pittsら[19]は，パーキンソン病患者に対する呼気筋トレーニングの随意咳嗽と嚥下機能への効果について調査した結果，咳嗽能の改善とともに，嚥下造影における喉頭侵入・誤嚥スコアの減少を認めたと報告している．

呼気筋トレーニングによって，嚥下時の気道保護に必要な喉頭と舌骨の上昇の力源である顎下筋の収縮力が改善すること，ならびに嚥下時の声門下圧が増加することによって，喉頭進入・誤嚥スコアが減少したと推察されている．

②摂食時の注意

> **摂食時の安全確認と咽頭残留物の除去が必要なケース**
>
> 誤嚥の有無を確認するために，摂食時にパルスオキシメータによる酸素飽和度の測定や頸部聴診法を実施する．酸素飽和度が安静時に比べて3％以上低下した場合には誤嚥の可能性がある．頸部聴診法は，食塊を嚥下する際に咽頭部

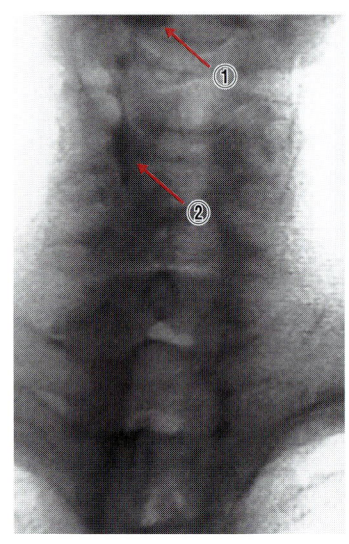

図4● 嚥下反射後の残留
①喉頭蓋谷への残留 ②梨状窩への残留

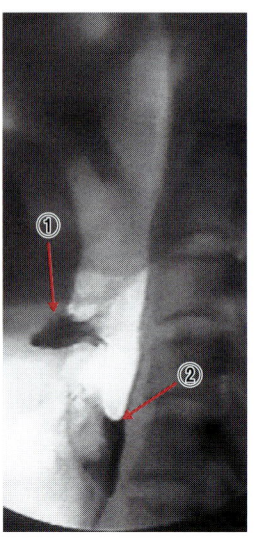

（文献16）より）

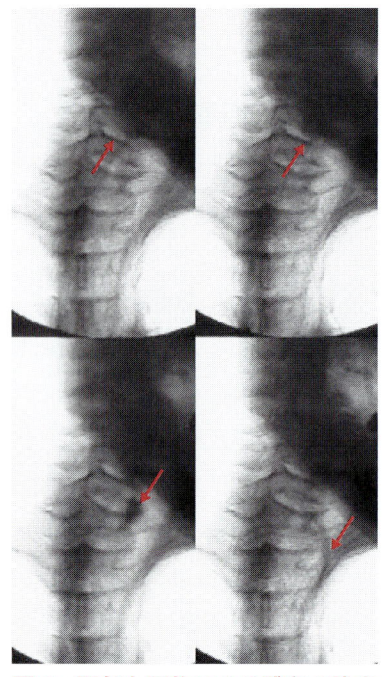

図5● 頸部左回旋による残留の除去
（文献16）より）

で生じる嚥下音と嚥下前後での呼吸音を頸部で聴診することで，誤嚥や咽頭残留を判定する．

誤嚥が疑われれば，下部胸郭を徒手で圧迫して咳嗽を介助し，直ちに喀出させる．強制呼気（huffing）は，咳嗽が困難な場合，その代用となる．咽頭残留物の除去には咳嗽よりも有効なことがある．

体幹前屈が顕著なケースの摂食時のポジショニング

通常，体幹傾斜は30°〜60°として，重力で食塊を食道へ導き，気道への侵入を防ぐ．枕などで頸部をできる限り前屈させる．図1のように体幹の前屈が高度で不可逆的な変形になっている場合は，ギャッジアップを少なくして，枕を高めにする．

咽頭残留除去手段が必要なケース

咽頭蠕動の減弱・舌根後退の減少は，喉頭蓋谷・梨状窩・舌根上・咽頭後壁の咽頭残留を招く（図4）．これは咽頭違和感や湿声，喉頭下降期型誤嚥の原因となる．梨状窩の残留は，反対側への頸部回旋位での空嚥下によって除去できる（図5）[16]．

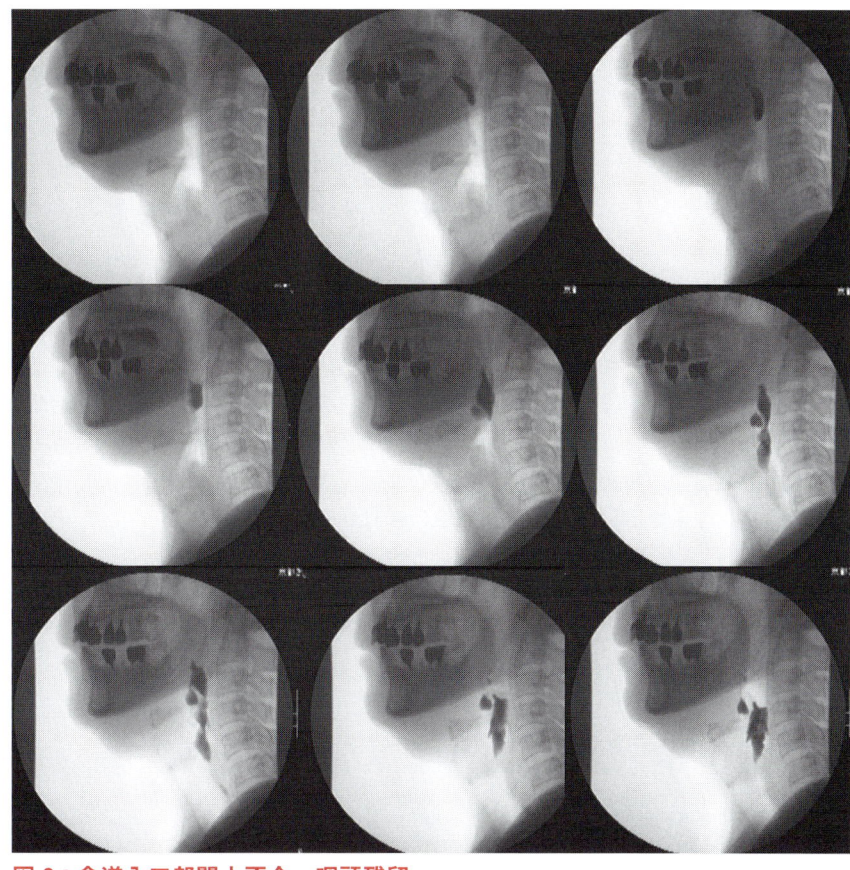

残留時
→

図6● 食道入口部開大不全・咽頭残留

(文献9)より

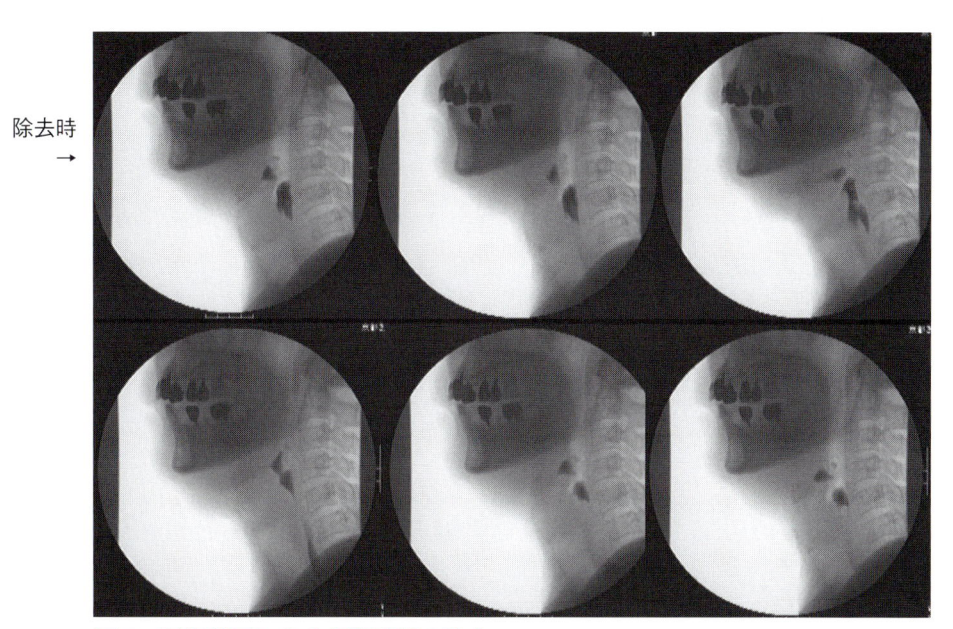

除去時
→

図7● 反復嚥下による咽頭残留の除去

(文献9)より

反復嚥下が必要なケース

上部食道括約筋（輪状咽頭筋）の弛緩不全のため，食道入口部に食塊が到達しても食道入口部の開口不全が生じ，食塊が通過できないことがある（図6）[9]．

複数回嚥下（嚥下後の空嚥下を1回以上行う）によって，咽頭の残留物を減少させることができる（図7）[9]．

標準化の方向性と今後の課題

- 現在のところパーキンソン病患者の呼吸機能障害・摂食嚥下障害に対する理学療法介入の効果を示す根拠は乏しい．今後，理学療法の位置付けならびに適応と限界を明確にしていく必要がある．呼吸機能障害・摂食嚥下障害を，軽症の時期に発見し，有効な予防的手段を早期から導入していくことが必要である．そのためには，外来受診時や訪問時の簡易な理学療法評価方法の妥当性の検証が必要である．

引用文献

1) Letter MD, Santens P, Bodt MD, et al：The effect of levodopa on respiration and word intelligibility in people with advanced Parkinson's disease. Clin Neurol Neurosurg, 109：495-500, 2007
2) Vercueil L, Linard JP, Wuyam B, et al：Breathing pattern in patients with Parkinson's disease. Respir Physiol, 118(2-3)：163-172, 1999
3) Guedes LU, Parreira VF, Diório AC, et al：Electromyographic activity of sternocleidomastoid muscle in patients with Parkinson's disease. J Electromyogr Kinesiol, 19(4)：591-597, 2009
4) 石井光昭，中本隆幸：パーキンソン病症例の摂食嚥下障害．PTジャーナル，42(3)：243-247，2008
5) Doherty KM, van de Warrenburg BP, Peralta MC, et al：Postural deformities in Parkinson's disease. Lancet Neurol, 10：538-549, 2011
6) Monteiro L, Souza-Machado A, Valderramas S, et al：The effect of levodopa on pulmonary function in Parkinson's disease：a systematic review and meta-analysis. Clin Ther, 34(5)：1049-1055, 2012
7) Ebihara S, Saito H, Kanda A, et al：Impaired efficacy of cough in patients with Parkinson disease. Chest, 124(3)：1009-1015, 2003
8) Rice JE, Antic R, Thompson PD：Disordered respiration as a levodopa-induced dyskinesia in Parkinson's disease. Mov Disord, 17(3)：524-527, 2002
9) 石井光昭：パーキンソン病の摂食・嚥下障害．パーキンソン病の理学療法．松尾善美編，pp.206-218，2011，医歯薬出版
10) Tjaden K：Speech and swallowing in Parkinson's disease. Top Geriatr Rehabil, 24(2)：115-126, 2008
11) 松尾善美：拘束性換気障害．PTジャーナル，43：521-524，2009
12) Lee D：Biomechanics of thorax：a clinical model of in vivo function. Journal of Manual & Manipulative Therapy, 1：13-21, 1993
13) 柿崎藤泰：胸郭の病態運動学と理学療法．理学療法，26：431-440，2009
14) Inzelberg R, Peleg N, Nisipeanu P, et al：Inspiratory muscle training and the perception of dyspnea in Parkinson's disease. Can J Neurol Sci, 32：213-217, 2005
15) Nakashima K, Maeda M, Tabata M, et al：Prognosis of Parkinson's disease in Japan, Tottori University Parkinson's disease Epidemiology (TUPDE) study group. Eur Neurol, 38(suppl 2)：60-63, 1997
16) 石井光昭，松尾善美，日下隆一：パーキンソン病患者の嚥下障害に対する理学療法．理学療法，23(8)：1124-1129，2006
17) Pitts T, Bolser D, Rosenbek J, et al：Voluntary cough production and swallow dysfunction in Parkinson's disease. Dysphagia, 23：297-301, 2008
18) Sharkawi AEI, Ramig L, Logemann J, et al：Swallowing and voice effects of Lee Silverman Voice Treatment (LSVT)：a pilot study. J Neurol Neurosurg Psychiatry, 72：31-36, 2002
19) Pitts T, Bolser D, Rosenbek J, et al：Impact of expiratory muscle strength training on voluntary cough and swallow function in Parkinson disease. Chest, 135(5)：1301-1308, 2009

（石井光昭）

12 実践編 効果的な家屋改修，環境の修正とは？

（大阪大学：高島千敬）

① パーキンソン病患者における家屋改修，環境の調整

(1) パーキンソン病の生活障害と家屋改修の目的

　家屋改修や福祉用具の導入は，現状の動作能力を最大限に引き出し，安全で実用的な活動の拡大を図り，ひいては患者の生活の質を向上させることを目的に実施される．

　パーキンソン病では病期の進行に伴い活動制限が拡大するが，長期間の抗パーキンソン病薬を使用することで，ジスキネジアや自律神経障害，幻視などのような副作用が出現し，障害像がより複雑化することがある．

　これらの症状の出現により，転倒への恐怖から活動レベルが低下し，廃用が進行するという悪循環に陥る可能性もあり，安全な活動の維持，拡大を支援する上で，リハビリテーションの介入は欠かせないものである．環境調整は，その悪循環を断ち，活動の拡大に向けた直接介入や安定性を欠く活動への予防的介入となりうるものである．

　緩徐に症状が進行するため，適切な時期に最適な支援を行うことが理想であるが，現在の医療制度においては課題が多い．医療機関において，定期的な投薬治療での経過観察をされている場合には，重症度がStage Ⅲ～Ⅳ以上にならないと，リハビリテーションの処方にまで至らない可能性がある．また，入院で関わる場合には，原疾患としてではなく，肺炎などの合併症や転倒による大腿骨頸部骨折の加療目的の機会になってしまうこともある．

　しかし，介護保険を申請するような活動レベルの低下を伴う場合には，通所や訪問リハビリテーションとして，直接生活上の課題に介入できるという利点がある．

　病期により支援の内容は異なるが，身体機能のみにとらわれず他職種と連携しながら，積極的に患者の日常生活への支援を行う意識付けが必要である．

(2) 病期別の生活障害

　パーキンソン病の環境整備を考える際には，まず病期別の生活障害を把握する必要がある（表1）．

表 1 ● 病期別の生活障害と環境改善の要点

Hoehn & Yahr 分類		生活機能障害度	環境改善の要点
Stage Ⅰ	片側だけの障害で，軽症	Ⅰ度：日常生活，通院にほとんど介助を要さない	積極的な住宅改修の必要性は低い⇒敷居程度の些細な段差の解消や目印付けを検討する
Stage Ⅱ	症状が両側性で，日常生活がやや不便		症状の進行に応じて，住宅改修の検討を視野に入れる
Stage Ⅲ	姿勢反射障害・突進現象があり，起立・歩行に介助を要する	Ⅱ度：日常生活・通院に介助を要する	住宅改修が動作能力を維持するために必要な時期⇒歩行障害や ADL 障害に応じた改修を行う．将来的な介助量の増加を見越して，大掛かりな改修を行う際には，介助スペースを検討することも必要である
Stage Ⅳ	起立や歩行など，日常生活の機能低下が著しく，労働能力は失われる		Stage Ⅲの時期の改修などの内容に加え，介助量軽減に向けた福祉機器の部分的な使用を検討する．利用できるサービスの活用についての情報提供も行う
Stage Ⅴ	車いす移動または寝たきりで全介助状態	Ⅲ度：起立不能で，日常生活は全介助を要する	福祉用具を中心とした環境調整への支援やサービスの活用により，介助者の負担を軽減することが中心となる．車いす座位姿勢の調整，ベッド高さ，柵の形状の工夫が必要である

① **Stage Ⅰ**

　Stage Ⅰでは，一側性の障害のみが軽微に出現している状態であり，日常生活上は介助を必要としないレベルとされている．しかしながら，眞野ら[1]の調査によるとStage ⅠとⅡ群においても，約半数が転倒を経験していると述べられている．病期が軽度の時期であるとはいえ，転倒を経験している場合には，その要因を分析して，適切な対策を講ずる必要がある．

　この時期の転倒は，病状優位側の足部を些細な段差などにぶつけて転倒することが多く，ほとんどの患者が，これまでの自身の身体機能との現在の状況のずれを自覚することで，以降は注意を払い適切に対応できる．

　ただし，絨毯の端などのような些細な段差は解消し，転倒頻度が多いようであれば，階段に早めに手すりを設置するなどの予防的な改修を検討する．

② **Stage Ⅱ**

　Stage Ⅱは，症状が両側性に拡がる病期である．この時期には更衣などの活動の完了に時間を要するようになるが，日常生活にはほとんど介助を必要としない．しかしながら，ボタン動作などの両手動作障害，巧緻動作障害が生じ，姿勢反射障害は出現していないものの，立位でのズボンの着脱のような活動においては，左右の片脚立位時にバランスを崩し，転倒の危険性が高まる時期でもある．

　歩行障害については，小浦ら[2]の調査により，Stage Ⅱにおいてすでに77.8％の

患者がすくみ足を自覚しており，方向転換の困難感が69.4％，突進現象が22.2％で認められていたと報告されている．また，転倒も66.7％が経験しており，速やかな転倒予防への対策の必要性が示唆されている．

以上のように，歩行障害の出現により具体的な環境整備を検討する時期であるが，あわせて日常生活場面での転倒も生じる時期でもあるため，安全な動作実施方法の助言なども重要である．

例）片脚立位の状態を評価して，不安定で転倒の危険を伴うようであれば，立位でのズボンの着脱から，座位でズボンに下肢を通して，立位で上げ下ろしする方法への修正についても助言する．

パーキンソン病の薬物治療は，症状の程度，日常生活の不自由さ，職業などを勘案して，早期からの開始が検討される[3]．患者教育の充実を考えると，この時期から，症状に応じた運動療法，ADL指導，環境設定について，適宜リハビリテーションで指導を行うことができる体制整備が拡充することが望まれる．

③ Stage Ⅲ

Stage Ⅲでは両側性の障害に加えて，転倒に直結しやすい姿勢反射障害が出現することが特徴である．生活機能障害度はⅡ度（日常生活・通院に介助を要する）となり，住宅改修やその他の環境調整が動作能力を維持するために必要な時期となる．

④ Stage Ⅳ

さらにStage Ⅳに症状が進行すると，起立や歩行などの日常生活の低下が著しく，労働能力は失われてしまう．大掛かりな住宅改修を行う際には，その場しのぎの改修にとどまらずに，改修した箇所を一定期間有効に使用できるように，Stage Ⅱ・Ⅲの時期から，この時期を想定して検討するとよい．

仮にStage Ⅳからの関与となった場合には，自宅での動線の確保，介助量の軽減を視野に優先順位を決めて，患者，家族とも相談しながら，適切な方法を提案する．

⑤ Stage Ⅴ

Stage Ⅴに至ると，活動レベルは車いす移動，または寝たきりで全介助状態まで低下する．この時期には大きな工事を伴わない，福祉用具の導入を中心に検討し，介助量の軽減を図ることが最重要になる．日中の離床を促すためにも，座位環境の調整が重要であり，食事の際の誤嚥を予防するためのシーティングも有効である．

以上のような病期別の活動レベルの把握に加えて，抗パーキンソン病薬を長期間服用することで出現する，オン・オフ症状やwearing off症状，ジスキネジアのような治療に伴う副作用への配慮が必要となることが疾患の特性でもある．

（3）病期別・症状別の家屋改修のポイント

パーキンソン病のように，薬効により症状の変動を認める疾患においては，多角的な生活障害の分析によるオーダーメイドの介入が必要となる．

症状に著明な変動を認めない場合であれば，問題にならないが，オン状態の活動

表2 ● パーキンソン病における住宅改修のポイント

現状の家屋環境で当面対応できるかどうかを見極める	転居を考慮する場合には，今後の介助量の増加を見越した環境を検討する
	住宅改修を検討する場合においては，大掛かりな改修の必要性の有無を検討する
病期の進行を見越した改修を検討する	トイレの介助スペースの確保などを視野にいれておく すくみの原因になりうる極端に狭いスペースをつくらない
すくみがある場合には，外部刺激を活用する	すくみが出現している場合には，視覚的キューのような外部刺激を活用する
逆説的歩行のような疾患特異的な特徴を活用する	歩行可能な状態であれば，必ずしもバリアフリーが最適であるとは言い切れない．階段などの目標物となる箇所は症状が進行しても使用できることが多い．ただし姿勢反射障害が出現すると階段にも手すり設置が必要である
重症化に応じて，介助量の軽減を目的に，福祉用具の活用を検討する	Hoehn & Yahr分類のV，生活機能障害分類のⅢ度の状態であれば，福祉用具の活用などの大掛かりな工事を伴わないものを検討する
住宅改修補助制度を活用する	介護保険の他に市町村で独自の助成を設けている場合もあるので情報収集をしておく

レベルとオフ状態の活動レベルの差がある場合には，どのような支援が必要になるであろうか．

例えば，オン状態での活動が安全であり，オフ状態で生活障害が生じている場合には，オフ状態での動作改善への支援が重要になる．しかしながら，ジスキネジアは，オン時に出現することが多いため，手すりを設置する際には，その時に把持できる形状のものを選択することを検討しなければならない．

このように，出現する症状に薬効による差異が生じている場合には，どの状態で使用するかを明確にしておかなければ，せっかくの環境調整が，「使えない改修」になってしまうことがあるため，注意が必要である．

緩徐進行性疾患においては，適切な時期に適切な環境調整を行うことが要点であるが，現行の医療制度においては，このタイムリーな介入が困難であることが珍しくない．

症状が軽度の場合から，大掛かりな改修を含めて検討できる場合には，将来的な症状の進行を見越した介助スペースの確保などの検討が有用である（表2）．

逆に中等度以上の症状が出現している場合においては，最も効果的な内容に絞り込み，大掛かりな工事を伴わない福祉用具の選定に重点をおく．介助量軽減は住宅改修だけでは図れないため，介助者に対して適切な介助方法の指導を十分に行う．

(4) 適切な情報収集

住宅改修を検討する前に，病期による特徴的な症状の有無や服薬期間により出現

する副作用の把握を十分に行い，活動の自立度を把握する．

　認知機能の低下が安全な日常生活の遂行に及ぼす影響に関しても，評価することが必要である．パーキンソン病は好発年齢が高齢者であることから，加齢に伴う認知症の出現も考慮されるべき問題であり，認知症患者はそもそも転倒しやすいことが指摘されている[3]．また，遂行機能障害はHoehn & Yahr分類のⅡ～Ⅲの時期に急速に出現するといわれており[4]，記憶障害，注意障害，視空間認知障害などの出現も念頭に置きながら，評価を行う必要がある．

①家屋評価の実際

　骨折などにつながる転倒を経験している場合には，①場所（環境），②転倒時の活動，③転倒方向，④時間，⑤その際の薬効の状態などを聴取して分析する．特にパーキンソン病では，突然の来客で急いでいたり，物品を持ちながら移動するなどの二重課題を行っている場合に転倒しやすい傾向があるので，意識的に問うようにするとよい．

　また，服薬状況やオン・オフ症状の有無，状態を聴取し，複数回の転倒が生じている箇所では，早急な対応を講じる必要がある．神経疾患においては，食後に低血圧症状が出現することが知られており，転倒の時間帯の把握も重要である．

　在宅で支援する場合には，実際のその場所で検証できるが，医療機関で関わる場合には，略図や写真などから情報収集を行い，実際に模擬的な環境で動作能力を評価しておくことが必要となる（図1）．

　略図を用いて情報収集を行う場合には，段差や支持物の有無などを聴取しながら進める．経験がないとなかなか十分な情報収集を行うことが難しい場合もあるが，パーキンソン病特有の歩行障害である，すくみや小刻み歩行についても，狭い場所，暗い場所などで生じやすい特徴があるため，出現しやすい場所も合わせて収集するとよい．加えて，写真などで状況を確認することができれば，より妥当な評価となり得る．

　在宅で介入する場合には言うに及ばないが，問題個所で実際の動作を交えながら評価を行い，その場で解決が可能な類いの内容であれば速やかに対応する．

②手すりの種類と使用目的

　手すりの設置などの環境整備は，症状の変化を捉え，転倒を経験する前に設置することが望ましいが，実際には転倒をきっかけに設置されることが多く，リハビリテーション職種が関与していない場合が大半を占めているのが実情であり，症状に応じた設置に至っていないことが課題である[2]．

　手すりには，さまざまな形状や用途があるため，基本的事項を以下に解説する．

a. 縦手すり

　重心の移動を伴う場合に設置されることが多く，玄関の上がり框や浴室の洗い場と浴槽の間に設置されることが多い．パーキンソン病においては，姿勢反射障害に

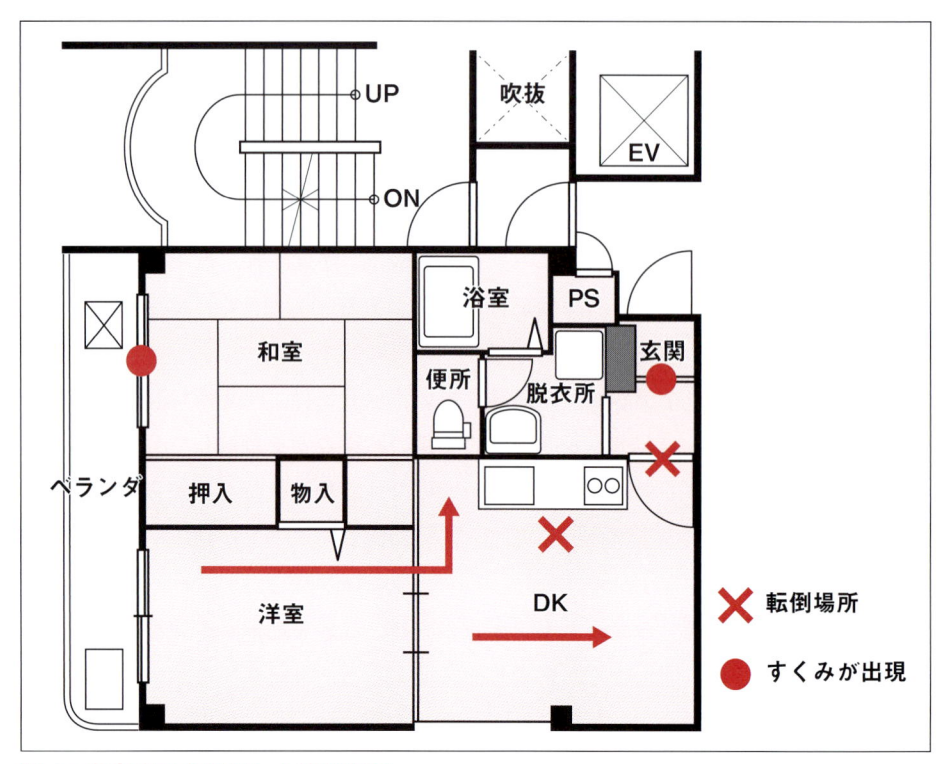

図1●自宅略図を活用した情報収集
段差の高さ，床の素材，明るさなどについても聴取するとよい．

より，椅子や便座からの立ち上がりの際に後方重心となり，尻餅をつくような動作となる場合があり，この際には前方への重心移動の助けに縦手すりの活用が有効となる．

　トイレに設置する場合には，便座の端から30cm前後で，把持しやすく，立ち上がり動作時に重心移動がしやすい位置を検討する．この際に考慮しなければならない点は手すりが便座に近すぎてしまうと，前方への重心移動が不十分となり，後方重気味になり，かえって立ち上がりにくくなってしまうことである．

　最近では，トイレには縦・横手すりの機能を併せ持ったL字型の手すりが設置されることが多い（図2）．浴室に設置されることの多い斜め手すりも同様の用途である．

b. 横手すり

　体幹を安定させるための目的で使用されることが多く，廊下や浴槽の横手すりがそれに相当する．立ち上がりの際にも用いられることがあり，その際には少し遠目を把持すると前方への重心移動がしやすいように動作指導も行う．

　パーキンソン病においては，固縮の影響で手内筋プラスの肢位となり，手指の伸展が不十分となる場合もあるので，手すりの形状は把持しやすい太さ，壁面からの距離（狭すぎると把持しにくい）を考慮する．

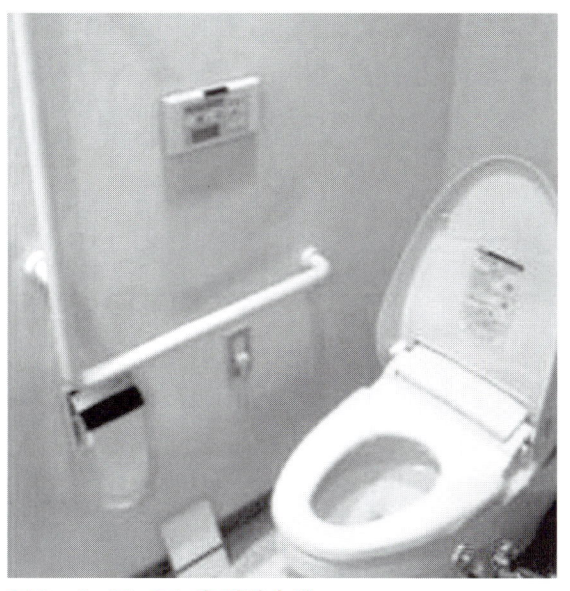

図2● トイレのL字型手すり
便座に座っている際には，横部分を保持して体幹を安定させ，立ち上がり時には縦部分を使用する．

② アプローチの理論背景

　病期の進行とともに低下する身体機能，認知機能に由来する活動制限に対して，薬物療法，リハビリテーションや手術療法のような非薬物療法による治療が展開される．家屋改修を行い，生活環境に直接介入することは，即時的に活動の安定性を向上，または介助量の軽減を図ることが可能となるという利点がある．

　家屋改修を考える際には，「人と環境と作業モデル」を参考にすると理解しやすい（図3）[5]．作業遂行は，人と環境と作業（活動）により構成されており，身体機能の低下を，自助具を使用することや和式生活から洋式生活へと環境を整えることなどで，一定のレベルまで補うことができる．

　家屋改修に関する有効性については，大規模の無作為試験が実施されておらず，事例報告が多いことも影響して，エビデンスレベルの高い根拠は示されていないが，「パーキンソン病治療ガイドライン2002」の作業療法の項目にて「適当な住宅改造や自助具はADLの改善につながる」と，その有効性が結論付けられている[6]．

　眞野らの調査では，トイレでの転倒が約20％と，最も転倒率の高い居間のStage Ⅰ・Ⅱ群（24％），Stage Ⅲ群（39％），Stage Ⅳ群（54％）と比較して低いと報告されており，その要因として対象の50％以上で手すりが設置されていたと述べられている[1]．このように，予防的に手すりを設置することで，転倒防止に役立つ可能性が考慮される．

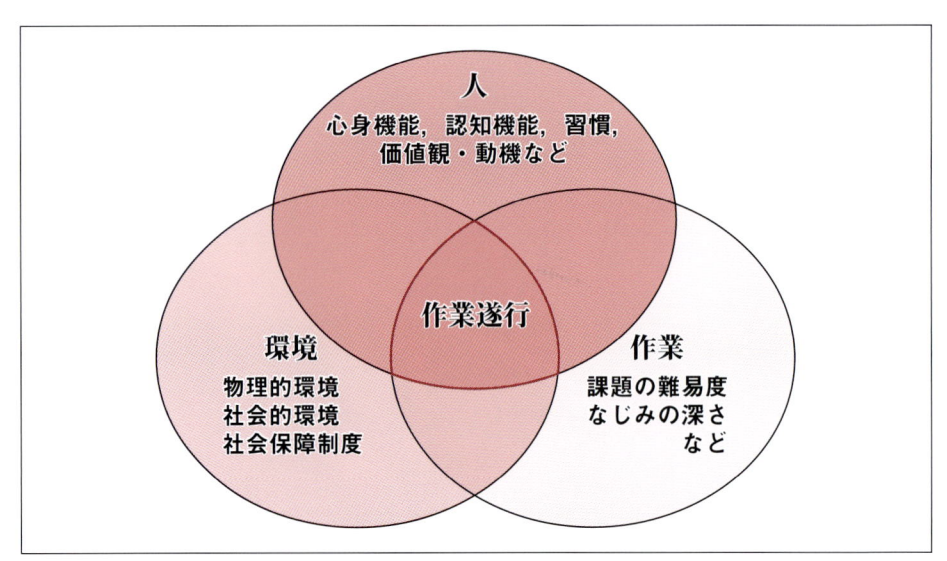

図3●人と環境と作業の関係

　すくみに対する床にテープを貼るような視覚的キュー（外部刺激）の有効性については，他項で解説されているとおりであり，「パーキンソン病治療ガイドライン2011」でもグレードAとして示されている[7]．

　テープを用いた視覚的キューの臨床への応用については，必ずしも等間隔が有効であるわけではなく，実際の環境に応じたオーダーメイドの調整が必要となり，階段や段差解消のような住宅改修の際にもこの視点が活用されることが望ましい．

　好発年齢が高齢者であることから，進行に伴い認知症を伴うことが多いのが実情であるが，認知症患者の転倒率が37％であったとの報告もあることから[8]，教育的な関わりの有効性が期待できないことも想定しながら，改修の目的を明確にすることも必要となる．

　また，パーキンソン病特有の遂行機能障害などのような認知機能障害を考慮して，改修が即時的に効果を発揮するかを，模擬環境で事前に検証することも重要である．

　個々の症状に伴う活動制限に対して，認知機能や習慣なども考慮しながら，環境調整により活動遂行レベルがどの程度向上するのかを予測し，その場しのぎの改修にならないようにしなければならない．

3 具体的アプローチとその効果

（1）場所別家屋改修の実際

　前述したように，実際の生活環境に応じた介入が必要であることはいうまでもない．医療機関においては，可能な限り自宅環境に近付けた設定での評価，指導を行い，家族や地域のスタッフと連携しながら，進めていく必要がある．また，大掛か

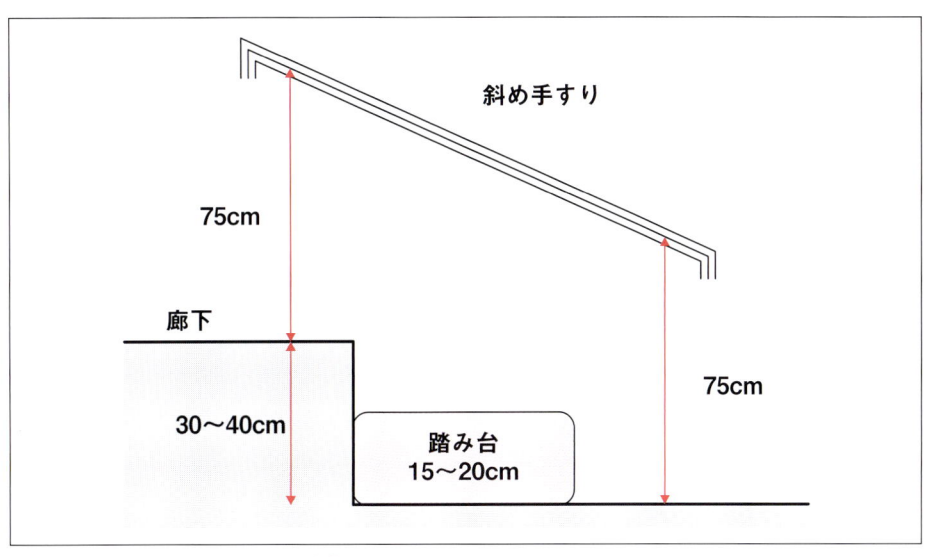

図4●玄関の上がり框の改修例

りな改修の場合には，病期の進行を考慮したものでなければならない．改修の実際について，転倒の危険性のある場所を中心に，以下に解説する．

①玄関

　多湿のわが国においては，建築基準法により，1階床の高さは，床下の地面より45cm以上確保するように定められている．そのため戸建であれ，集合住宅であれ，家屋には上記の段差が生じている．

　この段差は一般的な和風家屋であれば，高さ30cm程度の上がり框として障壁になるが，框の高さの半分程度の踏み台と手すりの設置を組み合わせて対応されることが多い（図4）．

②廊下・階段

　パーキンソン病はもとより，脳血管性のパーキンソン症候群では，わずか5mmの段差でも転倒の原因となりうる．

　2～3cm程度の段差であれば，ミニスロープで対応することができるが（図5），スロープの角度が急であるとかえって踏み外す原因にもなるので，段差の端に目印としてテープを貼るなどの目立ちやすい工夫をするとよい．

　横手すりの高さは，一般的には大腿骨の大転子の高さとされることが多いが，パーキンソン病では，この高さでは体幹前傾姿勢を助長させてしまう可能性があり，20cm程度の範囲内で高めに設定されることもある．また，横手すりは，前傾姿勢を矯正する目的としても活用される．

　階段昇降は，すくみ足を呈している患者では，逆説的歩行により，平地歩行よりも容易であることもあるが，姿勢反射障害が生じている病期においては，転落防止のためにも，手すりの設置が欠かせない（図6）．

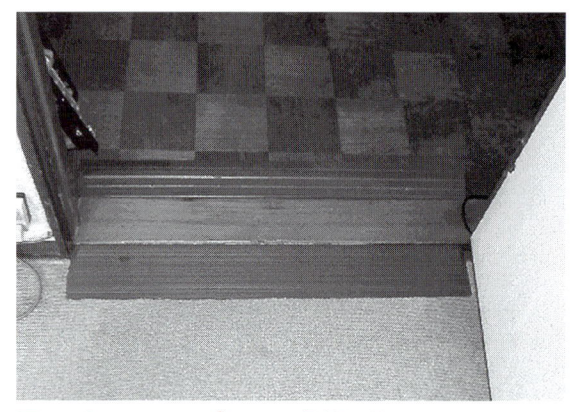

図5●ミニスロープによる段差解消

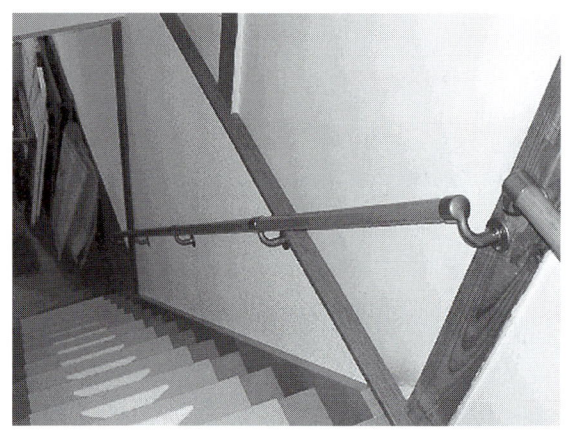

図6●階段に設置した手すり
衣服の袖が引っかからないように端が加工してある．階段の踏面には滑り止めが貼り付けてある．

　階段の踏面に滑り止めを敷く場合もあるが，通常の床面との素材の差による摩擦の程度を考慮して，滑りにくくなることで，かえって転倒の危険性を招くことがないように注意する．

③浴室

　浴室の入り口は，排水の影響で，脱衣所の床面よりも洗い場の床面が下がっているか，凸型になっている場合が多い．この場合，洗い場の床面をすのこなどで，かさ上げされるが，全体的に底上げをするとなると，大掛かりな工事を必要とするので，福祉用具の簡易のすのこを組み合わせて使用されることもある．

　浴室の扉が内開きになっている場合には，浴室内で転倒した際に扉が開けにくく，速やかに救助できないという問題が生じるため，取り換えを検討する．

　姿勢反射障害を考慮すると，洗い場ではシャワーチェアーを使用することが望ましく，後方転倒の予防のために，背もたれ付きの商品が選択されることが多い．浴槽の出入りについては，縦手すりを使用して，立位でのまたぎ越しが検討される．

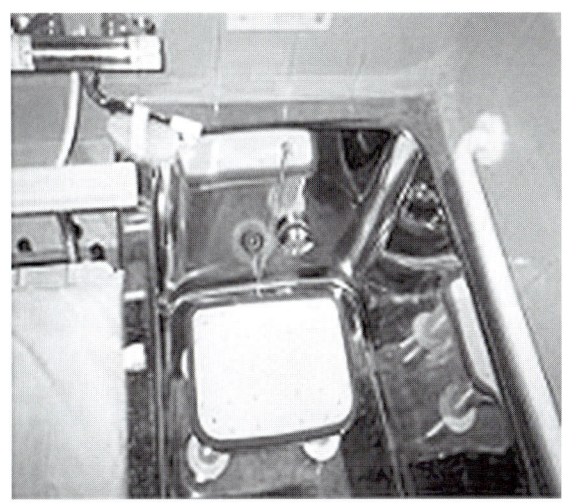

図7 ● 浴槽内に設置した椅子
立ち上がり動作への支援として，適応を検討する．

バスボードを使用する場合もあるが，その場合には下肢挙上に伴う後方への転倒予防の対策が必要となる．

手すりの設置場所としては，浴槽と洗い場の間に縦手すり，浴槽奥の壁側に横手すりが設置されることが多い．浴槽内での性急な座り込みへの対策としては浴槽台が使用されることがある（図7）．症状に変動がある場合には，浴槽に入ってからオフ状態に移行して，立ち上がれなくなることがあるので，立ち上がり動作の支援にもなる．症状に応じて早めに導入することが賢明である．

④トイレ

病期の進行に応じて，和式便器は洋式への変更が望ましい．早急な改修が困難な場合には，汽車式の便器であれば，福祉用具の便座を便器に被せることにより，洋式便座に変更ができる（図8）．

また，手すり設置については，前述のように転倒防止に役立つ可能性があるので，速やかに適切な位置に設置を検討する．

トイレを改修する際のポイントとしては，介助スペースを確保することも重要である．狭所ですくみが出現し，方向転換が困難な場合，洋式便座に180度回転して座ることで，転倒の危険性が増加する場合がある．改修が可能であれば，便座へのアプローチを90度に設定することを検討するとよい．この場合，車いすで便器に接近できるように段差解消を行うことで，長くトイレの使用が可能となる（図9）．

夜間は薬効の影響で動きが悪く，かつ自律神経障害により頻尿を呈している場合もあるので，転倒のリスクが増加する．寝室をトイレから近い部屋にするか，夜間のみポータブルトイレか集尿器を使用するなどの対応が必要になる場合もある．

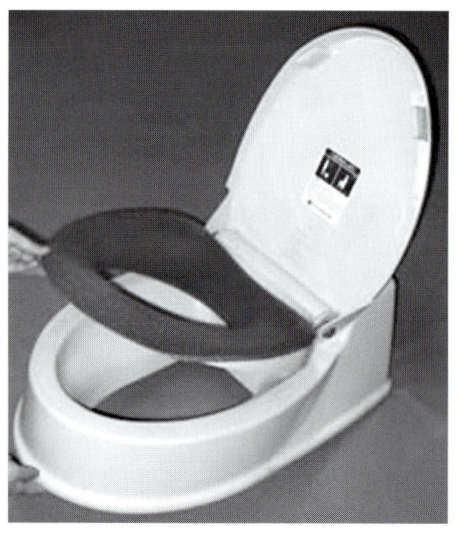

図8● 汽車式用の腰掛け便座
和式便器に被せて使用する．

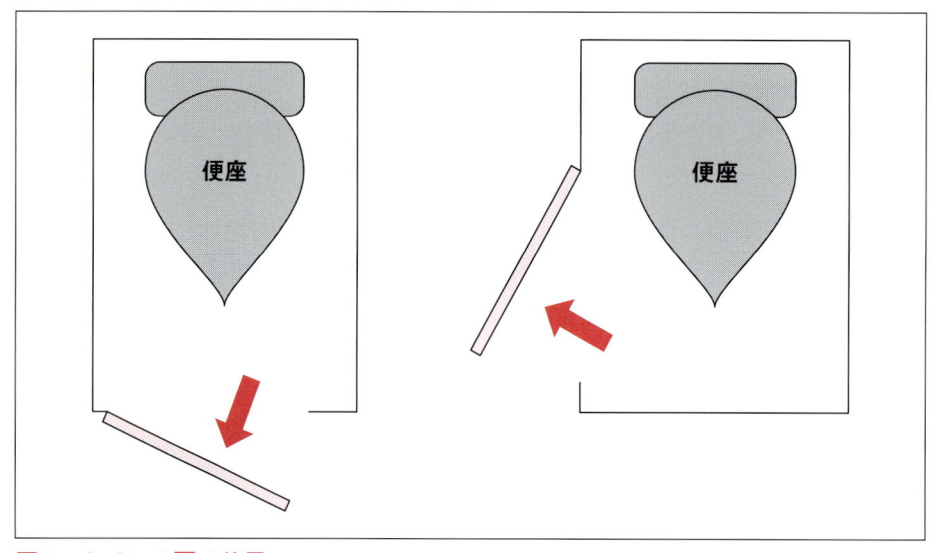

図9● トイレの扉の位置
左図では便座に座るために180度の方向転換が必要となるが，右図では90度の方向転換で着座が可能となる．

⑤居間

　屋内での転倒箇所では，居間で食後の時間が最多である[1,2]との報告が多く，その理由として，日中に過ごす時間が長いことや食後の低血圧の影響が示唆されている．Stage Ⅲ以降の和室での立ち座りには，台の支持などの物的介助が安全な動作実施のために必要である．ただし，症状がさらに進行すると，転倒が増加する危険性があるので，椅子とテーブルの洋式生活に修正する時期となる．

　椅子への着座についても，尻餅をつくなどの危険な動作が観察されることが多いので，環境調整のみに終わらずに，動作を区切った椅子での立ち座りの指導や，す

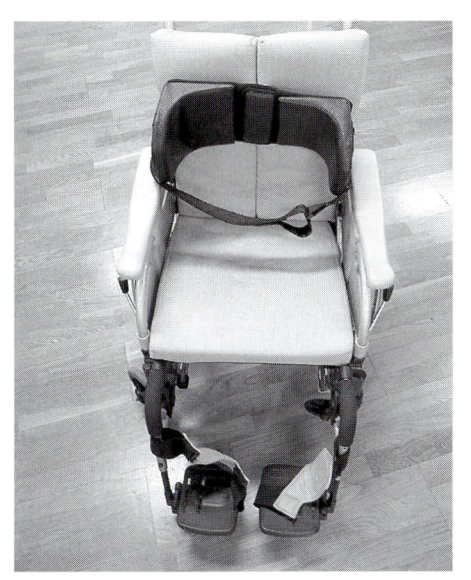

図10●体幹支持のパーツ
体幹が側屈するなどの症状が生じた場合に活用できる.

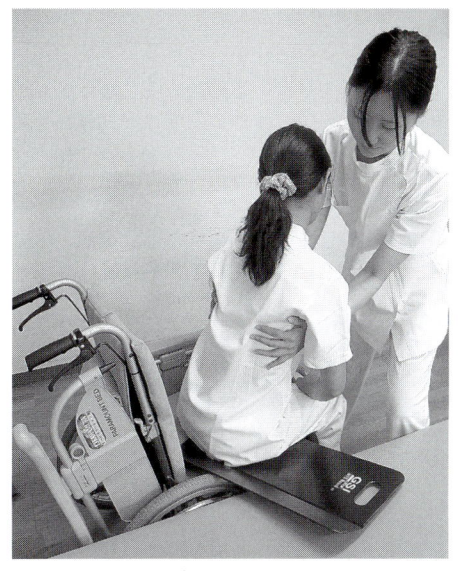

図11●跳ね上げ式の車いすとトランスファーボード

くみへの対応の助言も合わせて実施するとよい.

　和風建築の居間では，手すりを設置できない場合もあるので，テーブルやタンスなどの家具の配置を工夫して，伝い歩きができる動線を確保する．介護保険のレンタル商品であるベストポジションバーの組み合わせで対応することもできる．

　床の素材としては，慣れたものがよいが，前述のとおり，滑りすぎても摩擦がありすぎても不適切となってしまう．履き物も適切に使用できればよいが，つまずきの原因になるので使用を避けることが望ましい．

　屋内全般にいえることであるが，転倒の際に障害物につまずくことが契機になっている場合が少なくない[2]．電化製品のコードなどの整理整頓への助言も必要である．

⑥台所（家事）

　炊事を例にあげると，旧JIS規格の調理台は高さが低く，80 cmと85 cmの2種類しか選択肢がなかったが，現行では計算式〔(身長)÷2＋2.5 cm＝(基準高さ)〕に基づいて，5 cm刻みに80，85，90，95 cmの4種類から選択することができる．

　パーキンソン病では腰曲りの影響や，そもそも体格が小柄であることもあり，現在生活している自宅環境では不適切な場合もあり，腰痛の出現が懸念される．調理台の規格は，立位での包丁動作を想定して立案されているが，個々の習慣などにもよって適切な高さが異なるので，実際の動作場面で適切な高さを検討して，不適切な場合には，厚めの板を敷くなどして部分的な補高を考える．

⑦車いすの選定

　最近では，体格に合わせて大きさを調整できるモジュールタイプの車いすが介護

表3● 円滑に移動を行うための工夫（患者，介助者，環境設定）

患者のポイント
　①すり足を防ぐために，なるべく頭を上げて大きく歩く
　②椅子や床から立ち上がって，一呼吸おいてから，ゆっくりと足を出し，歩き始めるようにする
　③「イチ，ニ，イチ，ニ…」などの号令や掛け声をかける
　④床面にテープなどで線を引いてそれを目印にして歩く
　⑤目標を意識せずに，目標から多少行き過ぎるようなつもりで歩く
　⑥曲り角を曲るときや，後ろを振り返るときには，何回かに動作を分けて行う

介助者のポイント
　①無理に手を引っ張らない
　②「早く」，「急いで」などと声をかけることで患者を焦らせない
　③軽く手を引いて，患者の片足に体重を乗せるように誘導をすると，患者は，足が踏み出せる

環境設定のポイント
　①照明を明るくして，足下や進行方向をわかりやすくする
　②なるべく階下で，出入りがしやすく，トイレまで距離が短い部屋を居室に選択する
　③すくみ足や小刻み歩行を誘発しないように，廊下や室内での通り道（動線）には物を置かないようにして，広くする
　④すくみ足が出現しやすい場所，方向転換を必要とする場所（曲り角など），高い段差がある場所，あるいは椅子や床からの立ち上がりが必要な場所（居間やトイレなど），突進現象の出やすい長い直線通路，などには手すりを取り付ける
　⑤突進現象が出現しやすい場所では，ゴムなどのクッションを壁に貼り，手をついて止まることができるようにする．あるいは，突進現象が出現しやすい場所では，壁または手すりに伝いながらゆっくりと移動する
　⑥段差がある場所では，段の端に色テープを貼り，眼で見て段差がわかるようにする
　⑦患者の身長や症状などを考えて，段差を補正する
　⑧階段には，すべり止めマットや手すりを設置する

（文献9）より引用）

表4● 安全な家事動作のための工夫

①床の上に物を置かない
　床に物を置くと，つまずいて転倒することがあるので，マットも含めて床の上に物を置かない．電化製品のコードについても通路や部屋の壁際に固定し，移動の妨げとならないようにする
②動きやすいように家具や物を配置する
　家事では，何度も同じ動作を繰り返すことがよくあるので，家具や物の配置を工夫して安全かつ効率よく家事を行えるようにする
③段差をなくす
　段差をなくすために簡易スロープを取り付けることもできる
④台や机，椅子の高さを調節する
　家事では，同じ姿勢を長時間とることがあり，パーキンソン病患者では特に，腰痛や筋肉痛を誘発することがある．楽な姿勢を取って，家事ができるように，流しや作業台の高さを設定するなどの工夫が必要である

（文献9）より引用）

保険でレンタルできる．適切な座位環境の設定は，食事の際の誤嚥の防止にもつながる．体幹が側屈するなどの症状が生じた場合には，体幹支持のパーツも活用できる（図10）．

立位保持が困難な場合には介助量の軽減のために，アームサポートが跳ね上げ式の車いすとトランスファーボードを使用した，側方介助での座位移乗を検討する(図11)．

表3に円滑に移動を行うための工夫を，表4に安全な家事動作のための工夫をあげる[9, 10]．

(2) パーキンソニズムを生じる類似疾患での注意点

パーキンソン病の関連疾患の中に，進行性核上性麻痺がある．症状の特徴としては，垂直性眼球運動障害，頸部の筋強剛，顕著な姿勢反射障害，早期から出現する嚥下障害などがあげられる．

日常生活動作上の特徴としては，椅子などからの立ち上がり動作時にロケットサイン様に立ち上がってしまい，後方重心になることで，尻餅をつくように転倒してしまうこと，下方視困難，後頸部の筋緊張の亢進により，下方の物品に足をとられてつまずいて後方に転倒するなどの問題が生じることがある．

また，ADLレベルに関係なく，パーキンソン病の約2.6倍転倒するという調査結果もあり，転倒予防への支援が重要である[11]．

初期には眼球運動障害による視野制限に対して，頸部・体幹の屈曲による代償動作練習が実施されるが，症状が進行し，皮質下認知症を伴い，転倒傾向が増加した場合には，速やかに屋内の要所に手すりを設置することが有効である[12]．

(3) 利用できる制度

パーキンソン病において，住宅改修を行う場合には，社会保障制度を活用するとよい．利用できる制度は，介護保険が中心となるが，1人1住宅につき支給限度額は，20万円であり，その1割が利用者負担となり，工事費用が償還払いにて返還される．家族が改修を行った際にも材料費が請求できる．また要介護度は3ランク以上重度になった場合や転居した場合には，再度利用できる．

市町村によっては，身体障害者手帳や特定疾患医療給付制度を活用して，独自の上乗せ制度を設けている場合もあるので，市町村に問い合わせて確認しておくとよい[13]．

文献

1) 眞野行生編：高齢者の転倒要因とその対策，pp.248-254，1999，医歯薬出版
2) 小浦綾乃，高島千敬，内山昌子，他：在宅パーキンソン病患者における転倒　アンケート調査から．作業療法，24(6)：593-600，2005
3) 川又敏男：共通する医学的な問題：移動機能，転倒・骨折．日本臨床，62巻増刊号4：91-95，2004
4) 金澤章：認知機能障害．日本臨牀，62(9)：1679-1684，2004
5) 日本作業療法士協会監修："作業"の捉え方と評価・支援技術―生活行為の自律に向けたマネジメント，pp.16-26，2011，医歯薬出版
6) 日本神経学会「パーキンソン病治療ガイドライン作成小委員会」編集：パーキンソン病治療ガイドライン，pp.288-290，2003，医学書院
7) 日本神経学会「パーキンソン病治療ガイドライン作成委員会」編集：パーキンソン病治療ガイドライン2011，pp.52-54，2011，医学書院

8) Suzuki M, Kurata S, Yamamoto E, et al：Impact of fall-related behaviors as risk factors for falls among the elderly patients with dementia in a geriatric facility in Japan. Am J Alzheimers Dis Other Demen, 27(6)：439-446, 2012
8') Stolze H, Klebe S, Zechlin C, et al：Falls in frequent neurological diseases. J Neurol, 251：79-84, 2004
9) 阿部和夫, 高島千敬, 内山昌子, 他：パーキンソン病の在宅医療―生活・家屋・食事のポイント. Modern Physician, 25(8)：1003-1006, 2005
10) 高島千敬, 阿部和夫：パーキンソン病患者のための住まいの工夫―家屋改修のポイント, 2004, 星和書店, 東京
11) 村井敦子, 松下剛, 沼崎ゆき江, 他：PSPの病態研究―転倒・転落・嚥下障害―. 厚生労働省精神・神経疾患研究委託費による12～14年度総括研究報告書：神経疾患の予防・診断・治療に関する臨床研究, pp.115-125, 2003
12) 高島千敬, 内山昌子, 松尾善美, 他：進行性核上性麻痺の臨床像と作業療法の視点　在宅調整を必要とした症例の検討から. 作業療法, 23(4)：354-364, 2004
13) NPO法人 日本医療ソーシャルワーク研究会：医療福祉総合ガイドブック2013年度版, 2013, 医学書院

〈高島千敬〉

13 実践編

(介護老人保健施設清雅苑：大久保智明・野尻晋一)

老人保健施設における理学療法の実際

何をどう解決するか？

- パーキンソン病は進行性疾患である．最近では新薬の開発，手術療法，リハビリテーション（以下，リハビリ）技術の向上，リハビリ・ケアの充実が図られ，質の高いサービスを受けることが可能になった．しかしながら発病から時が経つにつれて生活機能の低下，介護が必要になる．また家族のレスパイトも必要になってくる．そのため介護老人保健施設（以下，老健）における生活機能に対する理学療法介入が重要な役割をもつことになる．本項では，1) 老健の機能を述べ，2) 老健におけるパーキンソン病患者に対する標準的理学療法介入について解説する．

❶ 老健の機能

　老健の機能を表1に示す．老健施設は大きく5つの役割を担っている．①包括的ケアサービス施設，②リハビリ施設，③在宅復帰施設，④在宅生活支援施設，⑤地域に根ざした施設である[1]．

　①包括的ケアサービス施設の役割は，提供されるサービスがリハビリの理念を基軸にし，チームで作成したケアプランに基づいて計画的に実施されるものである．ケアプランとリハビリ計画は決して乖離するものではなく，常にチームアプローチとして整合性をとる．

　②リハビリ施設の役割は，利用者の心身機能や入所期間，利用する目的などさまざまな状況に応じて，その内容・頻度は個別的に設定される．病院から老健を経由して在宅復帰する通過型利用の場合，療養環境の変化に伴う一時的な生活機能低下を防止し，早期に在宅復帰を目指す集中的なリハビリを実施する．在宅と老健を繰り返し利用する往復型の場合，在宅生活で徐々に低下した生活機能を回復するために，一定期間，集中的にリハビリを実施する．老健におけるリハビリ専門職の介入は理学療法室にとどまることなく，療養室やホール，食堂，浴室，トイレなど老健施設のさまざまな場所で，リハビリ介入し生活機能を向上させる役割がある．

　③在宅復帰施設の役割は，入所時より在宅復帰に向けて積極的に検討していく．特に退所前訪問を実施し住宅改修案の検討をすることは重要である．また退所前訪問で収集した情報をもとに在宅復帰後の生活をイメージし前述したリハビリを実施

表1● 介護老人保健施設の機能

① 包括的ケアサービス施設(機能)
　医療サービスと福祉サービスを併せて提供
② リハビリテーション施設(機能)
　生活機能向上のための維持期(生活適応期)リハビリテーション
③ 在宅復帰施設(機能)
　多職種協同で早期在宅復帰に努める
④ 在宅生活支援施設(機能)
　通所リハビリテーション・訪問リハビリテーション・短期入所療養介護を実施しており，在宅生活の継続を支援する
⑤ 地域に根ざした施設(機能)
　家庭介護者や地域のボランティアを育成する

表2● 通所リハビリテーションの機能

① 通所(通い)そのものがもつ機能
　閉じこもりの解消
　外出にかかわる評価，動作練習
　他者との交流
　家族の休養
② 通所サービス中のリハビリテーションケアの機能
　リハビリテーションの視点に基づいた日常ケアの提供
③ 集団で実施されるリハビリテーション機能
　リハビリテーション専門職による集団的アプローチ
　ケアスタッフによるグループ活動
　カルチャー教室など参加の場の提供
　利用者の主体的グループ活動
④ 個別的に専門職が実施するリハビリテーション機能
　退院・退所後のリハビリテーションの継続
　在宅支援のための個別的アプローチ
　訪問による指導

する．住宅改修の検討は医師，リハビリ専門職，介護支援専門員，看護師，建築業者，福祉用具貸与業者など多職種での協議が重要である．その際に考慮する点として本人，家族の意向，こだわり，生活スタイル，本人・介護者の年齢，健康状態，在宅生活継続の意志，有する疾患の予後(進行性疾患など)などに耳を傾け，広い視野をもって検討する．

　④在宅生活支援施設の役割は，本人の生活機能が維持・向上し，それを支える家族も無理なく健康でいていただくためのサービス提供の役割がある．具体的なサービスとして短期入所療養介護・通所リハビリ・訪問リハビリがある．表2に通所リハビリの機能[2]を，表3に訪問リハビリの機能を示す．

　⑤地域に根ざした施設の役割は，リハビリの理念や技術はリハビリ専門職や老健にとどまるものではなく地域に広がっていくことが理想である．そのため地域住民へのリハビリの啓発活動が重要であり地域包括ケアシステムの構築においても老健の果たす役割は大きい．

表3● 訪問リハビリテーションの機能

①在宅での過剰な安静や長期間の臥床による廃用症候群の予防
②実際の生活場面での基本動作能力の維持回復
③ADL・IADLの維持拡大
④介護方法についての指導を通じての介護者負担の軽減
⑤福祉用具の導入や住宅改修などの助言
⑥生活圏の拡大とQOL向上

　パーキンソン病患者の要支援者（居宅サービスのみ）・要介護者（居宅・施設サービス）はこのような役割を持つ老健を利用し住み慣れた地域で安心して過ごすことができる．以下にパーキンソン病患者に対する標準的リハビリ介入のポイントを当施設の経験を基に述べる．

❷ パーキンソン病に対する標準的リハビリ介入のポイント

　パーキンソン病患者で老健を利用する目的は，主に，①病院から直接自宅に退院するのが難しい時の在宅復帰準備，②在宅療養中に一時的に生活機能が低下した時のリハビリ，③家族の用事や家族のレスパイト，④通所リハビリ・訪問リハビリによる在宅支援がある．それぞれの利用目的によって標準的リハビリ介入が異なる．本項では①・②を中心に述べる．

(1) 病院から直接自宅に退院するのが難しい時の在宅復帰準備

　在宅復帰準備は清雅苑では老健パス（図1）に従って進める．栄養マネジメント，リハビリマネジメント，ケアマネジメントの3本柱で多職種協働で実施する．在宅復帰にあたっては住環境整備が不可欠である．退所前訪問を実施し検討する．退所前訪問は入所中に入所前後，退所前に訪問する．また退所後にもう一度訪問するのが理想的である．パーキンソン病患者の退所前訪問のチェックポイント[3]を図2に示す．入所前後の訪問を実施することで在宅復帰後の住環境に合わせたリハ計画，ケアプランの作成が可能になる．また退所前の訪問は適切に提案した住宅改修が実施されているか，またその環境での介護方法の指導を実施することができる．退所後の訪問はスムーズに在宅生活がスタートできているか，退所時に設定した住環境整備に追加の支援が必要ないか，介護は適切に実施されているか確認することができる．福祉用具導入はHoehn & Yahrのステージによって導入するものが異なる．よく導入される福祉用具を生活行為別に紹介する（図3）．

(2) 在宅療養中に一時的に生活機能が低下した時のリハビリ

　生活機能の低下がみられる場合，個別に集中的にリハビリを実施する．そのためにリハビリ専門職はパーキンソン病の評価と生活機能評価を実施する．パーキンソン病の評価はUPDRSを用いる．これらの評価をもとに目標と具体的なリハビリ計

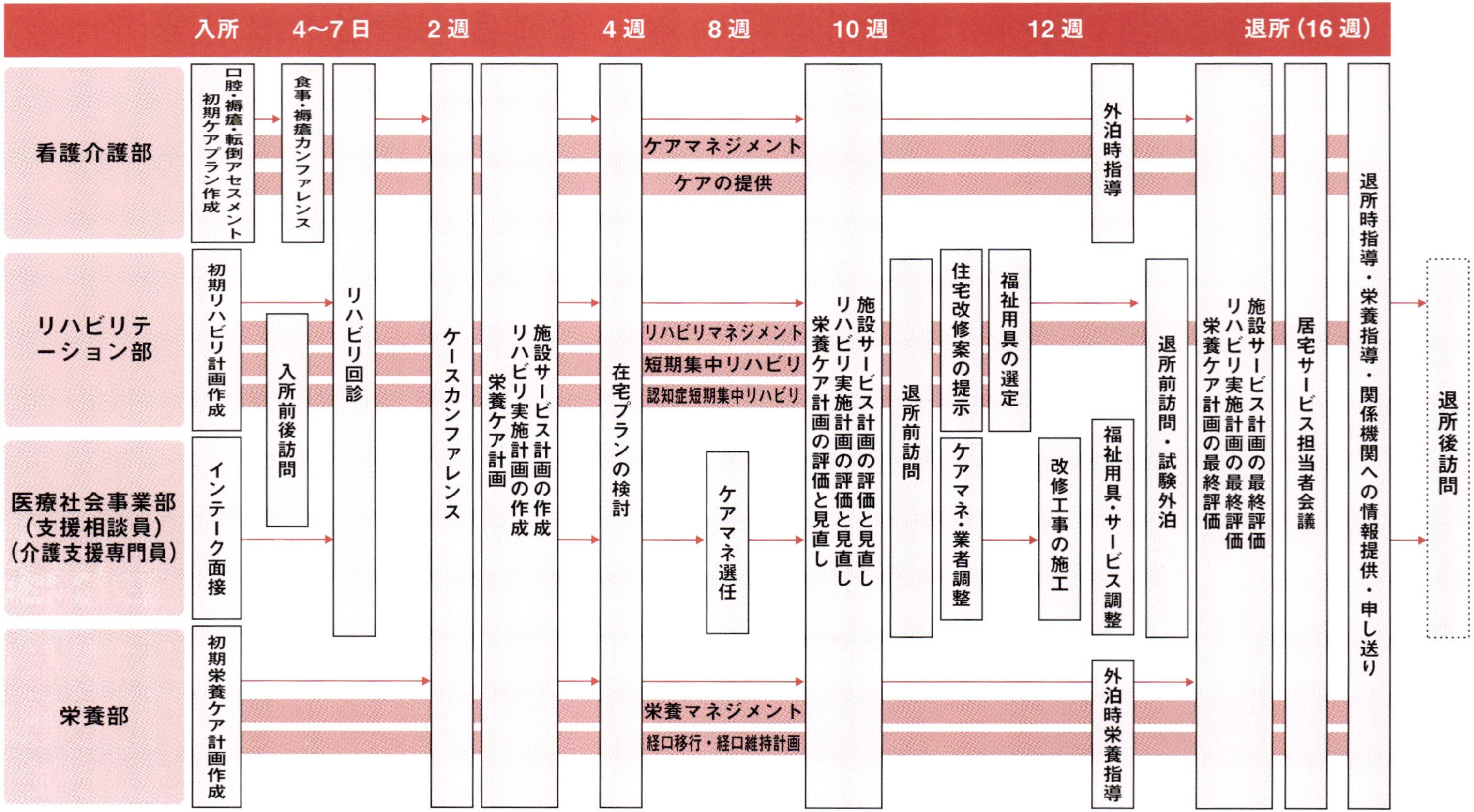

図1 ● 清雅苑老健パス（4ヵ月コース）

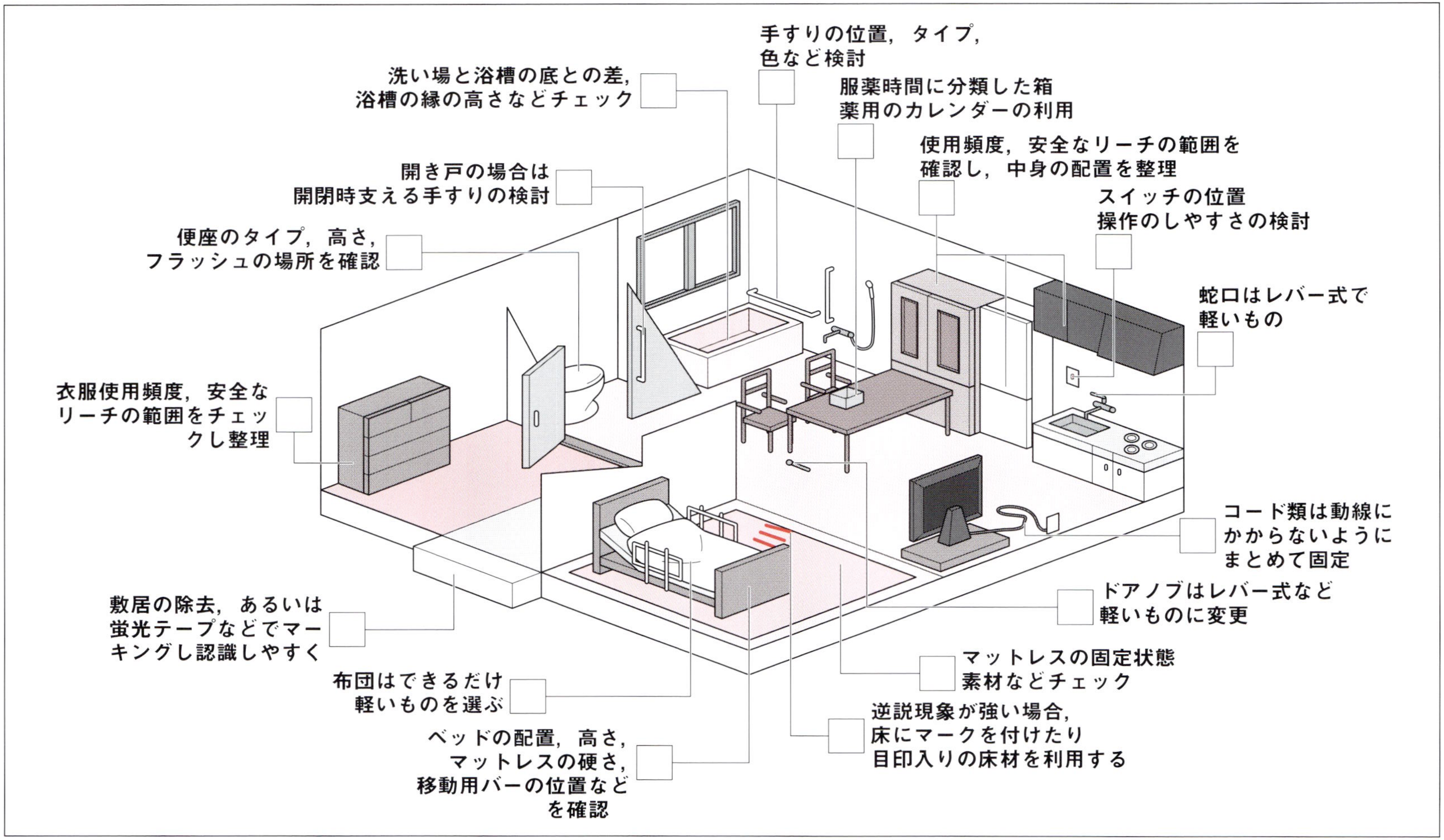

実践編 13 老人保健施設における理学療法の実際

- 手すりの位置、タイプ、色などを検討
- 服薬時間に分類した箱、薬用のカレンダーの利用
- 使用頻度を確認し、中身の配置を整理
- 安全なリーチの範囲を確認し、中身の配置を整理
- スイッチの位置、操作のしやすさの検討
- 蛇口はレバー式で軽いもの
- コード類は動線にかからないようにまとめて固定
- ドアノブはレバー式など軽いものに変更
- マットレスの固定状態、素材などチェック
- 逆説現象が強い場合、床にマークを付けたり目印入りの床材を利用する
- ベッドの配置、高さ、マットレスの硬さ、移動用バーの位置などを確認
- 布団はできるだけ軽いものを選ぶ
- 敷居の除去、あるいは蛍光テープなどでマーキングし認識しやすく
- 衣服使用頻度、安全なリーチの範囲をチェックし整理
- 便座のタイプ、高さ、フラッシュの場所をチェックし整理
- 開き戸の場合は開閉時支える手すりの検討
- 洗い場と浴槽の底との差、浴槽の縁の高さなどチェック

図2●退所前訪問の住環境整備のチェックポイント

(文献3)を一部改変し引用)

195

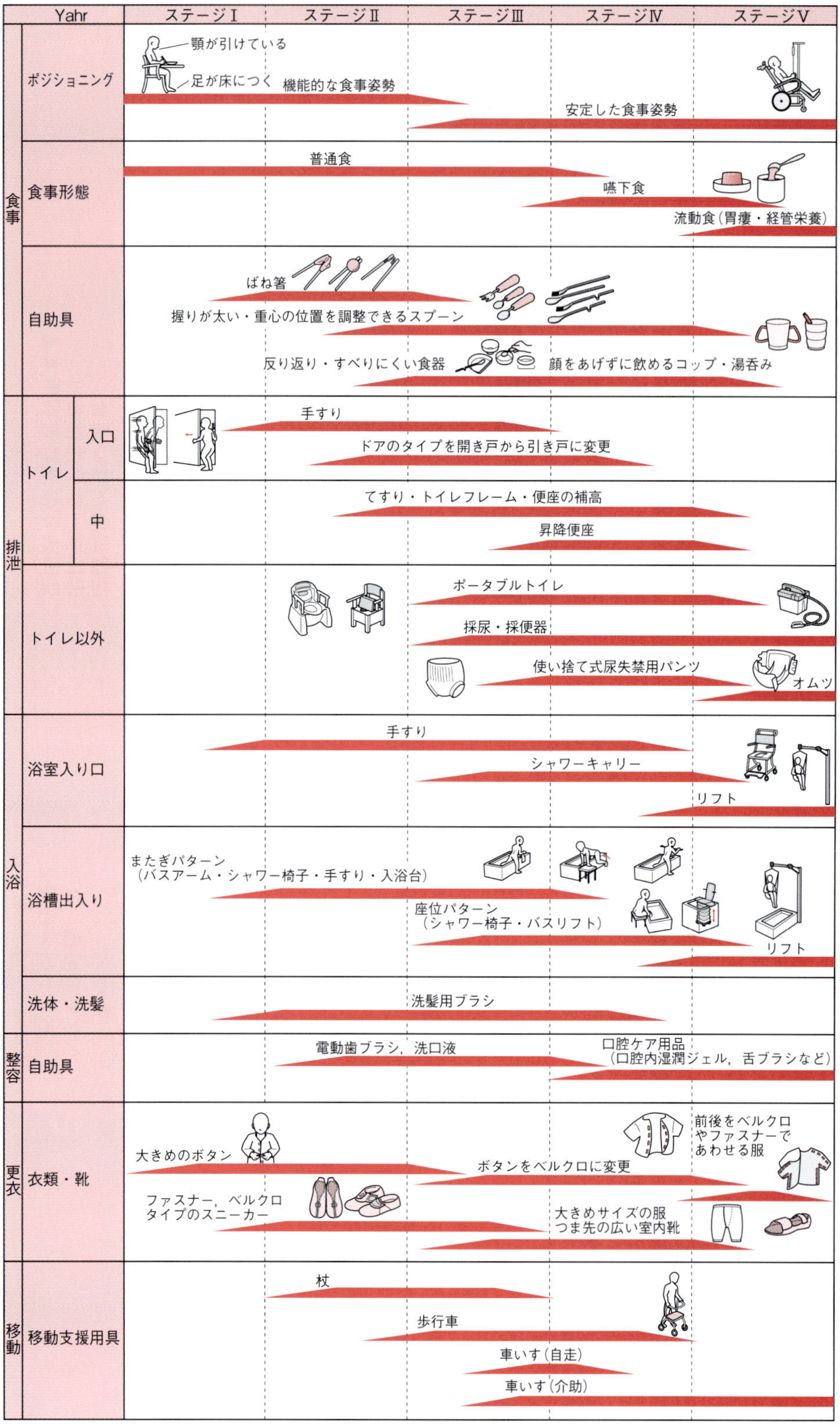

図3 ● パーキンソン病患者のステージと福祉用具の導入

（文献3）より引用）

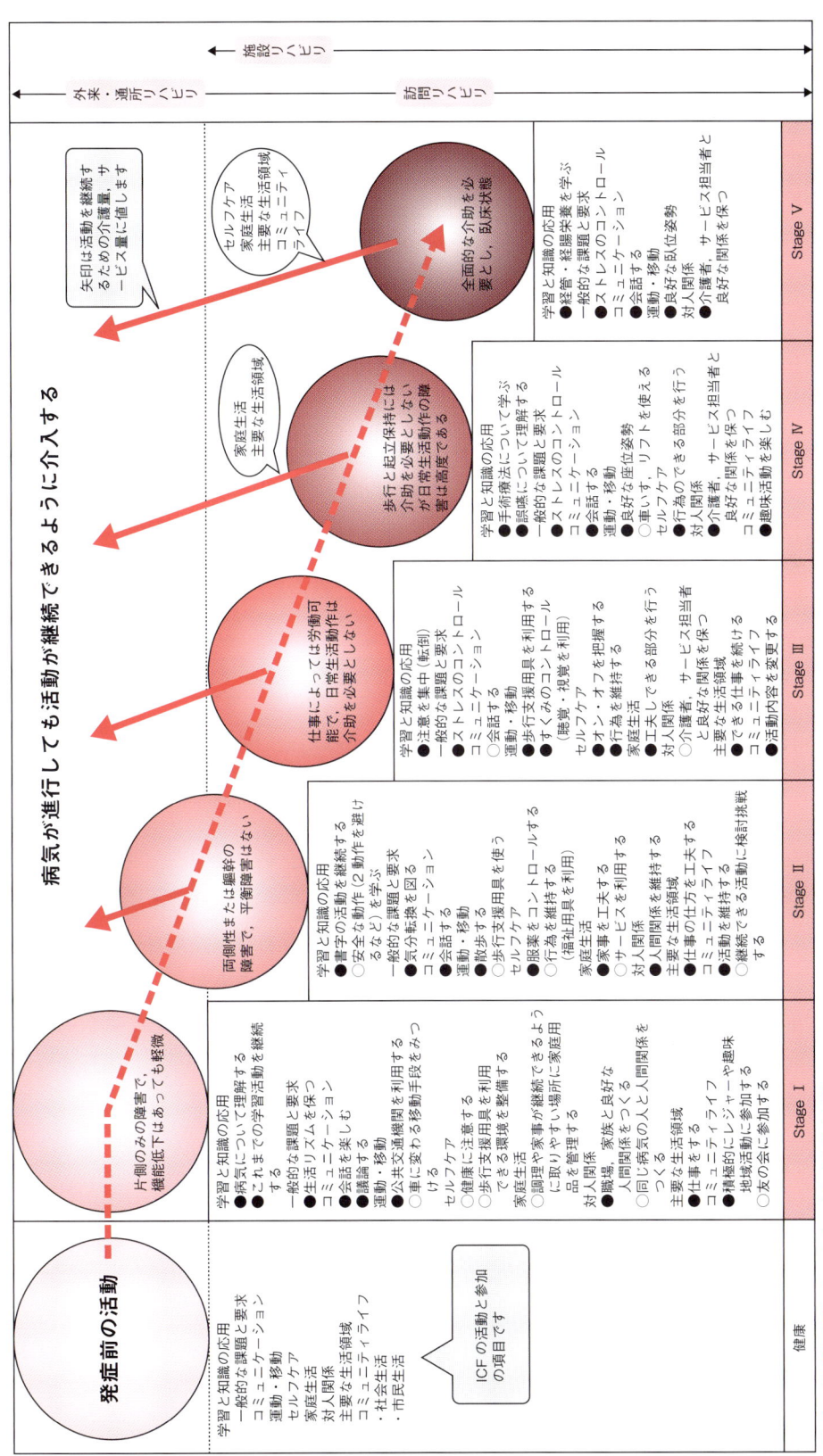

図4 ● 重症度別パーキンソン病の目標
● は現在の問題に対して　○ は将来を見越して
(文献4)を一部改変し引用)

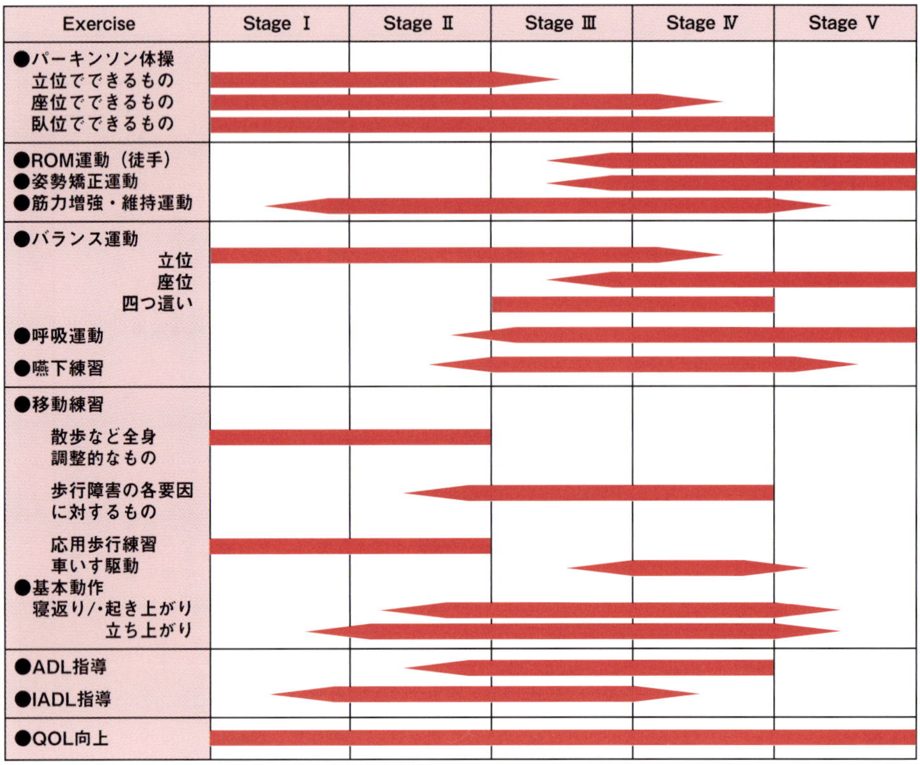

Exercise	Stage Ⅰ	Stage Ⅱ	Stage Ⅲ	Stage Ⅳ	Stage Ⅴ
●パーキンソン体操 　立位でできるもの 　座位でできるもの 　臥位でできるもの					
●ROM運動（徒手） ●姿勢矯正運動 ●筋力増強・維持運動					
●バランス運動 　立位 　座位 　四つ這い ●呼吸運動 ●嚥下練習					
●移動練習 　散歩など全身 　調整的なもの 　歩行障害の各要因 　に対するもの 　応用歩行練習 　車いす駆動 ●基本動作 　寝返り/・起き上がり 　立ち上がり					
●ADL指導 ●IADL指導					
●QOL向上					

図5● ステージの各段階におけるリハビリテーションの内容
（山中裕明，中西亮二，野尻晋一：パーキンソン病．臨床リハ，1(2)：138-142，1992より改変引用）

画を作成する．目標もリハビリ計画もHoehn & Yahrのステージごとに異なる．生活機能はICFの項目に沿って目標を立てると理解しやすい．図4にステージごとの目標を示す．パーキンソン病患者の場合，病状が進行性なため目標も今現在の課題に対する目標と病状の進行に伴いこれから起こってくると思われる課題に対して事前に対応するための目標設定を行うことが効果的である．そのため個別的・集中的に実施するリハビリ介入も現在の課題と将来の課題に対する介入を同時並行に実施する．図5に標準的なリハビリ介入[5]を示す．またパーキンソン病患者の生活機能の低下に対してはリハビリ専門職の個別的・集中的な介入のみでは十分ではない．そのためリハビリ専門職による介入と多職種で1日の生活行為すべてにおいてリハビリ・ケアを実施し生活機能を向上させる必要がある．パーキンソン病患者の生活機能が低下する原因として，生活リズムの崩れがある．当施設で行ったパーキンソン病患者の在宅生活の生活時間の配分を調査した結果ではステージごとに生活時間の配分が異なっていた．この調査は総務省統計局基本調査の生活時間の項目を採用し，ステージごとにパーキンソン病患者と同年代の国民の生活時間の過ごし方を比較したものである．結果を図6に示す．ステージⅡ以上になると在宅での役割などの時間が減少しテレビやぼーとした時間といった消極的な時間の使い方が増

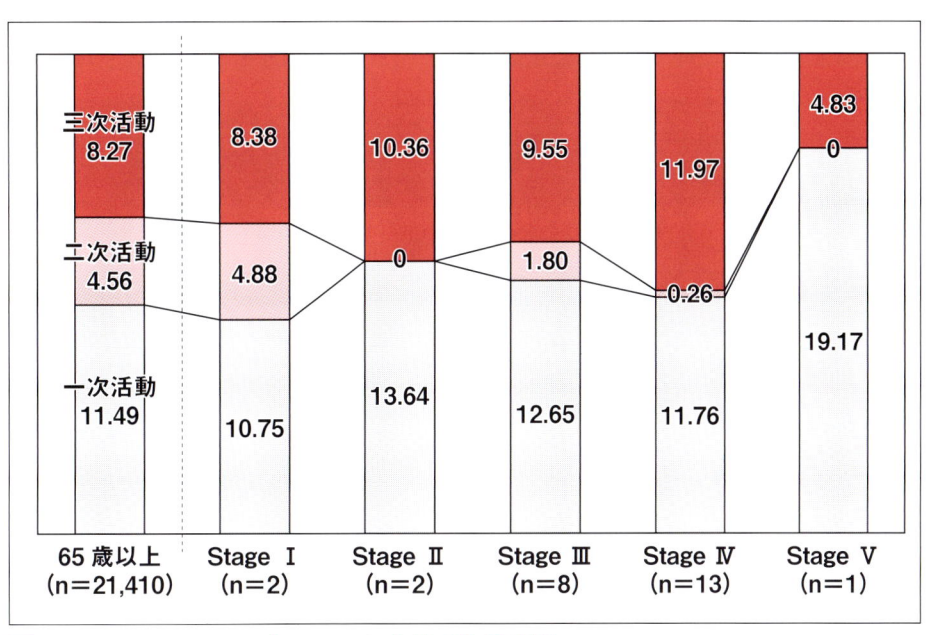

図6● Hoehn & Yahr の各Stageにおける生活時間
※一次活動（時間）：睡眠・食事など生理的に必要な活動
※二次活動（時間）：仕事・家事など社会生活を営む上で義務的な性格の強い活動
※三次活動（時間）：各人が自由に使える時間における活動

える傾向にあった．これらのパーキンソン病患者の疾患特性を踏まえ，活動的な日常生活の支援が行えるようにリハビリ専門職はリハビリ・ケアの指導的な立場に立つ役割がある．以下に老健入所中に車いすのシーティングを実施し活動性が向上した事例と在宅で徐々に生活機能が低下し訪問リハビリで住環境整備を実施し生活機能が改善した事例を紹介する．

事例1

70歳代，男性である．介護保険制度施行前は外来リハを利用．介護保険制度施行後から通所リハ，訪問リハを利用しながら在宅生活を継続していた．しかしながらすくみ足がみられるようになり，日内においてwearing offもみられるようになった．移動や排泄に介助が必要になり介護負担が増強した．そのため生活機能の改善，家族のレスパイト目的に入所となった．入所時のステージはⅣで移動手段が歩行のみでは転倒の危険が大きく，車いす併用を検討した．標準型車いすを利用した時の車いす駆動を図7に示す．標準型車いすではパーキンソン病の特徴である円背姿勢が増強している．ハンドリムを握る時に体幹の伸展はなく，肩関節の過伸展がみられる．また駆動時に体幹の前屈が不十分なことと，パーキンソン病特有の小刻みな駆動により1こぎする時の移動距離が短くなっていた．そのため施設内での移動が易疲労であった．リハビリ専門職によるシーティングの介入（図8）を実施した．具体的には車いすのタイプ

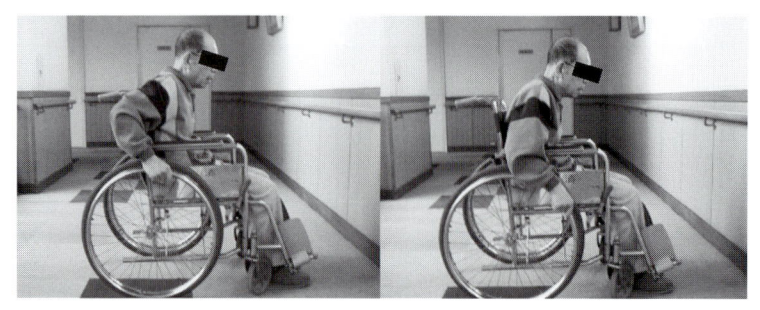

図7●標準型車いすではパーキンソン病の特徴である円背姿勢が増強されている

ハンドリムを握る時に体幹の伸展なく，肩関節の過伸展がみられる．また駆動時に体幹の前屈が不十分なため小刻みな駆動になり1回に移動する距離が短くなっていた．そのため施設内での移動で易疲労であった．

- 背もたれのはりは背中にそってゆるめる
- 広く快適なウレタンを使用
- 仙骨の倒れを防ぐ
- 座角をつけ（前方を高く）クッションを使用
- 車軸を前方に移動

モジュールタイプの車いすを使用

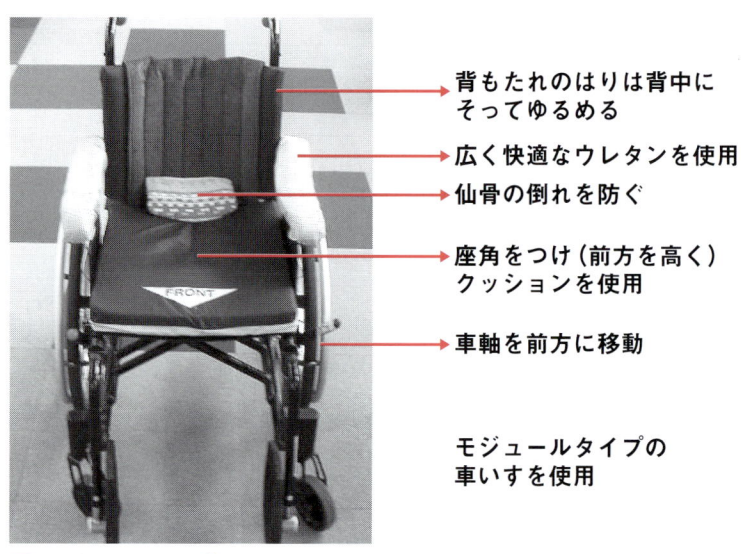

図8●シーティング

をモジュールタイプに変更した．シートユニットは座角を頭部が水平に保つことができる位置で調整し，大腿部の遠位を高くし大腿骨が座面に平行になるようにクッションで調整した．背もたれは円背のため全体的にゆるめた．ゆるめ具合は体幹が前傾できること，頭部の重心が骨盤の上にあること，上部体幹が伸展できることを確認しながらゆるめた．駆動ユニットは車軸の位置を前方に移動させた．シートユニットで背もたれ側に重心を誘導していることと駆動ユニットで車軸を前方に移動させたことで車いすが後方に転倒しやすくなった．そのため転倒防止バーも取り付けた．シーティング前後の車いす上での姿勢の変化を図9，10に示す．またシーティング後の車いす駆動の変化を図11に示す．車いす上での円背姿勢も改善し，駆動時にみられた肩関節の過伸展も解消され，体幹の前後運動も可能になった．そのため駆動効率も上がり，トイレや施設内

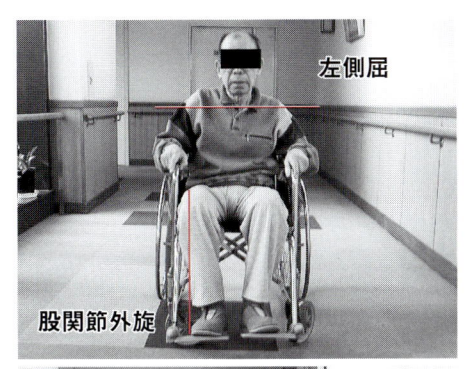

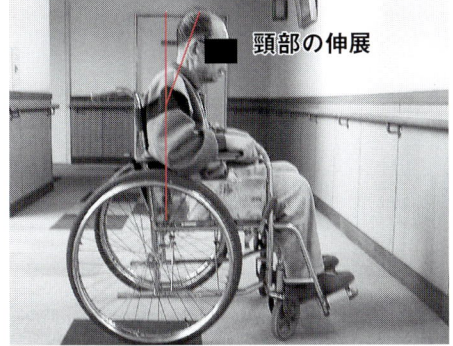

図9 ● シーティング前
前額面で体幹の左側屈，両下肢の股関節外旋がみられる．矢状面で頭部の伸展がみられる．上部体幹の崩れと円背姿勢がみられる．

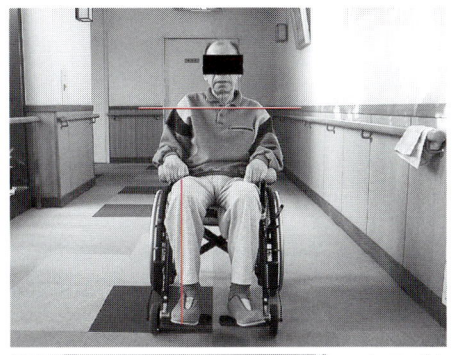

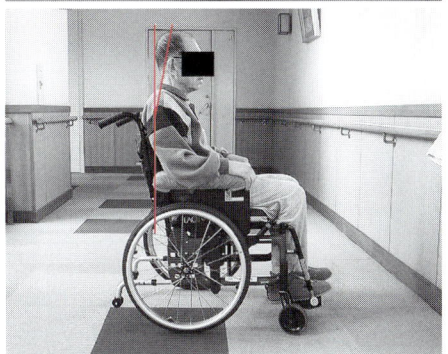

図10 ● シーティング後
前額面・矢状面での姿勢の改善がみられる．

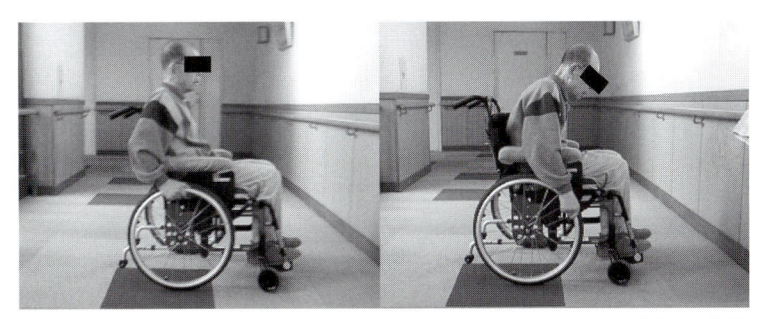

図11 ● 頭部の重心が股関節・車いすの車軸の位置にあり良好な座位姿勢である
ハンドリムを握る時の肩関節の過伸展もなく，肩関節の負担も減少した．また駆動時の体幹の前後運動が大きくなり駆動効率も上がった．

での移動も疲労なく，時間の短縮ができた．食事・整容・更衣においても姿勢が改善することにより動作がしやすくなった．できることが増えることで本人の表情も明るくなられた．

事例2

70歳代，女性，1人暮らし．地域包括支援センター職員が訪問調査した際にベッドからの起き上がりや在宅での移動，家事動作が困難である状態を把握す

介入前

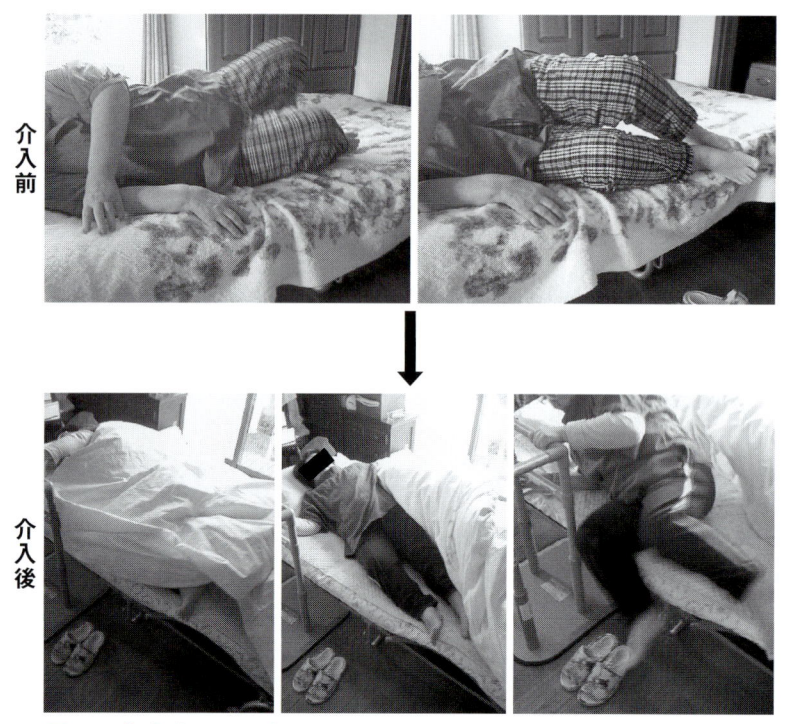

介入後

図12● 起き上がりの介入
介入前は体幹の回旋動作も困難で握る所もなく，1回起きるのに3分間程度時間がかかっていた．
介入後，移動用バーを設置し20秒程度で起きることができるようになった．

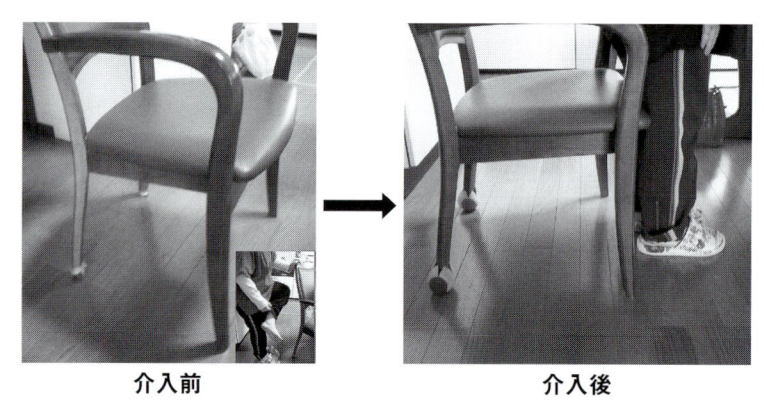

介入前　　　　　　　　　　介入後

図13● 立ち座りの介入
介入前は立ち上がる時に椅子がうまく引けずに立ち座りが不安定であった．また椅子を更衣する時のバランスをとる時に利用したり，移動させて利用していた．しかし椅子を移動させる時うまく滑らず時間がかかり，転倒の危険がある動作であった．椅子が滑りやすくなるように後脚のみにテニスボールを設置した．立ち座りの時の椅子の前後の移動もスムーズに行うことができるようになった．

る．介護保険を申請し要支援の認定を受ける．在宅でのリハビリ，住環境整備の目的で訪問リハビリ開始．訪問リハビリ開始時のステージはIIであった．開始時には市販のベッドを利用し起き上がりに3分程度時間を要していた．移動も小刻み歩行（転倒なし）で屋外に出ることは億劫であるといわれていた．ま

介入前　　　　　　　　　　　　介入後

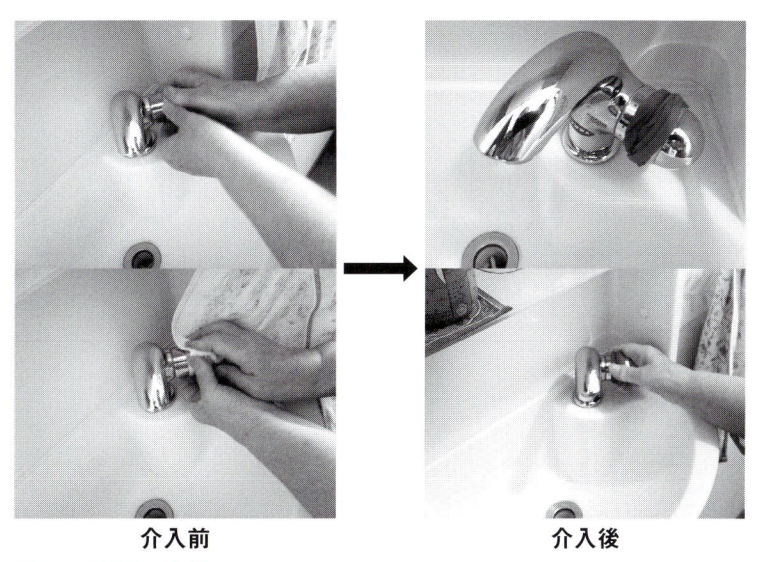

図14● 排泄の介入
介入前はトイレに行った後の手洗いで回す部分が滑ったり手に力が入りづらく，両手やタオルで摩擦を増して毎回，水を出して手を洗っていた．介入後，回す部分を市販のゴムで摩擦を増やすことにより片手で操作できるようになりトイレにいく際の時間の短縮が図れた．

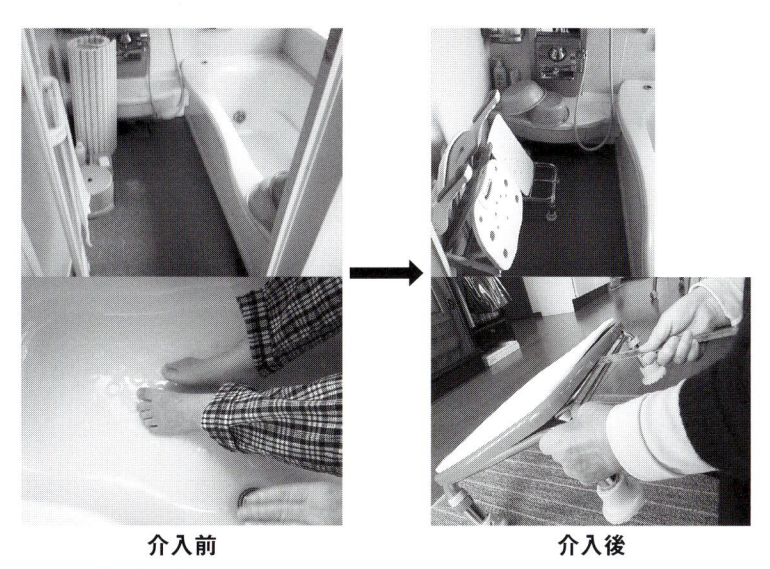

介入前　　　　　　　　　　　　介入後

図15● 入浴の介入
介入前は入浴支援用具が何もなく，浴槽からの立ち上がり，洗体椅子が低くて動作が困難で時間がかかっていた．介入後，シャワーチェアー，入浴台を導入．動作は容易になり時間も短縮された．しかし新しく用具を導入したことで用具の衛生管理の新たな行為が生まれ手入れの方法も練習した．

た手に力が入りづらく家事動作に限らず，日常生活において行為を遂行するために時間がかかり，時間に追われるような気分で生活している状態であった．訪問リハビリでは住環境整備を実施し行為にかける時間を短縮できるように介入した．具体的には起き上がり・立ち座りの基本動作，排泄，入浴，移動，家事動作に介入を行った．介入方法と介入による効果を図12〜17に示す．2ヵ

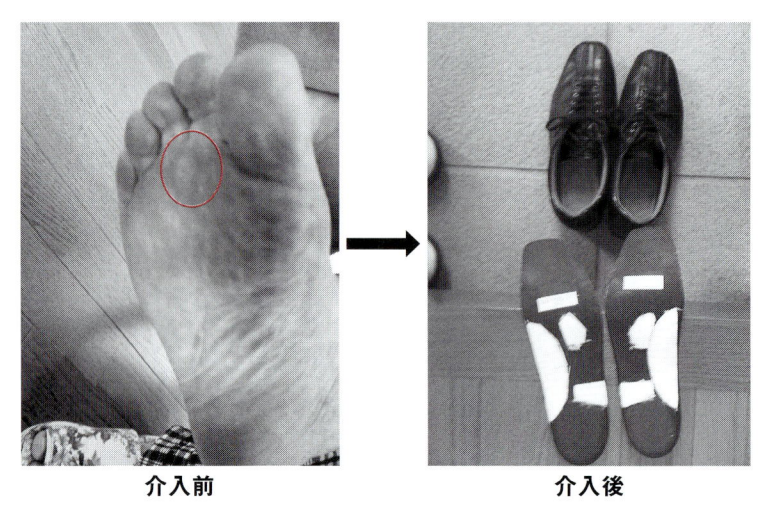

図16● 移動の介入

介入前は歩行時に前足部で接地していた．その部分に皮膚の硬化があり，痛みがみられていた．踵からの接地を心掛け，足底弓蓋で歩行時の衝撃を吸収できるように足底板を挿入する．痛みの減少，皮膚の硬化も徐々に改善，歩容の改善もみられる．

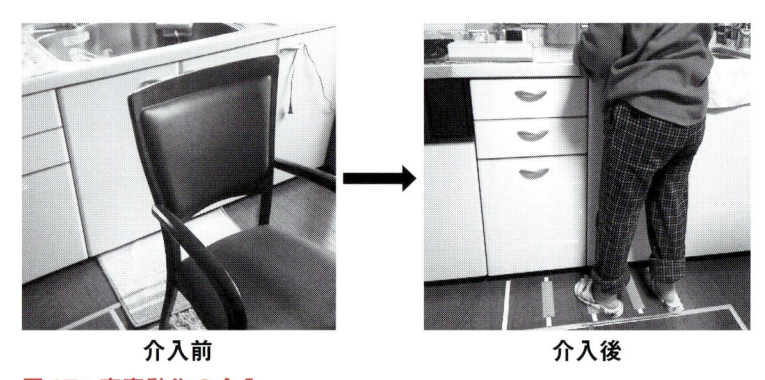

図17● 家事動作の介入

介入前は調理や食事の後片付けの際に足がでにくく時間がかかっていた．床面に梯子状の目印とフェルトによる段差をつけ外的キューを利用し調理・後片付けの時間の短縮をはかった．

月間で住環境整備を整え週2回，図5のリハビリを実施した．時間的に余裕が生まれることで新しい活動をはじめたい気持ちになり，在宅生活を楽しめる余裕が生まれてきた．

参考・引用文献

1) 全国老人保健施設協会編集：介護老人保健施設 職員ハンドブック 09年度．pp.27-35，2009．厚生科学研究所
2) 牧田光代，他編集：地域理学療法学．pp.97，2002．医学書院
3) 濱崎寛臣，他：パーキンソン病の環境整備．理学療法，25(11)：1544-1550，2008
4) 大久保智明，他：神経難病．pp.103-112，2009．文光堂
5) 山永裕明，他：パーキンソン病の理解とリハビリテーション．2010．三輪書店

（大久保智明・野尻晋一）

14 実践編

（徳島県鳴門病院：柳澤幸夫・武庫川女子大学：松尾善美）

訪問理学療法の実際

何をどう解決するか？

- パーキンソン病は進行性疾患であるため，在宅での訪問理学療法介入は病状進行に応じての対応が重要となる．在宅で療養が継続できるために，病状の進行に応じたリハビリテーションの提供や適切な住環境支援，家族への介護に関する介助方法の支援などを含めた対応が必要である．

1 訪問理学療法の役割と保険サービス

(1) 役割

パーキンソン病患者の多くは慢性進行性であることから在宅で療養生活を送ることが多く，訪問理学療法はその在宅生活の継続ができるように支援するサービスの1つである．在宅では個々の患者において住環境やキーパーソンなどの人的支援の状況が異なることから，訪問理学療法では身体機能維持，合併症の予防，身体機能に応じた福祉用具の選択や住環境整備，家族への介助方法指導など包括的アプローチが求められ，在宅療養を支える重要な役割を担う．

(2) 訪問理学療法の保険サービス

公的支援制度

パーキンソン病には2種類の公的支援制度（表1）がある．医療費に関する支援制度と，介護・福祉に関する支援制度である．医療費に関する支援制度はYahrの重症度分類により異なり，Ⅲ度以上（生活機能障害Ⅱ度以上）では，特定疾患医療費助成制度が受けられる．各制度に関する詳細については病院・施設の医療ソーシャルワーカーや各市町村の相談窓口にて相談できる．

(3) 訪問理学療法の提供

訪問理学療法を提供するには，医療保険による訪問リハビリテーションと介護保険による訪問リハビリテーションの2つがある．医療保険と介護保険ではサービス提供までの流れ（図1）が異なる．サービスを提供するには事前に重要事項説明書，指定訪問リハビリテーション利用契約書，個人情報保護に関する同意書などを説明し，同意のサインを頂くことが必要である．また，保険点数は医療保険と介護保険では異なるため，利用料の負担に違いがある．

表1●公的支援制度

公的支援制度	Yahrの重症度分類	40歳未満	40歳以上75歳未満	75歳以上
医療保険	Yahr Ⅰ～Ⅱ度	医療保険制度		後期高齢者医療制度
	Yahr Ⅲ～Ⅳ度	特定疾患医療費助成制度		
介護保険・福祉制度	Yahr Ⅰ～Ⅳ度	障害者自立支援法	介護保険	
		身体障害者福祉法		

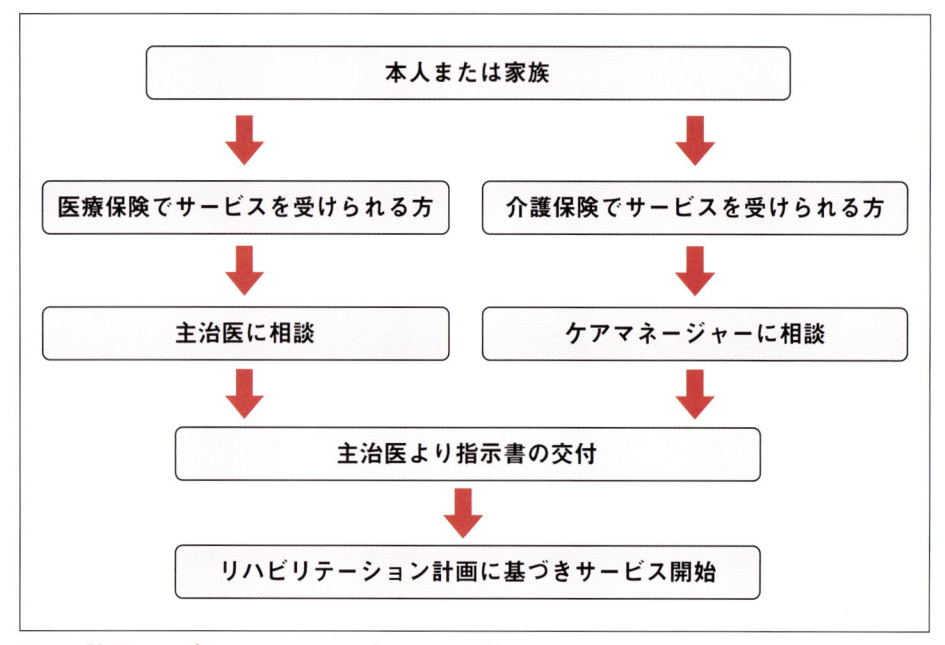

図1●訪問リハビリテーションの利用までの流れ

(4) 介護保険サービスにおける要介護認定
①要介護認定とは[1]

　介護保険制度では，寝たきりや認知症などで常時介護を必要とする状態（要介護状態：要介護1～5）になった場合や，家事や身支度などの日常生活に支援が必要であり，特に介護予防サービスが効果的な状態（要支援状態：要支援1・2）になった場合に，介護サービスを受けることができる．

　この要介護状態や要支援状態にあるかどうか，その中でどの程度かの判定を行うのが要介護認定（要支援認定を含む．以下同じ）であり，保険者である市町村に設置される介護認定審査会において判定される．

　要介護認定は介護サービスの給付額に結び付くことから，その基準については全国一律に客観的に定める．

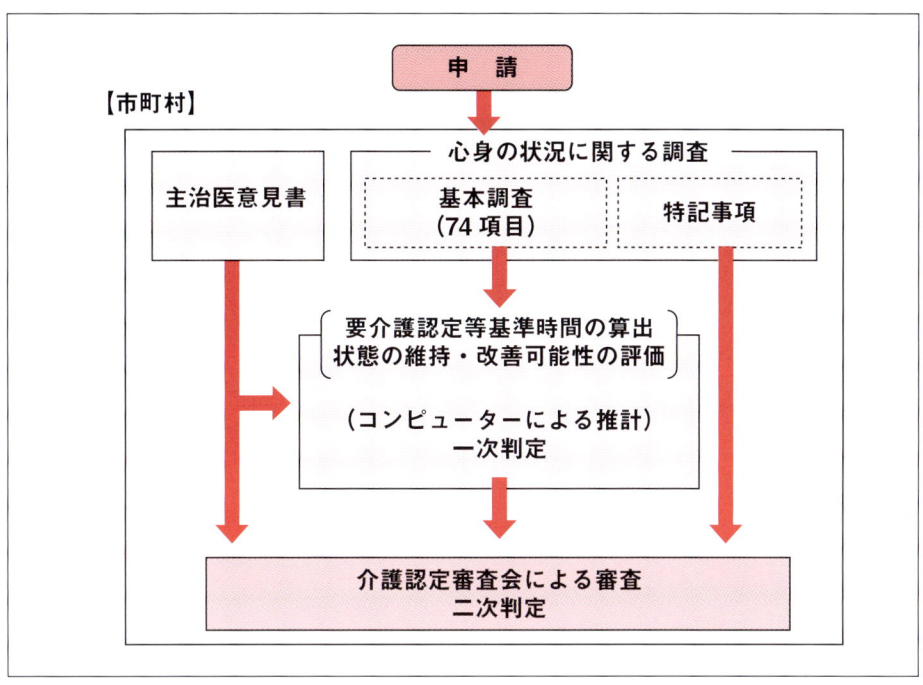

図2●介護認定の流れ

②要介護認定の流れ[1]（図2）

　市町村の認定調査員（指定居宅介護支援事業者等に委託可能）による心身の状況調査（認定調査）および主治医意見書に基づくコンピューター判定（一次判定）を行う．

　保健・医療・福祉の学識経験者により構成される介護認定審査会により，一次判定結果，主治医意見書などに基づき審査判定（二次判定）を行う．

> **知っておきたいこと ア.ラ.カルト.**
>
> 　要介護認定おける介護認定審査会では，一次判定結果，主治医意見書などに基づき審査判定を行うが，理学療法士が関わっている対象者については，対象者のより詳細な身体機能および介護負担に関する情報を主治医ならびに担当ケアマネージャーに情報提供を行っておくことがポイントである．対象者の身体機能レベルや介護負担の状況などをより正確に主治医意見書や基本調査の特記事項に反映することができる．

(5) 要介護度の区分支給限度額[2]

　介護保険では，要介護度に応じて，サービス利用に対する給付額の上限が定められている．支給限度額（表2）を超えてサービスを利用した場合，超えた分を全額自己負担しなければならない．ケアプランを作成するときは，支給限度額の範囲内で作成することになる．

表2● 区分支給限度額

要介護度	要支援1	要支援2	要介護1	要介護2	要介護3	要介護4	要介護5
支給限度額（月額）	49,700円	104,000円	165,800円	194,800円	267,500円	306,000円	358,300円

> **知っておきたいこと ア.ラ.カルト.**
>
> 認定された要介護度によって担当事業所が変わるため，連携する際は確認しておくとよい．要支援1・2の場合は，介護予防サービス計画（介護予防ケアプラン）の作成となり，地域包括支援センターが担当する．要介護1～5の場合は，介護サービス利用計画（ケアプラン）の作成となり，居宅介護支援事業所が担当する．

(6) 医療保険および介護保険によるサービス請求について

（2013年3月現在）

医療保険と介護保険で，それぞれの請求額や算定基準の確認が必要である．

①医療保険

在宅訪問リハビリテーション指導管理料	300点（1単位20分）

②介護保険

a. 要支援1・2

介護予防訪問リハビリテーション	305単位/回（20分）
サービス提供体制加算	6単位/回
短期集中リハビリテーション実施加算	
（退院・退所日または認定日から起算し，3月以内）	200単位/日
訪問・介護事業所との連携に対する評価加算	300単位/日
（3ヵ月に1回を限度とする）	

b. 要介護1～5

訪問リハビリテーション	305単位/回（20分）
サービス提供体制加算	6単位/回
短期集中リハビリテーション実施加算	
（退院・退所日または認定日から起算し，1月以内）	340単位/日
（退院・退所日または認定日から起算し，1月超3月以内）	200単位/日
訪問・介護事業所との連携に対する評価加算	300単位/日
（3ヵ月に1回を限度とする）	

2 アプローチのポイント

　　在宅でのアプローチでは，パーキンソン病の進行に伴う生活構造の変化に応じてリハビリテーションの目標を設定する必要がある．在宅で訪問理学療法の対象となる方は，ステージが進行していることが多く，外出や通院が困難となってきている方が比較的多い．また，在宅では介護保険にて福祉用具貸与などが利用できるため，その制度についても熟知しておくことが必要となる．

(1)在宅アプローチの方法

　　在宅では，それぞれの患者で住環境が異なっており，住環境の把握はとても重要である．個々の住環境にあわせた動作指導や介助方法，本人・家族でできる練習指導などが必要となる．また，在宅ならではのアプローチとして介護保険を利用しての福祉用具の購入や住宅改修などを利用できることから，できる限り住み慣れた環境下で病状の進行にあわせて，自立支援を促すことができる．

　　基本的にYahrのステージⅠ・Ⅱの段階では，治療目標は仕事や家事・買い物などの活動レベルの維持を目標に有酸素運動や筋力増強運動，応用歩行練習などを実施する．ステージⅢ・Ⅳでは姿勢反射障害が出現し，転倒のリスクが増える時期であることから，転倒予防やADLの維持を治療目標に歩行練習やバランス練習，ADL練習などを実施する．また，この時期には適切な福祉用具の購入・貸与や住宅改修を行う．ステージⅤではADL全般に介助が必要となる時期であり，介助量の軽減や関節拘縮の予防や誤嚥性肺炎の予防，褥瘡予防を治療目標に，関節可動域運動，呼吸(排痰)練習，基本動作練習などを実施する．

(2)福祉用具と住宅改修

①福祉用具の利用

　　福祉用具とは，心身の機能が低下し日常生活を営むのに支障がある要介護者，要支援者の日常生活上の便宜を図るための用具や，日常生活の自立を助けるためのファンクショナルトレーニングのための用具のことである．

a. 介護保険で購入できる福祉用具

　　福祉用具の中で，直接肌に触れ，他の人が使用したものを再利用することに抵抗のある腰掛け便座，特殊尿器，入浴補助用具，簡易浴槽，移動用リフトのつり具部分の5品目は介護保険を利用して購入することができる．福祉用具購入の限度額は，毎年4月1日～翌年3月31日までの1年間につき合計10万円までとなっている．

b. 介護保険で貸与(レンタル)できる福祉用具

　　貸与の対象となる福祉用具は，車いす，車いす付属品，特殊寝台(介護用ベッド)，特殊寝台付属品，床ずれ予防用具，体位変換器，手すり，スロープ，歩行器，歩行補助杖，認知症老人徘徊感知機器，移動用リフトの12種類である．平成24年4月

表3● 保険対象の住宅改修

Ⅰ．廊下や階段，浴室，トイレ，玄関周りなどへの手すりの設置
Ⅱ．段差解消のための敷居の平滑化，スロープ設置，浴室床のかさ上げなど
Ⅲ．滑り防止，および円滑な移動のための床材の変更
Ⅳ．扉の取り替え
Ⅴ．洋式便座などへの便器の取り替え
Ⅵ．上記の住宅改修に付帯して必要となる改修

より自動排泄処理装置も福祉用具貸与費の対象となった．

購入や貸与を利用する際は，ケアマネージャーや看護師などと連携して本人の能力を評価した上で検討し，必要なものを購入・貸与することが重要ある．また，福祉用具購入費の支給対象や貸与の対象とならない場合もあるので事前にケアマネージャーや福祉用具相談員などに確認しておくとよい．厚生労働省のWebサイトに対象品目[3]についての解説があり閲覧できる．

②住宅改修の利用

手すりの設置や段差解消の改修などを行い，住環境の整備を目的とする．住宅改修の費用について20万円を上限として給付される．住宅改修費20万円の支給は原則1回であるが，要介護度が著しく高くなった場合や転居した場合は，再度利用できる場合がある．介護保険で住宅改修をするには，改修工事の前に市町村の窓口に申請をする必要がある．事前に申請をすることなく改修をした場合は，介護保険からの給付の対象とならないので注意が必要である．また，住宅改修についてのトラブル[4]を避けるためにも，ケアマネージャーを経由して手続きを進めることが必要である．介護保険の対象となる住宅改修を表3に示す．

❸ 事例紹介

（1）事例1（住環境整備を中心にアプローチした事例）

70歳代男性．5年前に発症し，最近ではADLの排泄，入浴において徐々に介助が必要となってきており，また室内移動時に不安定となり転倒しそうになることがあるため，介護保険の利用にて福祉用具の利用，住宅改修，訪問リハビリテーションの依頼にて介入となる．

妻と2人暮らしで，妻が主たる介護者である．コミュニケーションは小声で聞き取りにくいが日常会話は可能である．YahrのステージⅢ～Ⅳで，パーキンソン症状としては，寡動（+），振戦（−），鉛管様筋固縮（+），姿勢保持障害（+）：特に後方は保護進展反射が欠如し倒れる，自律神経症状（−），精神症状は不安や軽度の抑うつ傾向を認める．ADLの食事は声かけや見守りが必要，排泄・入浴は一部介助，整容・更衣は時間は要するが自立，ベッド上寝返り・起き上がりにも時間を要する．

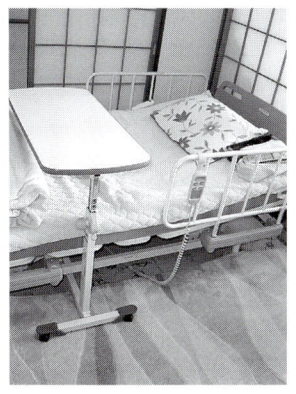

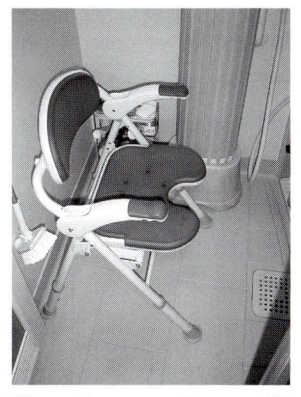

図3●電動ベッド貸与　　図4●シャワーチェアー購入　　図5●浴槽台の購入

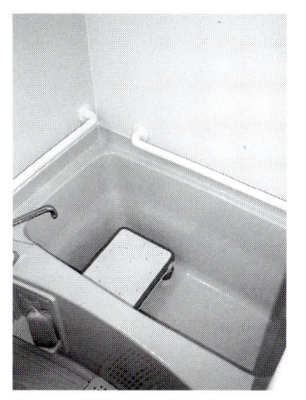

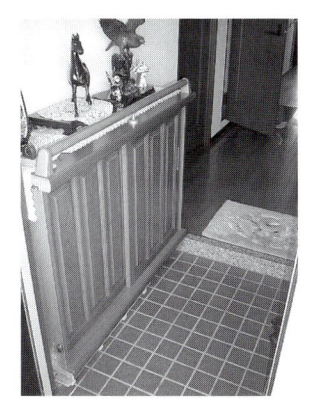

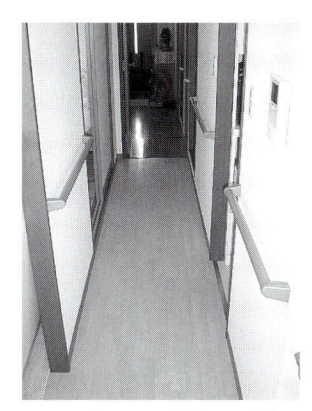

図6●玄関に手すり設置　　図7●廊下に手すり設置　　図8●開き戸前に手すり設置

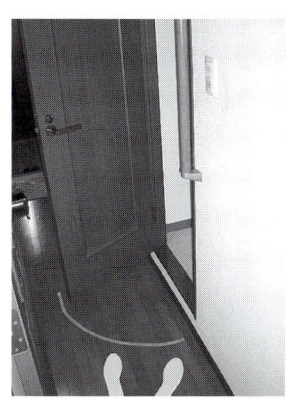

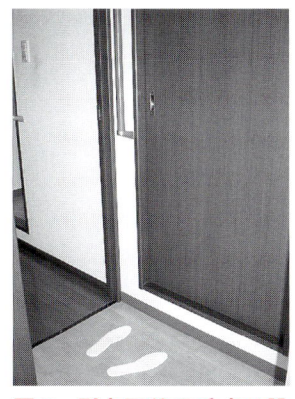

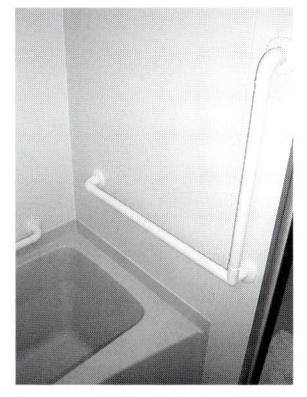

図9●引き戸前に手すり設置　　図10●浴室に手すり設置　　図11●トイレに手すり設置

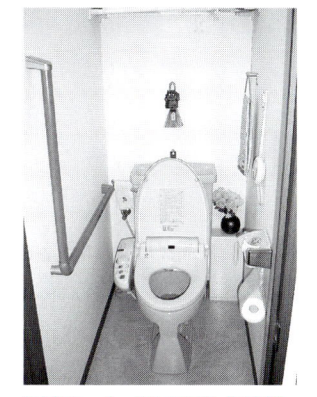

　移動は室内伝い歩きで，歩行時にすくみ足(+)，小刻み歩行(+)を認める．
　訪問理学療法のアプローチは，現状の身体機能や各種動作確認，介護者の介助量の評価を行い，能力に応じて福祉用具の選択(図3〜5)，手すり設置(図6〜11)の住宅改修を行い，リハプログラムは基本動作練習(寝返り・起き上がり)，トイレ動

作の練習，歩行練習，バランス練習，下肢筋力トレーニング，家族への介助方法指導を実施した．

姿勢反射障害があり，立位バランスが不安定なケース

ドアのタイプ（開き戸・引き戸）によって開閉時の立つ位置に注意する．開き戸の場合（図8）にドアの導線内に立つと，体を後方にそらす動作が必要となり，転倒の危険性が増加するため，ドアの導線外に立つようにする．また，引き戸（図9）の場合はドアの端に立つとドアを開けるときに重心が大きく移動するため，転倒の危険性が増加するため，ドアの正面に立ち重心移動が最小で済むようにする．

(2) 事例2（発症後，長期経過している事例）

80歳代女性．14年前に発症し，12年前に脳外科にて定位脳手術を受ける．9年前にはADL全介助レベルとなり，認知症や嚥下障害が出現し，胃瘻（PEG）造設となる．現在，医療保険による訪問診療と訪問看護，介護保険による訪問リハビリテーション，訪問介護，訪問入浴の利用にて在宅療養を継続している．

夫と2人暮らしで，90歳である高齢の夫が主たる介護者である．コミュニケーションは困難である．YahrのステージVで，パーキンソン症状としては，無動（＋），振戦（－），鉛管様筋固縮（＋），姿勢保持障害（＋），自律神経症状（＋），認知症（＋）である．ADLの食事はPEGからの経管栄養，排泄は尿意・便意なくオムツ使用し，便は訪問看護時に浣腸使用している．整容・更衣は全介助で，入浴は訪問入浴サービスを利用している．ベッド上動作における寝返り・起き上がりは困難，座位保持は介助あれば可能，車いすへの移乗は全介助で，歩行は困難である．筋緊張高く，四肢の多関節に拘縮を認める．

訪問理学療法のアプローチは，バイタルサインなどの全身状態などの把握，上下肢・頸部・体幹の関節可動域運動，排痰練習（図12），座位練習（図13），リクライニング式車いすへの移乗練習（図14），家族への介助方法指導，福祉用具使用の助言などを実施した．

ベッドで臥床していることが多いケース

長時間のベッド臥床により，下側肺障害により肺炎を発症することがあるため，頻回に介助下で座位姿勢をとることが必要である．座位姿勢をとることにより，腹部内臓が下垂し臥位姿勢よりも大きく呼吸ができることで背側の肺野に換気を促すことや排痰効果などが得られ，肺炎予防につながる．

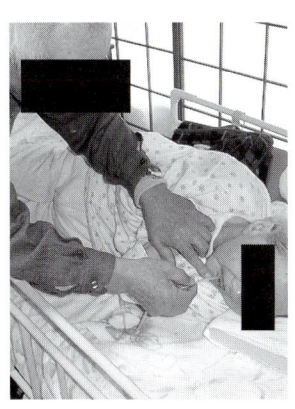

図12●排痰練習中の吸引 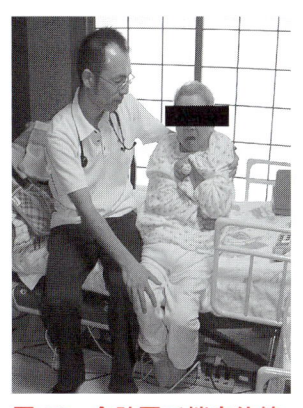　　図13●介助下で端座位練習 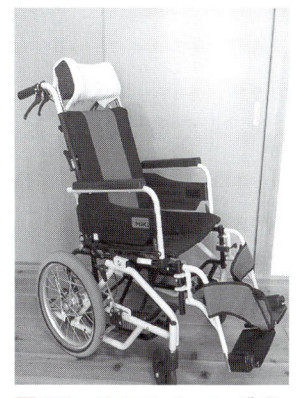　　図14●リクライニング式車いすの貸与

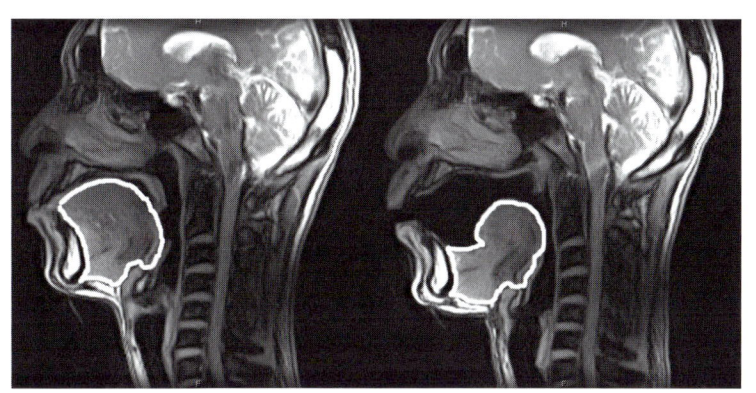

図15●舌の呼気圧負荷時の形態学変化

(3)事例3(呼気筋トレーニングを実施した事例)

　近年，誤嚥性肺炎を予防するトレーニングとして，呼気筋トレーニング(expiratory muscle trainig：EMT)の効果[5〜7]が報告され，注目されている．われわれはこれまでにEMTで使用する呼気圧負荷時の舌への影響を検討し，呼気負荷圧が高くなるほど舌が縮小し形態学変化が大きくなる[8]ことを明らかにした(図15)．さらに，在宅のパーキンソン病患者にEMTを実施し，呼吸機能，咳嗽能力，呼吸筋力に加えて，摂食嚥下機能への効果を検討した．下記にEMTが及ぼす効果を検討した自験例[9]について紹介する．

　60歳代の男性．15年前に発症し，在宅療養中でYahrのステージⅢである．研究計画はA-B-Aデザインとした．EMTはThreshold IMT(RESPIRONICS社製)(図16)を用いて，トレーニング期間を4週間とした．EMTの負荷設定は最大呼気筋力の30%とし，頻度は1日15分間2回とした．評価項目は，呼吸機能，咳嗽能力，呼吸筋力を測定した．また，摂食嚥下機能については質問紙を用いて評価した．

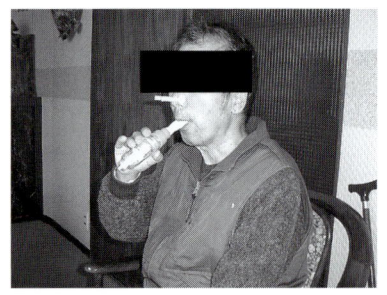

図16● 呼気筋トレーニング

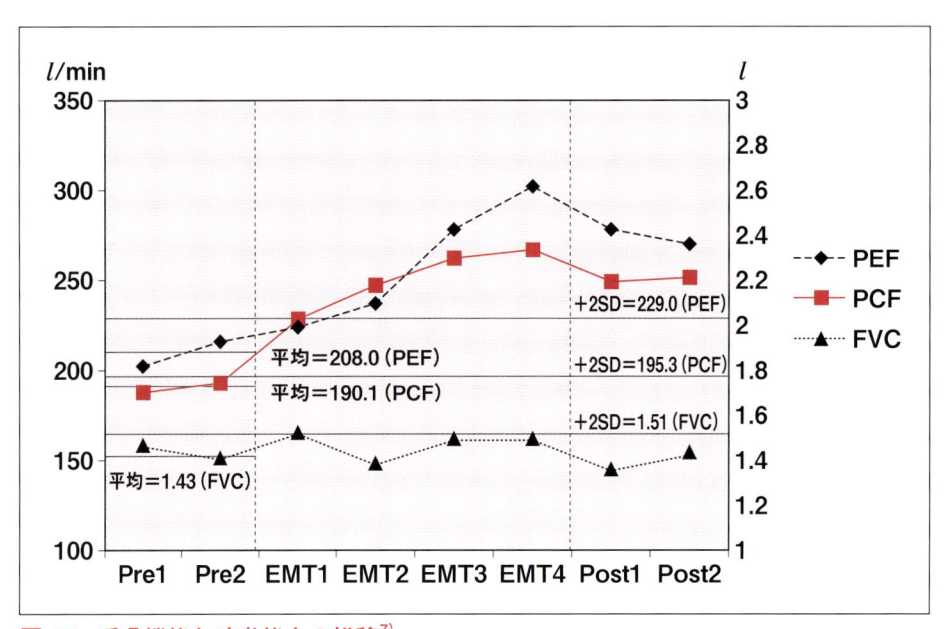

図17● 呼吸機能と咳嗽能力の推移[7]
Pre1：EMT開始1週前，Pre2：EMT開始時，EMT1：EMT1週後，EMT2：EMT2週後，EMT3：EMT3週後，EMT4：EMT4週後，Post1：EMT終了1ヵ月後，Post2：EMT終了2ヵ月後
(PEF：最大呼気流速，PCF：咳嗽時最大呼気流速，FVC：努力性肺活量，EMT：呼気筋トレーニング)

その結果，EMT後に呼吸機能では最大呼気流速と咳嗽時最大呼気流速が増加した(図17)．呼吸筋力では，最大呼気筋力，最大吸気筋力が増加した(図18)．摂食嚥下質問紙では，体重減少，嚥下困難感，むせ，口腔外流出の各項目に改善効果が認められた(表4)．

喀出能力が低下し，誤嚥性肺炎のリスクがあるケース

呼気筋トレーニングは息を吹くという比較的高齢者でも理解しやすいトレーニング方法である．訪問リハビリテーション以外の時でも，自主練習として実施できる．息を吹くことに抵抗を加えることで，喀出能力を改善し，摂食・嚥下に関連する筋群を刺激し，種々の陽性効果が得られる．在宅でできるトレーニングの1つである．

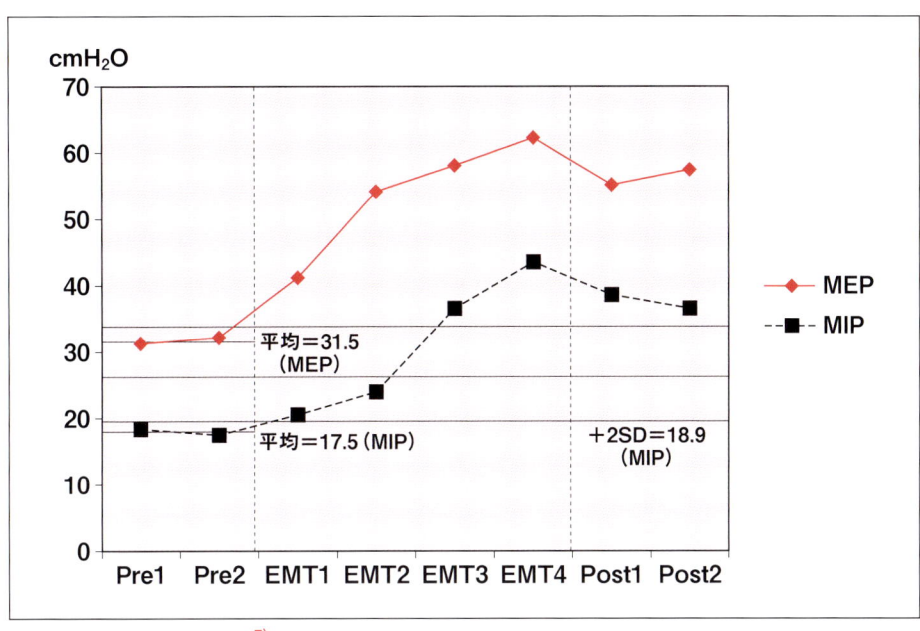

図18 ● 呼吸筋力の推移[7]

Pre1：EMT開始1週前，Pre2：EMT開始時，EMT1：EMT1週後，EMT2：EMT2週後，EMT3：EMT3週後，EMT4：EMT4週後，Post1：EMT終了1ヵ月後，Post2：EMT終了2ヵ月後
（MEP：最大呼気圧，MIP：最大吸気圧，EMT：呼気筋トレーニング）

表4 ● 摂食嚥下質問紙[7]

	項目	EMT前	EMT後
1	肺炎既往	C（なし）	C（なし）
2	体重減少	B（わずかに）	C（なし）
3	嚥下困難感	A（しばしば）	B（ときどき）
4	むせ（食事）	A（しばしば）	B（ときどき）
5	むせ（お茶）	A（しばしば）	B（ときどき）
6	痰のからみ	B（ときどき）	B（ときどき）
7	咽頭残留	B（ときどき）	B（ときどき）
8	食事時間延長	B（わずかに）	B（わずかに）
9	咀嚼	B（わずかに）	B（わずかに）
10	口腔外流出	B（ときどき）	C（なし）
11	口腔内残渣	B（ときどき）	B（ときどき）
12	胃食道逆流	C（なし）	C（なし）
13	食道残渣	C（なし）	C（なし）
14	夜間の咳	C（なし）	C（なし）
15	声のかすれ	C（なし）	C（なし）

標準化の方向性と今後の課題

● 在宅での訪問理学療法では患者家族から症状の正確な把握や住環境の把握,患者家族の心理的・身体的負担の把握を行い,病状の進行にあわせて介護保険制度を上手に利用しながらアプローチすることが重要である.また,在宅では種々の訪問サービスを利用することも多いため,他のサービスとカンファレンスを行い,情報共有しながら支援することも重要である.

引用文献

1) 厚生労働省:要介護認定に係る制度の概要.http://www.mhlw.go.jp/topics/kaigo/nintei/gaiyo1.html(閲覧日 2013 年 3 月 31 日)
2) 厚生労働省:区分支給限度額について.http://www.mhlw.go.jp/shingi/2010/05/dl/s0531-13d_17.pdf(閲覧日 2013 年 3 月 31 日)
3) 厚生労働省:介護保険と福祉用具.http://www.mhlw.go.jp/topics/kaigo/osirase/dl/yougu.pdf(閲覧日 2013 年 3 月 31 日)
4) 厚生労働省:住宅改修の適切な実施について.http://www.mhlw.go.jp/topics/kaigo/kaigi/020604/dl/4-6a.pdf(閲覧日 2013 年 3 月 31 日)
5) Pitts T, Bolser D, Rosenbek J, et al:Impact of expiratory muscle strength training on voluntary cough and swallow function in Parkinson disease. Chest, 135(5):1301-1308, 2009
6) Trohe MS, Okun MS, Rosenbek JC, et al:Aspiration and swallowing in Parkinson disease and rehabilitation with EMST:A randomized trial. Neurology, 75:1912-1919, 2010
7) 柳澤幸夫,松尾善美,直江貢,他:在宅要介護認定者の咳嗽能力に対する呼気筋トレーニングの効果.日呼ケアリハ学誌,22(1):82-88,2012
8) Yanagisawa Y, Matsuo Y, Shuntoh H, et al:Change in tongue morphology in response to expiratory resistance loading investigated by magnetic resonance imaging. J Phys Ther Sci, 25:667-669, 2013
9) 柳澤幸夫,松尾善美,春藤久人,他:パーキンソン病患者に対する呼気筋トレーニングの効果.日本摂食嚥下リハ会誌,16(1):75-80,2012

(柳澤幸夫・松尾善美)

理論編

01 理論編

（武庫川女子大学：松尾善美）

パーキンソン病における標準的介入構築の必要性

1 はじめに

　パーキンソン病では，中脳の上端にある黒質の細胞体を有し，神経伝達物質としてドパミンを使用する神経の変性を生じている．黒質からの神経出力の減少は，興奮と抑制のネットワークバランスの障害を引き起こす（図1）．その結果，淡蒼球外節から視床への抑制が増大する．この抑制は一過性で振動する[1]．この抑制が症状を表出させている．

　パーキンソン病の症状には，無動/寡動，固縮，振戦，姿勢反射障害といった運動症状と嗅覚障害，睡眠障害，自律神経障害，認知障害，うつ，不安，無気力といった非運動症状がある．パーキンソン病の運動症状は運動障害（movement disorder）を生じる多くの神経疾患の中でも固有の特徴を有する．その例として，日内変動という言葉に代表されるように運動症状が変動する他疾患には見られない特徴を有している．変動が極端な例では，患者は走っていたかと思うと徐々に動けなくなり，瞬きさえできずに体動が停止する．また，この運動症状は何らかの感覚キュー（cue，手掛かり）により，改善することがあるといったとても不可思議な性質を有している．階段は昇り降りできるが，平地では円滑に歩けずに車いすで移動するといったことも見受けられる．

　これまでパーキンソン病に対する理学療法は，わが国において長年主要な分野としてあまり取り上げられることがなかったようである．病状が進むとともに運動障害が悪化し，それに追随した形で対応するといった半ば諦められた感で緩和医療（palliative care）といった意味合いで取り組まれてきたように思っているのは筆者だけであろうか．事実，英語論文においてもそのような記述も未だに見られる．もちろん，すくみ足で歩行困難な方が床上に引かれた線を見ればたちまち歩けるようになるといった逆説的運動（kinesie paradoxale）と呼ばれる現象については古くから神経学において学問的興味を引く事象であり，数々の成書で紹介されているのは紛れもない事実である．

　近年の脳科学や計測技術の進歩により，パーキンソン病の運動障害に関する大変多くの知見がオランダやイスラエルなどを主とした研究グループにより出されてい

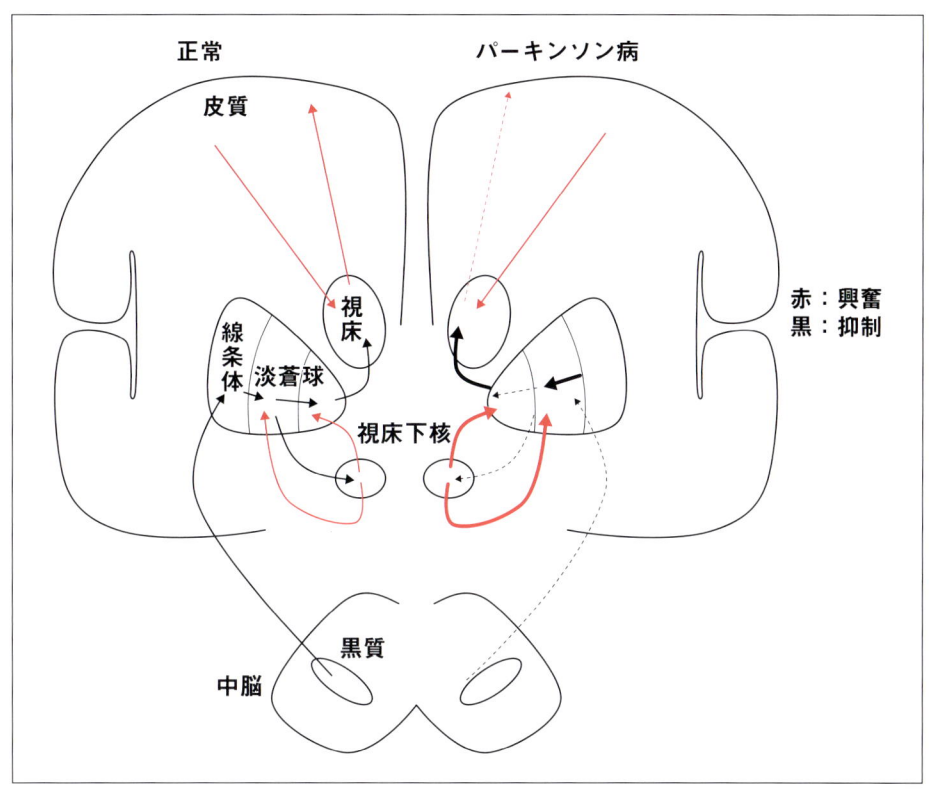

図1● ネットワークバランスの障害

(文献1)より和訳改変引用)

る．これまで明確でなかった種々の病的現象に対する定量的，定性的な臨床研究が数多くなされてきたことがパーキンソン病の運動障害を特徴付けている．その代表例として，二重課題（dual task）によりパーキンソン病患者の歩行は不安定となり，転倒しやすくなることがあげられる．しかし，まだパーキンソン病の運動障害がすべて明らかとなっている訳ではない．また，パーキンソン病患者に対する各種介入アプローチの効果に対する多数の臨床研究がこれまでになされている．その膨大な知見を通じて，真にパーキンソン病患者に必要とされる標準的理学療法介入を提示することは病院ないしは在宅で患者に向かい合っている理学療法士に質の高い介入を手助けするであろう．

さらに，近年実施されている対照試験による臨床研究を通じてパーキンソン病患者に対する理学療法の効果についての議論が論文紙上で数多くなされている．理学療法効果が明確となっている歩幅や歩行速度などの指標もあるものの，緩徐進行性の本症に対する効果をどのように捉えるのかについてもまだ検討の余地がある．

このように，数々の課題を残しながらもパーキンソン病に対する多くの知見を踏まえた標準的理学療法介入を構築することは臨床場面でのアプローチ実施の際に困難に直面する理学療法士に恩恵を与えると信じている．

❷ 標準的理学療法介入構築の前に─専門職としてどのようにパーキンソン病患者とその家族に臨むのか？─

　パーキンソン病に対する標準的理学療法介入について述べる前に，理学療法士は保健医療職の一員であり，さらに広い見地からパーキンソン病患者とその家族に臨むのかといった態度は医療職の一員として大変重要である．そういった意味でDuvoisinやMarinusらが提唱した保健医療職がパーキンソン病患者とその家族に臨む態度[2]について以下に提示する．

　1）パーキンソン病とその患者，家族，コミュニティ，ヘルスケア専門職への影響についてあなたができるすべてを学んでください．

　2）患者への治療介入を考慮する際に，<u>ベストエビデンス</u>を用いなさい．

　3）薬物療法のオン・オフサイクルについて注意深くなりなさい．オンの時期における専門的治療と介入を試みてください．

　4）慢性病に対処する不確実性，予測不可能性，曖昧さを認識してください．

　5）内科医，他のヘルスケア専門職からの，特に薬物療法，運動療法，心理的支持に関連した勧めに従うよう患者を励ましてください．

　6）患者や家族が圧倒されるうつ状態や孤立化，疲労として表出する徴候に注意を払ってください．

　7）教育と社会的サポートを行うサポートグループへの参加を促してください．

　8）国家や地域の組織および定期的に開催されるパーキンソン病の運動プログラムやカンファレンスへの参加を促してください．

　9）患者に自己管理のスキルを教示し，可能であれば正式な講習を紹介してください．セルフ・エフィカシー（自己効力感）のツールを用い，適切で前向きな行動を強化してください．

　10）医学的情報についてのアラートを知らせるブレスレットや使用可能な機器，地域の資源，患者教育媒体についての情報をシェアしてください．

　11）内科医，理学療法士，作業療法士，言語聴覚士，看護師，ソーシャルワーカー，他チームメンバーを含むカンファレンスを実施してください．

　12）治療セッションには家族，親しい友人を招いてください．

　上記12項目は保健医療職に対する態度・具体的示唆を与えている．このように，病態を把握し，ベストエビデンスを継続的に学び，セルフ・エフィカシーを高めるスキルを向上させ，これらを前提に医療チームの一員として理学療法を実践することがわれわれの責務である．

❸ パーキンソン病に対する標準的理学療法介入とは？

　パーキンソン病は緩徐進行性疾患であり，発症後ないしは症状自覚以降，他神経疾患に比較しても特異的な症状と一生向き合いつつも健常高齢者とあまり変わらない寿命を全うする．よって，損失した，ないし変動する脳機能により外部に表出する症状をコントロールし，社会生活能力を維持することで健康関連QOLを維持・向上させることが重要である．Evansが示した進行のベクトルモデル（図2）では，振戦，無動・寡動，姿勢/歩行障害の3要素はおのおのの出現程度により症状の個人差として表出する．加えて，マイルストーンモデル（図3）では，すでに確定診断が下る前に嗅覚障害が出現し，確定診断以降に姿勢の不安定性，運動症状の変動，認知症の出現と順に長期の時間経過を追って，症状が重複しながら悪化する[3]．ただし，年齢や遺伝子型に影響される要素もある．

　パーキンソン病患者に対する理学療法の治療目標とその対応については，オランダ理学療法士協会で作成されたガイドライン[4]が参照できる（図4）．パーキンソン病の進行と薬物治療，外科治療とともに重症度と理学療法の目的，その対応について明確に説明している．これらの理学療法ガイドラインを参照しつつ，個々の患者に対する評価を通じて必要な理学療法アプローチを決定する．理学療法におけるクリニカルリーズニングとは，対象者の訴えや症状から病態を推測し，仮説に基づき，適切な検査法を選択して，最も適した介入を決定していく一連の心理・認知的な過程である[5]．このように，クリニカルリーズニングを通じて進行するパーキンソン病患者の運動障害を個々に評価し，緻密な臨床観察に基づいた個々の患者に即したテーラーメード化した介入を実践し，その臨床効果を発現させることが求められる．

　パーキンソン病の薬物療法による医学的管理は年々発展している．一方，理学療法介入技術は欧米がわが国よりも先んじているものの，日頃よりパーキンソン病患者を多く診療していない方はこの分野での情報を入手しにくいかもしれない．紹介されている膨大な臨床研究の知見はほとんど英語論文であり，一般臨床家にとって絶えず，それらに目を通し，理解を深めることは多くの労力を必要とする．このように，これまでに多くの臨床研究が積み重ねられ，理学療法介入を標準化できるような時代になったといえるであろう．

　パーキンソン病における標準的理学療法介入を構築することは，病院から在宅までを守備範囲とするわれわれ理学療法士にとって医学的な知識・理解を背景にして患者個々に対して真に必要な介入を実践するために必要不可欠である．パーキンソン病患者の理学療法を実践するわれわれにとって標準的介入を構築し，それらを実践の根拠として日々の臨床に生かすことが今現在から近未来に必要となるであろ

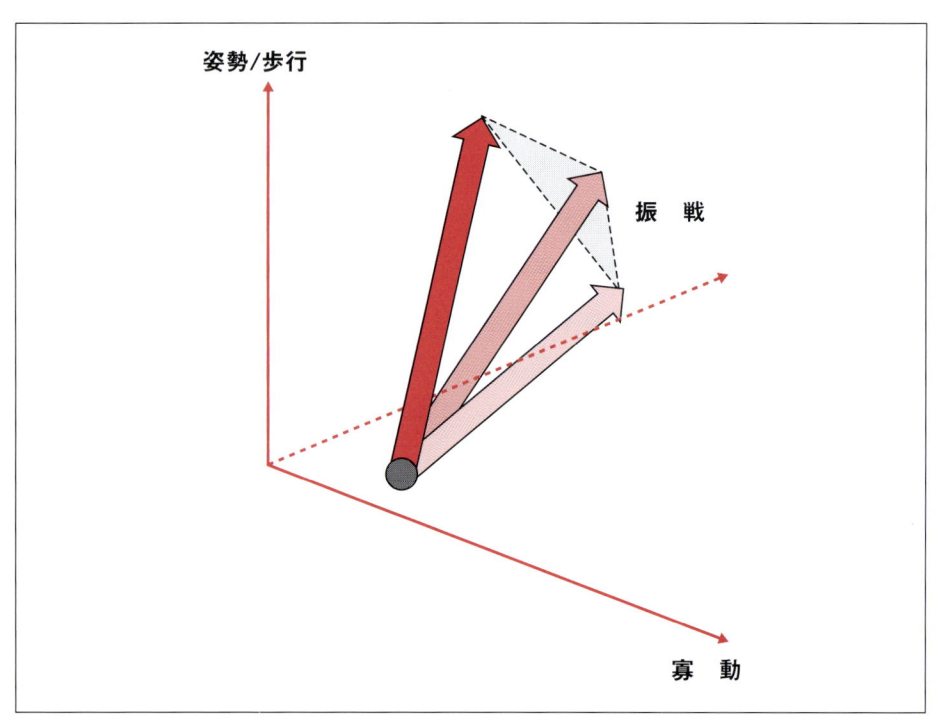

図2● 進行のベクトルモデル

(文献3)より和訳改変引用)

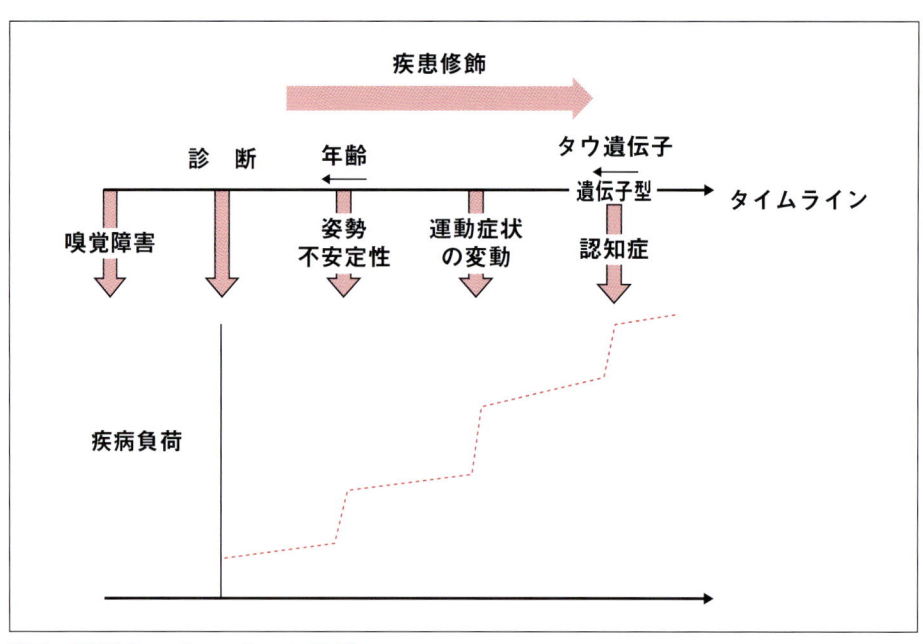

図3● 進行のマイルストーンモデル

(文献3)より和訳改変引用)

う．そういった意味でパーキンソン病における標準的理学療法介入の構築は喫緊の課題である．

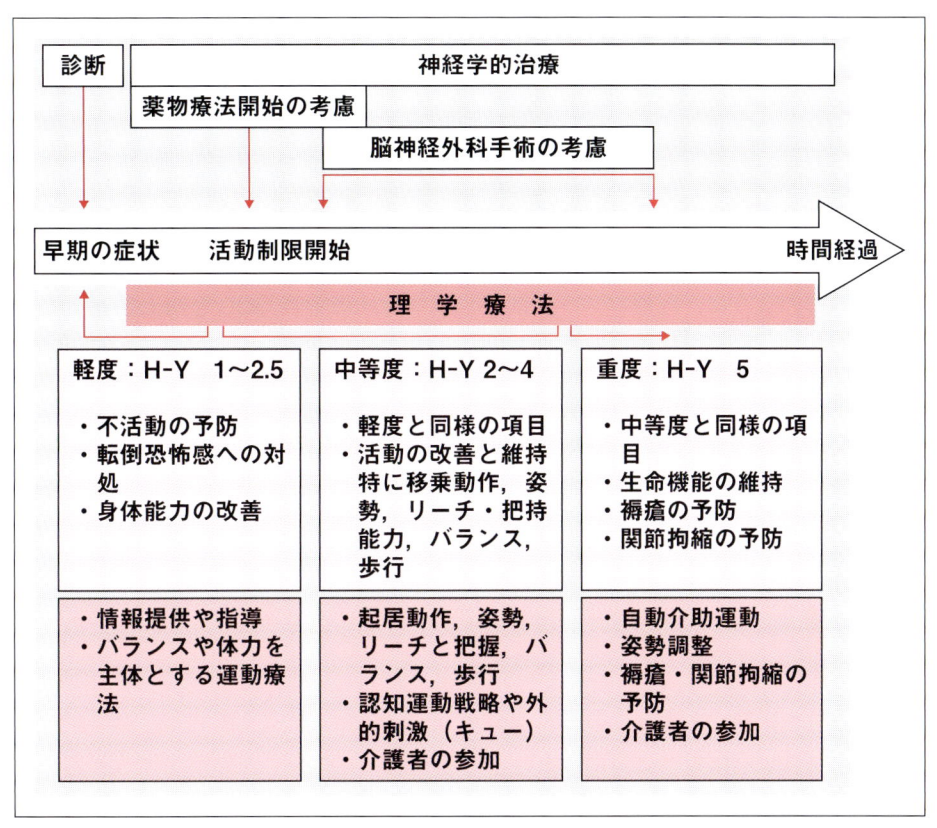

図4● パーキンソン病に対する理学療法の目標とその対応

(文献4)より和訳改変引用)

❹ 理学療法介入効果をどのように考えればよいのか？―ベストプラクティスを目指して―

　介入効果をどのように考えればよいのか．これには，医療経済的な背景も加味しながら，その効果を論じる必要がある．世界の，そしてわが国の医療経済が厳しくなる中，今課されているのは<u>証拠に基づいたベストプラクティス（Evidence-based Best Practice）</u>である．安全でかつ効果的，そしてより少ない医療経費で最善の臨床行為を行うことが近年盛んにいわれている．すなわち，世界的には緩徐進行性疾患であっても医療行為の介入とその効果については費用対効果が求められる時代になっている．わが国では，まだ病院での加療後に地域ケアに十分移行していない時代背景もあるが，医療費の国民負担の急増が予測される近未来において，おそらくこれは避けては通れないであろう．コクランレビュー（Cochrane Review）に掲載されている Tomlinson ら[6]によるパーキンソン病に対する理学療法とプラシーボ（偽薬）効果または非介入を比較した2012年の研究では，理学療法は3ヵ月未満の短期におけるアウトカムでその効果は観察されているが，その介入前後の差は小さ

かった．したがって，ベストプラクティスである理学療法のコンセンサスメニュー（consensus menu）を発展させる必要があると結論付けている．緩徐進行性疾患であるパーキンソン病であっても理学療法の効果を大規模なランダム化比較試験を行い，長期効果と費用対効果を実証することが必要であると述べている．Tomlinsonらが主張しているコンセンサスメニューは合意を形成したメニュー，すなわち標準的理学療法介入であると解釈できるであろう．

このように，医療コストを削減しつつも，患者のQOLを向上させることのできるエビデンスに基づいたベストプラクティスを実践することが今そしてこれからの未来に課せられた課題であることを常に意識し，自覚しなければならない．

しかし，一方で患者の満足度についても意識を高める必要がある．いつも住み慣れた屋内では歩行障害が出現しなくても，すなわち病院・施設・自宅内ですくみ足が軽度であると通常考えられる患者では，屋外で不意に自転車が横切るなどの想定外の事象が発生するとたちまちすくみ足が発生し，動けなくなってしまうといった事例もある．これは高次脳機能障害による歩行障害であり，病院では再現しにくい現象でもある．一方では，理学療法のコンセンサスメニューを意識しつつもやはり患者や家族から困っておられる訴え（complaint）をよく問診し，真に困っておられる日常での困難さに対応することこそわれわれの最も真価が発揮される介入であるといってもよいのではないだろうか．このように，医学的知識を有し，かつICFにおける社会参加を真に援助できる専門職として活動すべきであろう．

❺ パーキンソン病患者の障害構造と理学療法士による介入

パーキンソン病患者の障害像は理学療法アプローチの観点からは，図5のようにSchenkmanら[7]による複合的機能障害として捉えると理解しやすい．神経系の直接作用による一次性機能障害に非神経系の間接作用による二次性機能障害が伴って複合的機能障害が形成される．すなわち，異常姿勢，歩行中の腕振り減少，バランス障害，嚥下障害，動作緩慢，換気制限，認知障害，易疲労性は神経系の直接作用のみならず，間接的に非神経系の臓器が関与しており，パーキンソン病患者の障害を評価し，これらを見分けることが必要である．

Bloemら[8]は，歩行の不安定性と転倒の臨床的インパクトについて説明し，患者側の要因である姿勢不安定，すくみ足などの歩行障害，認知機能障害を内的要因とし，環境要因を外的要因として，転倒の発生，増加は内的要因だけでなく，外的要因が密接に関係していると論じた（図6）．このように，パーキンソン病患者に頻発する転倒は外的要因が大きく影響しており，転倒による骨折などの外傷が合併し，患者の不活動に繋がる．これは，病期の進行を助長し，患者の認知機能が低下し，

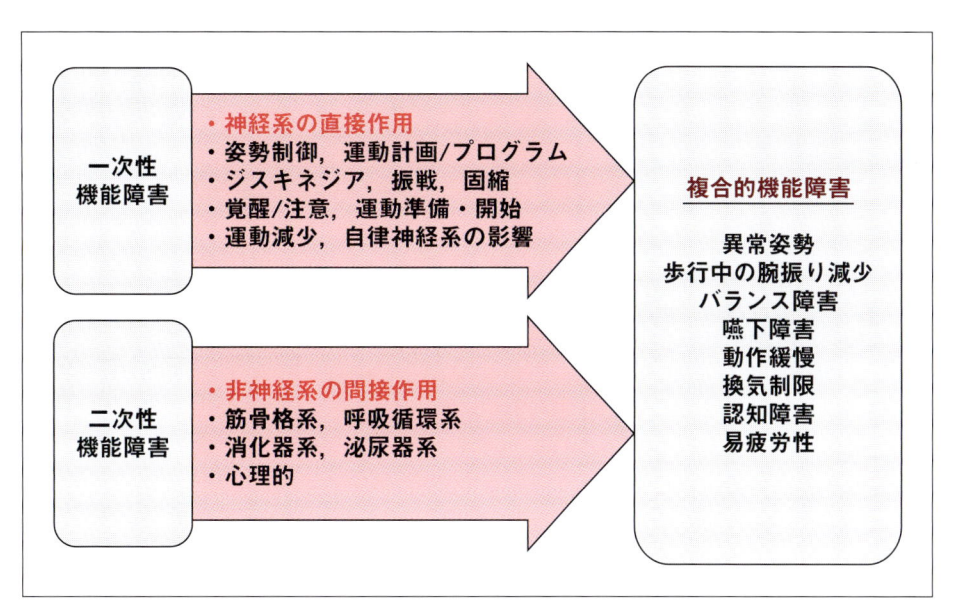

図5 ● 複合的機能障害として捉えたパーキンソン病患者の障害像

(文献7)より和訳改変引用)

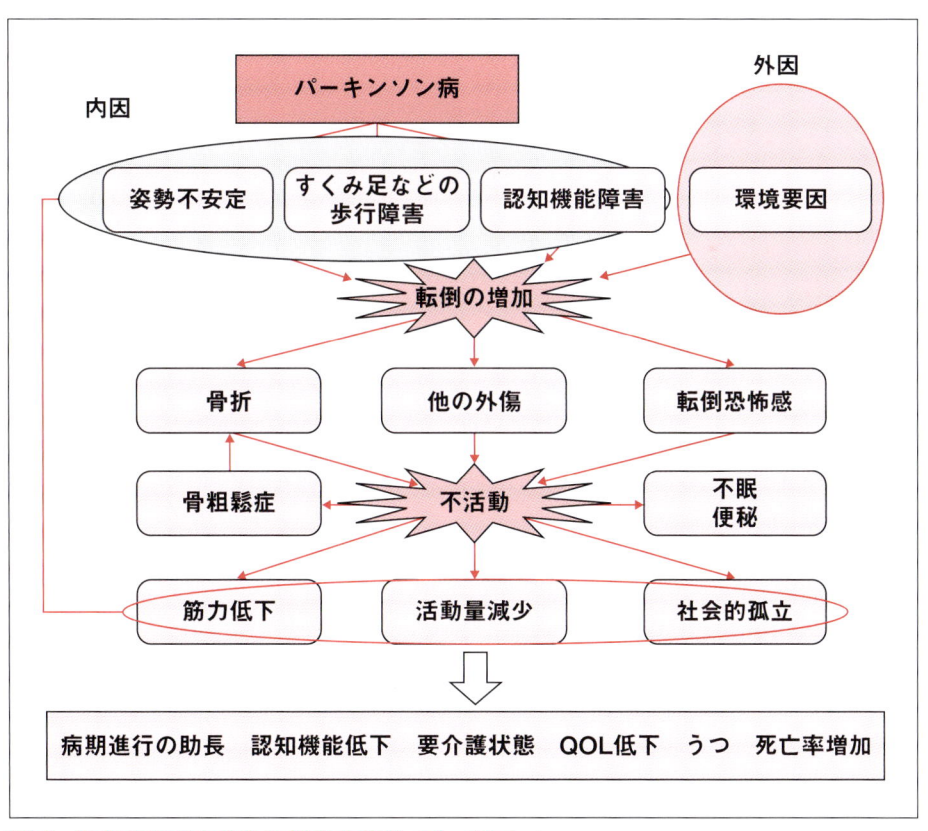

図6 ● 歩行の不安定性と転倒の臨床的インパクト

(文献8)より和訳改変引用)

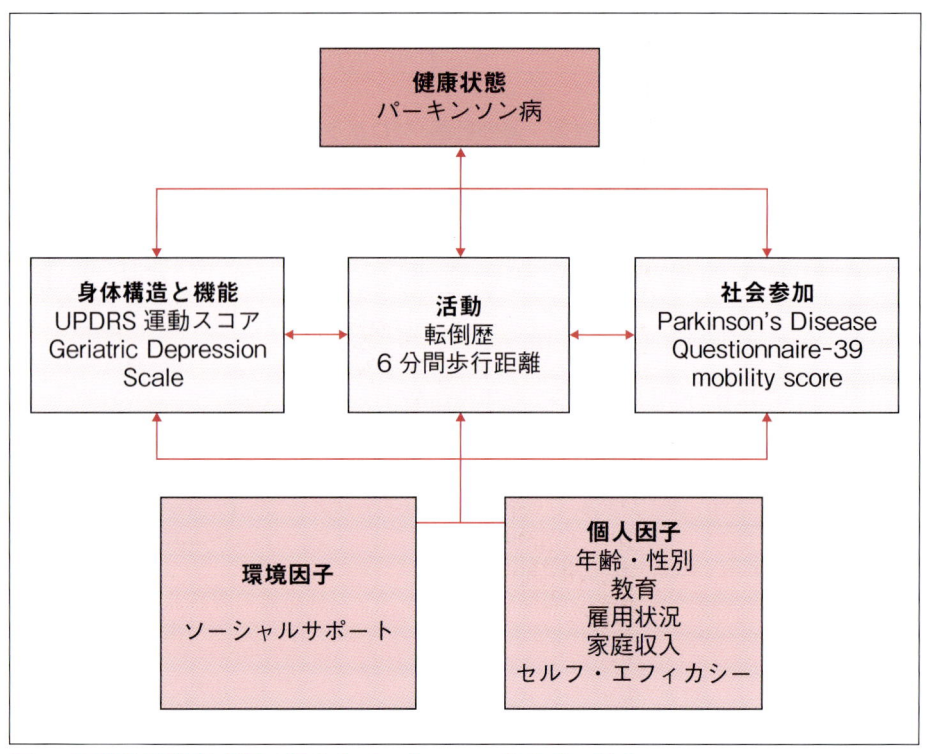

図7● 国際生活機能分類で捉えたパーキンソン病患者の障害
UPDRS：Unified Parkinson's Disease Rating Scale

(文献9)より和訳改変引用)

要介護状態になり，QOLが低下し，うつ状態になり，死亡率が増加するといった悪循環を形成する．

　広義でパーキンソン病患者の障害を捉えるかは理学療法士による正しい障害の認識と治療者としての独善性を排除する上においても重要である．言い換えれば，運動障害のみに固執して患者に向き合えば，理学療法士の興味の範囲に留まり，真に患者の健康関連QOLを高めるアプローチとはなり得ない．これは，Nagiによる障害モデルである機能障害(impairment)，機能的制限(functional limitation)，能力障害(disability)で考えるとわかりやすいのであるが，実際の患者は疾病，障害のみならず，取り巻く人的・物的環境や個人に関係する諸要因に影響されている．そういった意味で記述レベルの構成概念である国際生活機能分類(International Classification of Functioning, Disability and Health：ICF)による障害は理解しやすい(図7)．Ellisらは，パーキンソン病患者の運動行動に関連する因子について報告している．その中で，ICFをモデルとして，図のように身体構造・機能(body structure and function)にはパーキンソン病統一スケール(Unified Parkinson's Disease Rating Scale)運動スコア(motor score)，合併症，Geriatric Depression Scaleを，活動(activity)には転倒歴と6分間歩行距離を，社会参加(participation)

には疾病特異的QOL評価としてのParkinson's Disease Questionnaire-39 mobility scoreを，環境要因（environmental factors）にはソーシャルサポートを，個人因子（personal factors）には年齢・性別，教育，雇用状況，家庭収入，セルフ・エフィカシーを代表的指標とし，解析した．結果として，運動を定期的に実施している地域在住高齢者は，運動を実施していない高齢者より高いセルフ・エフィカシーを有していた[9]．このように，環境要因や個人因子も含めて患者を取り巻く多要因に影響され，パーキンソン病患者の障害が成立していることを理解しておく必要がある．特に，転倒が頻発しやすい患者では，重症度が同一で身体機能に多寡がなくてもソーシャルサポートの有無やその程度，さらには患者自身の自信度であるセルフ・エフィカシーが関与し，実際の活動に大きく影響すると考えられる．実際に，同程度のすくみ足を有していてもセルフ・エフィカシーが高ければ，億劫がらずに外出が可能な患者もいるが，セルフ・エフィカシーが低ければ，外出することを極力控えてしまう．すなわち，パーキンソン病患者は疾病のみならず，多くの要因により，影響を受けていることを理解して理学療法介入を考える必要がある．

　このように，パーキンソン病患者に標準的理学療法介入を実践するには，運動機能のみに目を奪われずに障害構造とそれに影響する種々の因子を理解しておくことが必要である．緩徐に進行しながら日内変動する運動障害および合併症，うつ状態が身体構造・機能を代表する指標として用いられており，理学療法士はこれらを正しく認識し，評価および介入することが求められている．

　理学療法士が介入することで患者が転倒を回避しながら，活動量を増加させ，ないしは日常活動を維持・改善できるように患者および家族に内発的動機付けによる行動変容が生じるようにアプローチを実施する．これにより，患者は自己管理能力を向上し，自己実現に向き合うことができれば最良である．

6 パーキンソン病は運動機能の障害だけでない ―高次脳機能を把握することが必要である―

　病院，施設ないしは在宅でのパーキンソン病患者の歩行障害は一見表に表出される運動機能障害により，形成されているように見える．もちろん歩行障害の原因をできるだけ特定し，それに対応することは必要である．しかし，パーキンソン病患者の歩行障害の原因は多様であり，四肢の運動機能障害が軽微でも認知機能障害が歩行障害の主因となることもある．筆者らは歩行障害への理学療法評価・介入をフローチャートで説明している[10]（図8）．過去1年間に転倒歴があるかどうかを問診し，複数回の転倒歴が明らかであれば，転倒の原因をバランス障害，すくみ足の順に測定・解析する．次に，患者の脳機能に負荷をかけ，注意障害が発生するかどうかを観察する．二重課題下での歩行や神経心理学的検査，Wisconsin Card Sorting

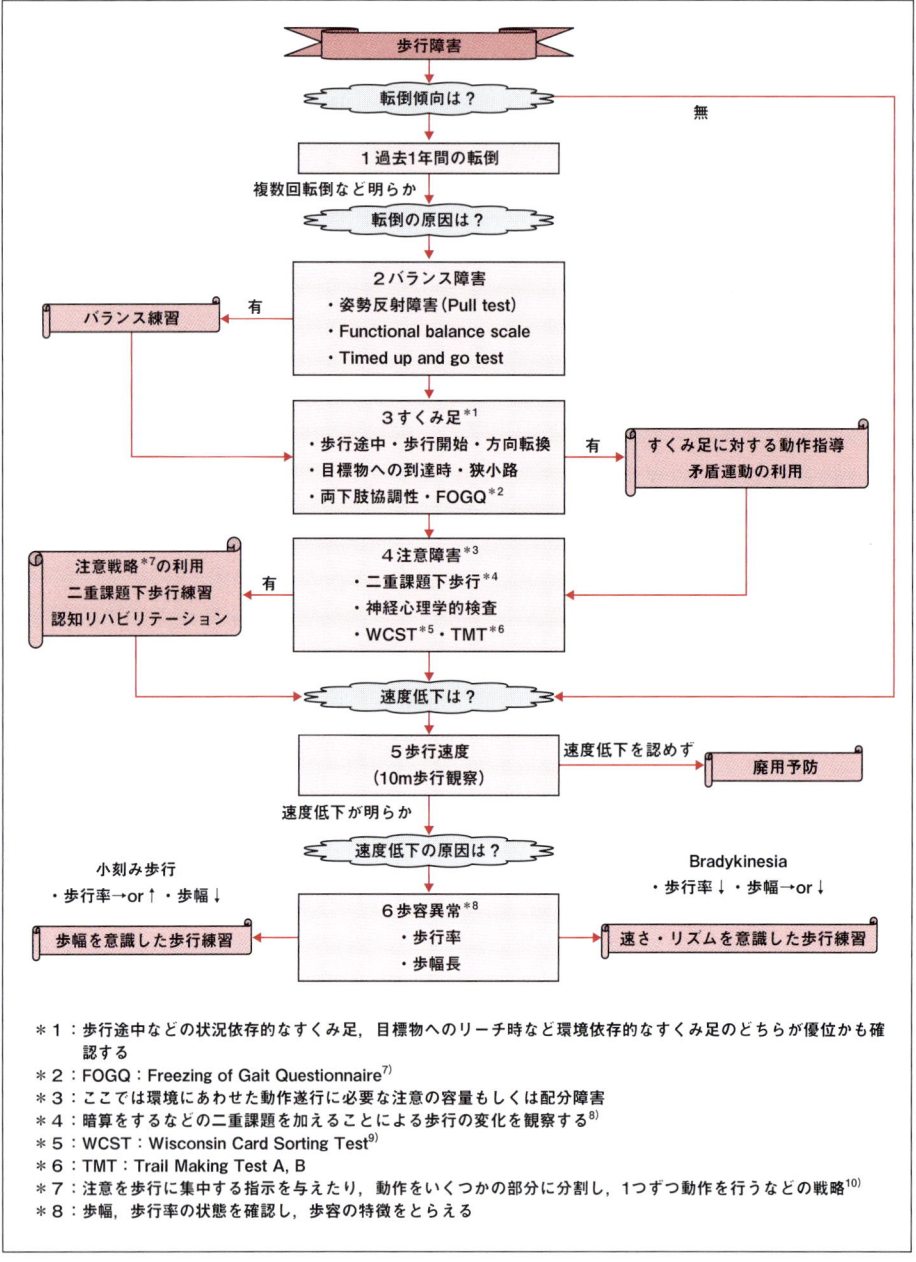

図8● パーキンソン病患者における歩行障害の診かた（フローチャート）
Yahr Ⅱ-Ⅳ，MMSE≧24，on-offなど症状の変動が強い場合off-phaseにて検討．

（文献10）より引用）

Test（WCST）やTrail Making Test（TMT）を用い，スクリーニングする．さらに，通常歩行や脳機能に負荷をかけながらの歩行での歩行速度を測定し，その変化を確認する．最後に，いわゆる歩行観察を行い，正常歩行から逸脱した歩行の異常について観察し，歩行率や歩幅長についても計測する．このように，パーキンソン病患者の運動・動作の障害は高次脳機能の障害を含めて表出していることを忘れないよ

うにしたい．もちろん，注意障害だけでなく，遂行機能障害，認知機能障害を合併している症例もいる．これらの高次脳機能障害がパーキンソン病患者の運動・動作の障害の主因である場合も少なくない．これらが実際の運動・動作にどの程度関与しているかを具体的に評価し，アプローチに生かすことが必要である．

7 おわりに

　パーキンソン病に対する臨床知見は飛躍的に増加し，標準的理学療法介入を構築できる環境が整ったといっても過言ではない．パーキンソン病患者に対して，今こそ理学療法士がベストプラクティスを示し，社会的責任を果たす時がきたのである．

引用文献

1) Schiff SJ：Towards model-based control of Parkinson's disease. Philos Trans A Math Phys Eng Sci, 368：2269-2308, 2010
2) Nelson N：Psycosocial issues in Parkinson's disease. Neurorehabilitation in Parkinson's disease — An evidenced-based treatment model — , Trail M, Protas EJ, Eugene CL ed., 2008, SLACK Incorporated, Thorofare, USA
3) Evans JR, Baker RA：Defining meaningful outcome measures in trials of disease-modifying therapies in Parkinson's disease. Expert Opin Pharmacother, 12：1249-1258, 2011
4) Royal Dutch Society for Physiotherapy：KNGF guidelines for physical therapy in patients with Parkinson's disease. Dutch Journal of Physiotherapy, 114 (suppl)：1-84, 2004
5) 内山靖：クリニカルリーズニング—理学療法士に求められる臨床能力—．PTジャーナル，43：93-99，2009
6) Tomlinson CL, Patel S, Meek C, et al：Physiotherapy versus placebo or no intervention in Parkinson's disease. Cochrane Database Syst Rev, 2012 Aug 15；8：CD002817
7) Schenkman M, Butler RB：A model for multisystem evaluation, interpretation, and treatment of individuals with neurologic dysfunction. Phys Ther, 69：538-547, 1989
8) Bloem BR, Hausdorff JM, Visser JE, et al：Falls and freezing of gait in Parkinson's disease：a review of two interconnected, episodic phenomena. Mov Disord, 19：871-884, 2004
9) Ellis T, Cavanaugh JT, Earhart GM, et al：Factors associated with exercise behavior in people with Parkinson Disease. Physical Therapy, 91：1838-1848, 2011
10) 松尾善美，鎌田理之：パーキンソン病の歩行障害．理学療法士臨床判断フローチャート，奈良勲監修，pp.179-189，2009，文光堂

（松尾善美）

02 理論編

（大阪大学大学院：三原雅史・望月秀樹）

パーキンソン病の医学的治療パラダイム

ビューポイント

- パーキンソン病の疫学，原因，病態および症状に関して概説する．
- パーキンソン病の治療について，薬物的治療と非薬物的治療についてそれぞれ，現時点での治療および問題点などを述べる．

1 パーキンソン病とは

　パーキンソン病は中脳黒質のドパミン神経細胞の変性を主体とする進行性の神経変性疾患であり，臨床的には，安静時振戦，筋強剛，無動・寡動，姿勢反射障害の四大症状を特徴とする運動障害を呈する．発症年齢は50歳代から60歳代に多いが，高齢ほど発病率が高くなる．また，比較的若年での発症も珍しくなく，40歳以下での若年性パーキンソン病患者の中には遺伝子異常を有する症例も見られる．有病率は人口10万人あたり100人から150人とされており[1]，神経変性疾患の中では有病率が高く，わが国では人口構成の高齢化に伴い有病率は増加傾向となっている．

　これまでの疫学調査では，高齢やパーキンソン病の家族歴はパーキンソン病の発症リスクを高めることが知られている．一方で，喫煙やコーヒーの摂取はパーキンソン病の発症リスクを下げる可能性が示唆されている[2]．定期的な運動習慣を有する集団では，パーキンソン病の発症率が低いというデータもあるが，活動性の低下がパーキンソン病の初期症状として現れている可能性も指摘されている[3]．

　これまでの研究で，いくつかの家族性パーキンソン病の遺伝子が明らかになっている（表1）．わが国で発見されたPARK2は，常染色体劣性遺伝形式を取る家族性パーキンソン病の多くを占め，比較的若年発症であることから一見弧発例に思える症例においても，変異が存在する可能性については留意が必要である．PARK2の症状は弧発性パーキンソン病と類似しており，L-ドパによく反応するが，早期からの運動合併症や，下肢のジストニアなどが見られやすいなどの特徴があるとされる．また，単一の遺伝子変異以外にも，パーキンソン病の発症リスクを高める遺伝子変異が存在することが明らかになっている．Gaucher病の原因遺伝子であるglucocerebrosidase遺伝子の変異によって，パーキンソン病の発症リスクが5.4倍

表1● 主な家族性パーキンソン病の遺伝子

	蛋白	遺伝子名	遺伝子座	遺伝形式
PARK1	αシヌクレイン	*SNCA*	4q21	AD
PARK2	パーキン	*PARK2*	6q25-27	AR
PARK4	αシヌクレイン	*SNCA*（重複）	4q21	AD
PARK6	PINK1	*PINK1*	1p36	AR
PARK7	DJ-1	*DJ-1*	1p36	AR
PARK8	Dardarin	*LRRK2*	12q12	AD
PARK9	ATP13A2	*ATP13A2*	1p36	AR
PARK14	PLA2G6	*PLA2G6*	22q13	AR

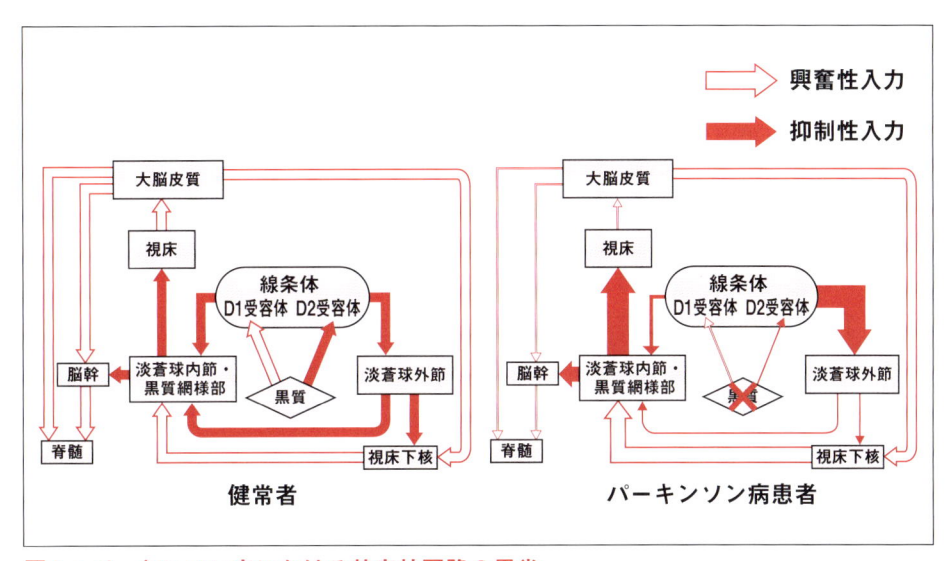

図1● パーキンソン病における基底核回路の異常

になることが多施設共同研究の結果から明らかになっている[4]．

　パーキンソン病では，上述のとおり中脳黒質の緻密部に存在するドパミン神経の変性脱落が認められ，それがさまざまな運動症状などを引き起こすと考えられている．ドパミン神経の変性の原因については，いまだ詳細なメカニズムは明らかになっていないが，細胞内蛋白質の品質管理を行うユビキチン-プロテアソーム系の異常やミトコンドリアの機能異常などの仮説が想定されている．パーキンソン病の病理所見としては，中脳黒質緻密部や橋の青斑核などでの神経脱落やグリオーシスが認められ，神経細胞内にレヴィ小体と呼ばれる円形の構造物が認められる．

　パーキンソン病の運動症状がどのように引き起こされるのかに関しては，基底核と大脳皮質で形成される神経回路の機能異常によって説明されている．図1に示すように，運動に関連する大脳皮質の興奮性は抑制性および興奮性入力線維によっ

て構成される基底核回路の働きにより制御されていると考えられている．黒質緻密部のドパミン神経は，線条体に投射し，線条体から直接経路と呼ばれるドパミンD1受容体を介した経路と間接経路と呼ばれるドパミンD2受容体を介した経路を賦活・抑制することで，大脳皮質の興奮性に影響を与えている．パーキンソン病患者においては黒質からのドパミン入力が減少することにより，大脳皮質が過剰抑制された状態になって無動・寡動などを引き起こすと考えられている．

　上述したとおり，パーキンソン病の四大症状として，安静時振戦，筋強剛，無動・寡動，姿勢反射障害の4つの運動症状が重要である．パーキンソン病で認められる振戦は，典型的には"丸薬を丸めるような"と表現される安静時に認められる3〜4Hz前後の不随意運動である．本態性振戦などの他の疾患で認められる振戦と異なり，パーキンソン病による振戦は動作時には軽減することが多く日常生活の支障になることはそれほど多くない．一部の患者では，上肢挙上時などに，一旦振戦が静止した後，再度姿勢時の振戦が出現する"re-emergent tremor"が見られることがある．振戦は上肢にもっとも特徴的に現れやすいが，下肢や下顎，舌などにも現れることがある．

　無動・寡動は動作全般の速度低下のことであり，パーキンソン病におけるさまざまな機能障害の原因となっている．典型的には，上肢では遠位から症状が出現し，手指の巧緻動作の障害として，下肢では歩行時の歩幅の減少として現れやすい．診察場面では手指や下肢のタッピング動作などを行わせることで，動作の速度の低下，振幅の減少として捉えることができる．

　筋強剛は筋固縮とも呼ばれ，筋緊張の亢進により他動的な関節運動の際に抵抗が増加する．痙性とは異なり，これらの筋緊張の亢進は速度非依存性である．抵抗が可動域においてある程度保たれる鉛管様固縮と，歯車のように抵抗が変動する歯車様固縮とに分類されるが，パーキンソン病で比較的特異的に認められるのは歯車様固縮である．筋強剛は全身さまざまな部位に出現し，時に痛みの原因ともなることがある．

　姿勢反射障害は，立位姿勢保持反応の低下であり，転倒や外傷の原因となるが，パーキンソン病において経過中早期に現れることはまれである．むしろ，病初期から姿勢反射障害が目立つ場合には他疾患を鑑別する必要がある．診察場面では，立位保持の際に患者の肩を一方に引くことで外乱を与え，その反応を確認する．正常な場合は立ち直り反応が見られ，下肢を引いた方向に踏み出すことで立位が維持されるが，障害がある場合は立ち直り反応や下肢の踏み出しが見られず，そのまま転倒する．姿勢反射障害は一般に薬物治療への反応が乏しく，治療抵抗性であることが多い．

> **メモ▶ すくみ足への対応**
>
> パーキンソン病患者では自発的に開始する運動では無動・寡動が生じやすいが，外的な刺激に伴う運動は比較的スムーズに行えることが多い．歩行開始時などにすくみが認められる患者においても，床上の線をまたがせるとスムーズに大きく歩幅をとることができることも多く，逆説的歩行（kinesie paradoxale）と呼ばれている．トイレや，ベッド周囲など，日常的によく利用したり，すくみが生じやすい場所には動線にそって平行な線をあらかじめ引いておくことなどで日常生活場面でのすくみの影響を軽減することがしばしば行われている．

パーキンソン病の症状としては四大症状以外にも多彩な運動症状や非運動症状を呈することが知られている．運動症状としては表情の乏しさ（仮面様顔貌）や瞬目の減少，声量の低下や構音障害，嚥下障害などの脳神経症状や，ジストニアやミオクローヌスなどの振戦以外の不随意運動，腰曲りや首下がり，側彎などの姿勢異常，すくみ足をはじめとする歩行障害などが認められる．また，非運動症状としては，認知機能障害，注意障害などの高次脳機能障害，せん妄や幻覚，うつ症状，不安障害などの精神症状，脱抑制行為や常同行為，病的賭博などの行動異常のほか，便秘や起立性低血圧，発汗障害，陰萎などの自律神経障害，嗅覚低下，睡眠障害なども認められる．これらの非運動症状はほぼすべてのパーキンソン病患者に認められている[5]．その一部は運動症状発症前から認められ[6]，現在大規模な前向きコホート研究が行われている[7]．

> **メモ▶ 衝動制御障害**
>
> ドパミン製剤，特にドパミン受容体作動薬による治療を受けている患者において，衝動制御障害と呼ばれる精神症状が発症することがある．これは，長期的には無益であるが，目先の利益や欲求に従って衝動的に行動する行為であり，性的衝動性の亢進，病的賭博，買いあさり行動などが含まれ，ドパミン受容体作動薬を投与されている患者の約13％程度に認められるという報告がある[19]．衝動制御障害に対しては，まずは薬剤の減量で対応するが，病的賭博に対してはamantadineが有効であったという報告もある[20]．

認知症に関しては，かつて考えられていたほどまれではなく，最終的に78％の患者において認められるという報告もある．パーキンソン病での認知症は，初期には遂行機能障害や注意障害などの症状が中心であるが，進行するとアルツハイマー病と同様の記憶障害なども合併する．レヴィ小体型認知症との異同が問題になることが多いが，現時点ではレヴィ小体型認知症と痴呆を伴うパーキンソン病とは基本

的には同一の病態であると考える研究者が多い．脳血流SPECTでは，後頭葉を中心とした血流低下が認められる．

その他，睡眠障害としては，不眠と，逆に日中の過眠が問題となることが多く，74〜98％の患者で睡眠障害が認められるという報告もある[8]．パーキンソン病患者では過活動膀胱などによる夜間の頻尿が起こりやすく，また，運動障害による寝返りの困難さなども中途覚醒の原因と考えられる．また，夜間の不十分な睡眠が日中の過眠を引き起こす可能性も示唆されている．その他，睡眠時の異常としてはREM睡眠行動異常とむずむず足症候群が問題になることが多い．これらの非運動症状はADLおよびQOLへの影響が大きく，運動症状と同様に適切な対応が求められる．

❷ パーキンソン病の診断と治療

振戦や無動・寡動，筋強剛，姿勢反射障害といったパーキンソン病に特徴的といわれる運動症状は，他の変性疾患あるいは非変性疾患においても認められることがあり，診断の上では，臨床症状，臨床経過，画像検査などの結果をもとに総合的に判断することが必要である．表2にパーキンソン病との鑑別を要する疾患をあげる．一般には，パーキンソン病の診断には無動・寡動とその他ひとつの特徴的な症状が必要と考えられている．また，L-ドパへの反応性が良好であることはパーキンソン病の診断を強く支持する所見である．その他，一側からの発症であること，安静時振戦の存在もパーキンソン病を示唆する所見として重視される．診断のためのdopaチャレンジテストとしては，L-ドパ製剤（levodopa／DCI合剤250mg）内服を行い，1時間後にUPDRSスコアで20〜30％の改善があった場合，反応ありと判定する．このテストにおいては，約30％のパーキンソン病患者では反応が見られないことがあること，逆に20％程度の多系統萎縮症や脳血管性パーキンソン症候群患者でもL-ドパへの反応が認められることがあることに注意が必要である．一方で，早期からの転倒のエピソードや，L-ドパへの反応不良，左右対称性の症状，早い進行，振戦の欠如，早期からの自律神経障害などの症状はパーキンソン病以外の診断を示唆する所見として重要である[9]．他，垂直性眼球運動障害の存在は進行性核上性麻痺を示唆する所見であり，皮質基底核変性症では極端な症状の左右差と肢節運動失行などの大脳皮質症状の存在が特徴的である．多系統萎縮症では早期からの自律神経徴候のほか，小脳症状の合併などが認められることがあり，これらの徴候に関しても注意が必要である．

パーキンソン病の診断に必要な補助検査としては，MRIやSPECTなどの画像検査や自律神経検査があげられる．MRIに関しては，パーキンソン病では疾患特異的な変化は認められず，他疾患の除外のために用いられる．脳血管性パーキンソ

表2●パーキンソン病と鑑別を要する疾患

変性疾患	レヴィ小体型認知症 多系統萎縮症 進行性核上性麻痺 皮質基底核変性症 本態性振戦 など
代謝疾患	ウィルソン病 副甲状腺機能低下症 偽性副甲状腺機能低下症 脳内鉄沈着症 など
中毒・感染性疾患	CO中毒 マンガン中毒 プリオン病 神経梅毒 など
その他	多発脳梗塞 水頭症 薬剤性パーキンソニズム など

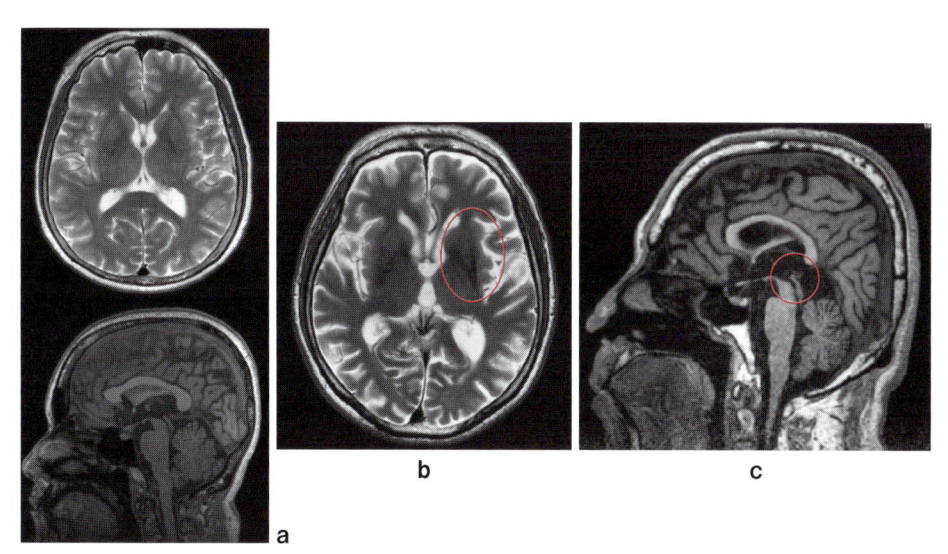

図2●パーキンソン病と鑑別を要する他疾患でのMRI所見
a：パーキンソン病でのMRI所見．明らかな萎縮などは認めない．
b：多系統萎縮症でのMRI所見．左被殻の萎縮が認められる．
c：進行性核上性麻痺でのMRI所見．中脳被蓋部の萎縮が認められる．

ニズムにおいては多発脳梗塞が認められることが多く，また，多系統萎縮症では，被殻外側の線状のT2高信号や橋の十字サイン，小脳萎縮などが認められることがある．また，進行性核上性麻痺では第三脳室の拡大や中脳被蓋部の萎縮などが認められ，皮質基底核変性症では左右差のある大脳皮質の萎縮などが認められることがある（図2）．

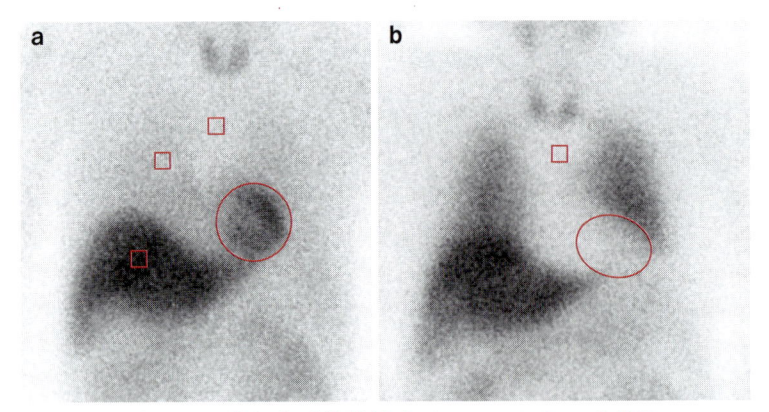

図3 ● パーキンソン病と多系統萎縮症でのMIBGシンチグラフィ
a：多系統萎縮症患者でのMIBGシンチグラフィ．心筋への取り込み低下は認めない．
b：パーキンソン病患者でのMIBGシンチグラフィ．心筋への著明な取り込み低下を認める．

　パーキンソン病では明らかな自律神経症状が早期から目立つことは少ないが，病理学的には比較的早期から心臓交感神経の脱落が起こるといわれており，心臓交感神経機能を評価する ^{123}I-meta-iodobenzylguanidine（MIBG）シンチグラフィではパーキンソン病およびレヴィ小体型認知症において早期から心臓へのMIBGの取り込み低下が認められるのに対して，他の疾患においてはMIBGの取り込み低下が認められない[10]ことから，多系統萎縮症や進行性核上性麻痺，皮質基底核変性症との鑑別に有用と考えられている（図3）．

❸ パーキンソン病に対する薬物治療

　パーキンソン病の薬物治療に期待される効果としては，ドパミン神経細胞の脱落に伴う症状の緩和と，ドパミン神経細胞脱落そのものの予防である．しかしながら，少なくとも現時点で臨床的に有意な神経保護作用の存在が証明された薬剤は存在せず，薬物治療は基本的に症状の緩和を目的に使用される．

　現在日本で用いることができる薬剤は，L-ドパ製剤，ドパミン受容体作動薬，モノアミン酸化酵素-B（MAO-B）阻害薬，カテコール-O-メチルトランスフェラーゼ（COMT）阻害薬，抗コリン薬，NMDA受容体阻害薬，アデノシンA2A受容体阻害薬などである（表3）．L-ドパはドパミンの前駆体であり，現時点ではもっとも症状緩和に対して有効性が確立されている薬剤である．L-ドパは血液脳関門を通過後にドパ脱炭酸酵素によってドパミンに変換される．脳内での効率的な利用のため，一般にはドパ脱炭酸阻害薬との合剤として投与される．代表的な副作用としては，悪心，眠気，めまい，頭痛などの比較的軽微なもののほか，幻覚やせん妄，焦燥感などが出現することがある．また，長期投与の際には効果の不安定化や，不随意運動などの副作用が起こりやすくなり，5年以上L-ドパを投与されている患者

表3 ● パーキンソン病に用いられる薬剤

	一般名
L-ドパ製剤	L-dopa/DCI
ドパミン受容体作動薬	bromocriptine, pramipexole, ropinirole, pergolide, cabergoline, rotigotine, apomorphine
MAO-B 阻害薬	selegiline
COMT 阻害薬	entacapone
抗コリン薬	trihexyphenidyl, biperiden
NMDA 受容体阻害薬	amantadine
アデノシン A2A 受容体阻害薬	istradefylline

の約半数において，効果持続時間の短縮（wearing off/on-off 現象），不随意運動（dyskinesia）などを認めるといわれている[11]．wearing off は L-ドパの効果が 4 時間以内となり，通常の分割回数である 1 日 3 回では十分な効果を維持できなくなっている状態であり，神経の変性に伴ってドパミン神経終末のもつドパミン保持能力が低下することで，血中の L-ドパレベルの変動に伴って基底核でのドパミン濃度が変動しやすくなることによって起こると考えられている．対処法としては，L-ドパの投与量を増やす，分割回数を多くするなどの対応のほか，ドパミン受容体作動薬や COMT 阻害薬/MAO-B 阻害薬などの他剤を併用するなどの方法が用いられる．

dyskinesia は L-ドパ内服後 30〜60 分程度に出現する peak-dose dyskinesia が一般的であり，舞踏運動用の持続性の不随意運動であることが多い．peak-dose dyskinesia はオン時に出現することが多く，患者自身の活動性は保たれているために ADL 面では問題にならないこともあるが，ADL 面で問題の生じる程度の激しい不随意運動の場合は，L-ドパ投与量の減少，分割投与によって，血中濃度が上がり過ぎないようにすることが必要である．徐放製剤が使用可能な場合は切り替えることで血中濃度の上昇を抑えることができる．L-ドパの減量によって，運動症状が悪化する場合は，比較的 peak-dose dyskinesia を起こしにくいドパミン受容体作動薬を併用する．peak-dose dyskinesia に有効性が報告されている amantadine を併用するなどの対応が必要である[12]．

peak-dose 以外の dyskinesia としては，主にオフ時によく見られる dystonia や，L-ドパ濃度が上昇あるいは低下していく際に見られる 2 相性の diphasic dyskinesia などがある．オフ時の dystonia としては，早朝起床時に下肢に見られる有痛性の dystonia がしばしば認められる．これらのオフ時の dystonia に対しては，L-ドパやドパミン作動薬の増量や眠前追加投与などが奏効することが多い．2 相性の

dyskinesiaは治療に難渋することが多いが，可能な限りL-ドパの量を減らし，ドパミン受容体作動薬などに置き換えることなどで対応する．

ドパミン受容体作動薬はドパミン受容体を直接刺激することでL-ドパと同様の薬理作用を持つ．L-ドパとの比較試験では，L-ドパと比較してdyskinesiaやwearing offなどは起こりにくいが，効果については劣るとされている[13]．したがって，治療期間が長くなりやすい若年発症例などでは，ドパミン受容体作動薬での治療開始が推奨される．ドパミン受容体作動薬は大きく麦角系と非麦角系に大別されるが，麦角系ドパミン受容体作動薬は心臓弁膜症のリスクを高めることが報告されており[14]，近年処方される機会が減少している．

wearing offの改善のためには持続的なドパミン受容体の刺激が重要と考えられており，従来分割投与であったpramipexole, ropiniroleなどでは徐放製剤が使用可能となっている．また，rotigotineはドパミン受容体刺激作用のほかに，セロトニン5H1A受容体刺激作用と，アデノシンA2B受容体阻害作用を有し，貼付剤による経皮投与が可能であり，吸収による血中濃度の変動が少なく，持続的な効果を発揮する．また，逆に超短時間作用型のapomorphineは，急激なオフ症状の緩和を目的に使用され，専用の注射器を用いて自己注射することで，20分程度で効果が発現する．

MAO-B阻害薬はドパミンの代謝系路を阻害することで脳内のドパミン濃度を高める作用があり，L-ドパと同様に単独投与でも効果が期待できるが，わが国では原則的にL-ドパと併用での処方が保険適応となっている．副作用としてはL-ドパと同様に不眠，せん妄や幻覚などの出現が報告されている．COMT阻害薬はL-ドパの代謝経路を阻害することで脳内での利用率を高め，オフ時間を短縮させる効果があるとされる．したがって，L-ドパとの併用で効果を発揮する薬剤であり，単独投与での効果はないとされている．

その他ドパミン系に直接作用しない薬剤としては，ドパミン系の低下により相対的に感情となっているアセチルコリン作動性神経系を抑制する目的で抗コリン薬の使用が古くから行われている．しかし，抗コリン薬の副作用として，記憶力の低下，精神症状の悪化などの副作用があり，高齢の患者や精神症状，認知症を呈する患者においては使用が困難である．その他，末梢性の副作用として口渇や便秘などが見られる．amantadineも古くから用いられている薬剤であり，その作用機序は十分明らかにはなっていないが，ドパミン神経からのドパミン放出促進作用，ドパミン再取り込み阻害作用などのほか，NMDA受容体の阻害薬としての作用が想定されている．amantadineの効果はL-ドパと比較すると弱いが，いくつかの研究でL-ドパ投与に伴うdyskinesiaを軽減する作用があることが報告されている．副作用としてはせん妄や幻覚などの精神症状の悪化がある．アデノシンA2A受容体阻害薬であるistradefyllineは，基底核回路のうち間接経路を特異的に抑制することで，

wearing offを呈する患者のオフ時間を短縮する効果があるとされている．

> **メモ ▶ dopamine dysregulation syndrome**
>
> 　一部の患者では，強迫的にドパミン製剤（L-ドパ/ドパミン受容体作動薬）を求め，処方量以上に内服する傾向が出現することがあり，dopamine dysregulation syndrome（DDS）と呼ばれている．DDSは若年発症の男性患者に比較的多く，約数％の患者で認められるとされているが，正確な頻度は十分わかっていない．DDSのリスクとして飲酒歴や新規性を好む性格などが指摘されており[21]，側坐核などでのドパミン神経系が関与する報酬系の機能異常によりドパミン製剤内服そのものが報酬系を刺激する状態になっていると考えられる．

4 パーキンソン病に対する非薬物療法

　パーキンソン病に対する非薬物療法としては，機能的脳外科手術，非侵襲的脳刺激療法などの治療のほか，リハビリテーションを含めた運動療法があげられる．

　機能的脳外科手術としては，定位的脳破壊術と脳深部刺激療法（DBS）とがあり，いずれもドパミン神経系の変性によって機能異常をきたしている神経回路を正常化させることを目的としており，近年では埋め込み後の電圧調整などが可能なDBSが選択されることが多い．DBSのターゲットとしては，視床腹側中間核，淡蒼球内節，視床下核などが選択されることが多い（表4）．視床刺激は対側の振戦に対して高い効果を示すが，寡動や筋強剛などの症状には淡蒼球/視床下核のほうが効果を示すことが多いとされており，症状に合わせて刺激する部位を選択する．L-ドパなどの薬剤による改善効果が乏しい患者ではDBSの効果は限定的といわれており，重度のdyskinesiaなどにより薬剤投与量を増やせない患者や，薬剤の奏効時間が短くオン・オフによる変動が大きい患者，薬剤抵抗性の振戦によりADLが阻害されている患者などが良い適応となる．DBSを行うことによって，薬剤投与量の減量が可能となり，これらの薬剤過量投与に伴う副作用については軽減することが期待される．

　DBSの副作用としては，感染や出血などの手術手技に伴うものの他，認知機能障害，記憶障害などの高次脳機能障害，うつ，躁，意欲低下，不安などの精神症状，嚥下構音障害や歩行障害といった運動症状など深部刺激に伴う副作用も認められることがある．そのため，基本的に術前に明らかな精神症状や認知機能障害を認める患者に関してはDBSの適応とならないことが多い．また，パーキンソン病以外のパーキンソニズムを呈する疾患（進行性核上性麻痺，多系統萎縮症など）に対する効

表4 ● 脳深部刺激療法のターゲットと効果

	視床腹側中間核	淡蒼球内節	視床下核
振戦	++	+	+
筋強剛	+	++	++
dyskinesia	-	++	-
運動減少	-	++	++
姿勢反射障害	-		+

果も乏しいとされている．

　侵襲的なDBSのほか，非侵襲的大脳皮質刺激法の一種である反復磁気刺激が，パーキンソン病に対して効果的であるという報告がある[15, 16]．これまでの報告では，高頻度刺激治療は少なくとも一過性の効果が認められるという点で一致しているが，刺激部位に関しては研究によってもばらつきが大きく，どの部位をどの程度の頻度で刺激することが最も有効かといった点については未だ結論は出ていない．患者にとって，外科治療は心理的な負担が大きく，非侵襲的脳刺激療法について今後の研究の進展が期待されている．

　パーキンソン病に対するリハビリテーションの効果については，以前から有効性が認識されていたものの，十分なエビデンスが認められてきたのは比較的最近である．The Movement Disorder Societyがまとめた，パーキンソン病の運動障害に対する治療に関するreviewにおけるリハビリテーションの位置付けも，2002年の段階では十分なエビデンスがないという評価であったものが，2011年の段階では，薬物治療との併用で運動症状の改善効果および臨床的有用性が示唆される，というレベルに引き上げられている[17]．リハビリテーションがパーキンソン病の症状を改善するのかどうかについて，理学療法を行った場合と行わなかった場合との比較を行った39研究のメタアナリシスによると，リハビリテーションを行うことで，パーキンソン病患者の歩行速度・バランス能力・UPDRSの運動およびADL subscaleが改善することが示され，リハビリテーションは少なくとも短期的にはパーキンソン病の運動障害，特に歩行やバランスなどの体幹症状に対しての改善効果を有することが明らかになった[18]．ただし，これらの研究で用いられている介入方法，介入期間，および評価方法に関してはそれぞれの研究で大きな違いがあり，個別の介入手法に関しては，現時点では十分なエビデンスがない状態である．それぞれの個別的な介入方法に関しての詳細は本書の他項で触れる．

summing-up

- パーキンソン病は中脳黒質のドパミン神経細胞の変性を主体進行性の神経変性疾患であり，基底核を中心とした神経回路の機能異常に伴い，運動症状ならびに多彩な非運動症状を呈する．
- パーキンソン病の治療戦略の中心はドパミン前駆体であるL-ドパであり，多くの患者に対して症状軽減効果が認められる．一方で，長期的な投与に伴う副作用に対しての対応が問題となることも多く，L-ドパ以外のさまざまな薬剤および非薬物的治療が試みられている．

引用文献

1) de Lau LM, Breteler MM：Epidemiology of Parkinson's disease. Lancet Neurol, 5：525-535, 2006
2) Noyce AJ, Bestwick JP, Silveira-Moriyama L, et al：Meta-analysis of early nonmotor features and risk factors for Parkinson disease. Ann Neurol, 72：893-901, 2012
3) Logroscino G, Sesso HD, Paffenbarger RS Jr, et al：Physical activity and risk of Parkinson's disease：a prospective cohort study. J Neurol Neurosurg Psychiatry, 77：1318-1322, 2006
4) Sidransky E, Nalls MA, Aasly JO, et al：Multicenter analysis of glucocerebrosidase mutations in Parkinson's disease. N Engl J Med, 361：1651-1661, 2009
5) Barone P, Antonini A, Colosimo C, et al：The PRIAMO study：A multicenter assessment of nonmotor symptoms and their impact on quality of life in Parkinson's disease. Mov Disord, 24：1641-1649, 2009
6) Stern MB, Lang A, Poewe W：Toward a redefinition of Parkinson's disease. Mov Disord, 27：54-60, 2012
7) Parkinson Progression Marker Initiative：The Parkinson Progression Marker Initiative (PPMI). Progr Neurobiol, 95：629-635, 2011
8) Partinen M：Sleep disorder related to Parkinson's disease. J Neurol, 244：S3-6, 1997
9) Suchowersky O, Reich S, Perlmutter J, et al：Practice Parameter：diagnosis and prognosis of new onset Parkinson disease (an evidence-based review)：report of the Quality Standards Subcommittee of the American Academy of Neurology. Neurology, 66：968-975, 2006
10) Orimo S, Ozawa E, Nakade S, et al：(123) I-metaiodobenzylguanidine myocardial scintigraphy in Parkinson's disease. J Neurol Neurosurg Psychiatry, 67：189-194, 1999
11) Olanow CW, Watts RL, Koller WC：An algorithm (decision tree) for the management of Parkinson's disease (2001)：treatment guidelines. Neurology, 56：S1-S88, 2001
12) Crosby NJ, Deane KH, Clarke CE：Amantadine for dyskinesia in Parkinson's disease. Cochrane Database Syst Rev, CD003467, 2003
13) Stowe RL, Ives NJ, Clarke C, et al：Dopamine agonist therapy in early Parkinson's disease. Cochrane Database Syst Rev, CD006564, 2008
14) Schade R, Andersohn F, Suissa S, et al：Dopamine agonists and the risk of cardiac-valve regurgitation. N Engl J Med, 356：29-38, 2007
15) Elahi B, Elahi B, Chen R：Effect of transcranial magnetic stimulation on Parkinson motor function- -systematic review of controlled clinical trials. Mov Disord, 24：357-363, 2009
16) Shirota Y, Ohtsu H, Hamada M, et al：Supplementary motor area stimulation for Parkinson disease：a randomized controlled study. Neurology, 80：1400-1405, 2013
17) Fox SH, Katzenschlager R, Lim SY, et al：The Movement Disorder Society Evidence-Based Medicine Review Update：Treatments for the motor symptoms of Parkinson's disease. Mov Disord, 26 (suppl 3)：S2-41, 2011
18) Tomlinson CL, Patel S, Meek C, et al：Physiotherapy intervention in Parkinson's disease：systematic review and meta-analysis. BMJ, 345：e5004, 2012
19) Voon V, Hassan K, Zurowski M, et al：Prevalence of repetitive and reward-seeking behaviors in Parkinson disease. Neurology, 67：1254-1257, 2006
20) Thomas A, Bonanni L, Gambi F, et al：Pathological gambling in Parkinson disease is reduced by amantadine. Ann Neurol, 68：400-404, 2010
21) Evans AH, Lawrence AD, Potts J, et al：Factors influencing susceptibility to compulsive dopaminergic drug use in Parkinson disease. Neurology, 65：1570-1574, 2005

（三原雅史・望月秀樹）

03 理論編

(大阪府立大学：平岡浩一)

パーキンソン病の運動障害
──運動障害を理解する

ビューポイント

- パーキンソン病における運動障害について，その現象と出現メカニズムを検証する．
- パーキンソン病の運動障害メカニズムはまだ立証されていない複数の仮説で説明される場合が多い．
- 理学療法においてはこれら仮説メカニズムをヒントに治療仮説を立案し，治療効果を通してこれら仮説メカニズムの利用価値を検証することが重要である．

はじめに

　パーキンソン病の運動障害には固縮・振戦・無動・姿勢制御障害などがある．これら運動障害に理学療法士としてアプローチするためには，そのメカニズムに関する理解が重要である．以下ではこれら運動障害をレビューし，そのメカニズムを推定する．

❶ 大脳基底核の活動異常

　パーキンソン病患者では，線条体におけるドパミンという神経伝達物質の分泌が減少する．その結果，視床から皮質（運動前野，補足運動野，運動野など）への促通入力が減少し，皮質活動が減弱する．運動前野や補足運動野は運動プログラミングに関係する領野であり，運動野は運動実行を命令する領野である．したがって，基底核から皮質への入力の異常による皮質活動の減弱は運動の準備や実行を弱める結果をもたらす．

　この大脳基底核から視床を介して皮質に入力する経路は直接経路（direct pathway）と間接経路（indirect pathway）に大別される（図1）．直接経路では，黒質緻密部から被殻に促通入力し，被殻からは淡蒼球内節と黒質網様部に抑制入力する．淡蒼球内節と黒質網様部は視床に抑制入力し，それによって視床から皮質に促通入力して皮質活動を促す．他方間接経路では，黒質緻密部から被殻に抑制入力し，被殻から淡蒼球外節に抑制入力し，淡蒼球外節は視床下核へ抑制入力する．それら入力を受ける視床下核からは淡蒼球内節と黒質網様体部に促通入力し，その淡蒼球内節からは視床に抑制入力して視床から皮質への促通入力を減少させる．

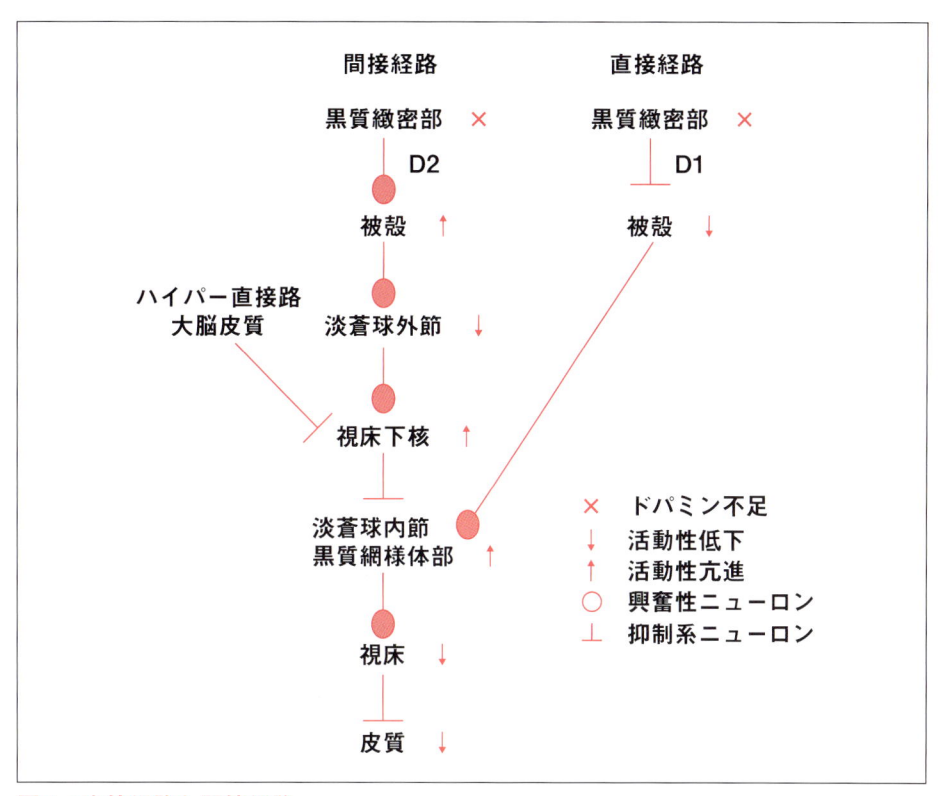

図1● 直接経路と間接経路
直接経路ではD1受容体，間接経路はD2受容体を介した経路．パーキンソン病における異常活動を図内に示す．

　パーキンソン病における直接経路では，黒質緻密部から被殻への促通入力が減少することにより，淡蒼球内節と黒質網様体部から視床への抑制入力が増強し，視床から皮質への促通入力が減少する．間接経路では，黒質緻密部から被殻への抑制入力が減少することにより被殻から淡蒼球外節への抑制入力が増強し，それにより淡蒼球外節から視床下核への抑制入力が減少，それによって視床下核から淡蒼球内節と黒質網様体部への促通入力が増大，その結果として淡蒼球内節と黒質網様体部から視床への抑制入力が増強して視床から皮質への促通入力が減少する．

　これら直接・間接経路の活動異常により，理論的には皮質の活動は減弱すると予想されるが，実際に皮質活動を計測してみるとそう単純ではなく，その促通入力減少に対する代償的興奮が皮質の一部に起こることが報告されている[1]．つまり，パーキンソン病においては指運動時，補足運動野と前補足運動野は活動が減弱するが，小脳と運動野の活動はむしろ亢進する．この補足運動野と前補足運動野は運動準備に関与する領野であるので，これら領野の活動の減弱は運動準備活動の減弱を示唆するものであるが，それに相反する運動野の活動亢進は，おそらく代償によるものだろうと考えられる．

　これら直接・間接経路の他に，パーキンソン病の運動制御異常に関与するいくつ

かの経路が指摘されている．1つは，大脳基底核から脳幹あるいは脊髄へ投射する経路で，視床下核や淡蒼球内節から脳幹神経路や網様体脊髄路に投射して皮質を介さずに運動制御に影響を及ぼしている．他方，ハイパー直接路（hyperdirect pathway）と呼ばれる，運動野から視床下核に入力する経路は，視床下核が線条体と並ぶ基底核への入力装置であり，その意味からこの視床下核は重要な神経核であることを示唆する．

❷ 治療効果から推測される運動障害の責任病巣

　近年，脳深部電気刺激療法がパーキンソン病の運動障害に対する有用な治療手段として適用されることが多くなっている．この外科的手法による運動障害の改善を検証することにより，その運動障害の原因を推測することが可能である．例えば，視床下核や淡蒼球内節を電気刺激すると振戦・固縮・無動は改善するが，姿勢制御と歩行機能障害は改善しないことから，視床下核および淡蒼球内節は振戦・固縮・無動と関連があるが，姿勢制御と歩行機能障害とは関連が薄いと推測される[2]．また，レボドパ（levodopa）は無動には有効だが，振戦には有効という報告と無効という報告があり，姿勢制御やすくみ足には無効とされる[3]．したがって，ドパミン不足による直接・間接経路活動異常は無動と関係はあるが，姿勢制御障害やすくみ足とは関連が薄いかも知れない．

> **メモ▶ 脳深部電気刺激とは？**
> 　脳深部電気刺激は基底核などの神経核に電極を設置して電気刺激することによってパーキンソン病の運動障害を改善する外科的手法である．近年，パーキンソン病において有効な治療法として確立している．特に視床下核や淡蒼球内節が電気刺激の対象となる場合が多い．

❸ 無動

（1）症候

　パーキンソン病においては，動作開始の遅延や動作時間の延長を特徴とする運動能力の低下が生じる．これらを総称して無動と呼ぶ．無動をさらに厳密に定義して動作時間が延長するのを bradykinesia，動作開始が遅れるのを akinesia と呼ぶこともある[4]．日常生活における無動の現れとしては，歩行速度の低下・立ち上がり動作困難・表情の低下・寝返り困難・字がだんだん小さくなる小字症（micrographia），発声が小さくなる小声症（hypophonia）などがある．

(2) メカニズム

無動がレボドパに良く反応すること[3]から，無動がドパミン不足に起因した，基底核の直接・間接経路の活動異常に由来することが推測される．また，基底核の直接・間接経路に由来する淡蒼球内節や視床下核の刺激で無動が改善すること[2]などから，これら神経核が無動に関与することは間違いなさそうである．無動出現のメカニズムについては以下に紹介するように多くの仮説が提唱されている．

①筋出力低下説

無動の原因に関する仮説の1つに筋出力低下がある．パーキンソン病では最大筋力が低下するという報告は多い[5]．しかしその筋出力低下が末梢由来なのか中枢由来なのかは論議の分かれるところである．パーキンソン病は線条体におけるドパミン分泌不足に起因するので，その症候の1つである筋出力低下も一部中枢由来である可能性は高い．筋出力低下が中枢由来であるならば，理論的にはその筋出力低下に伴って筋活動が低下するはずであるが，パーキンソン病では筋活動の有意な減少は観察されない[6]．つまり，運動時の運動単位の動員（筋活動は動員される運動単位の総和と関連する）はそれほど明確には低下しない．

これに矛盾するが，その運動単位を動員する下降性運動命令の減弱を示唆する知見として，随意運動時の皮質脊髄下降路興奮性増加の減弱が報告されている．下降性運動命令を運動単位に伝える主な経路が皮質脊髄下降路（corticospinal pathway）である．その皮質脊髄下降路は，健常者と比較してパーキンソン病患者において上肢随意運動中の興奮性増加率が小さい[7]．この結果から，運動時の皮質脊髄下降路を介した下降性運動命令（生理学的には皮質脊髄下降路における活動電位の下降性斉射）が減弱している可能性が示唆される．まとめると，パーキンソン病では筋出力が低下するが，筋収縮程度の有意な低下がみられないことから運動単位の動員低下はそれほど明確ではない．しかしながら随意運動時に運動単位を動員する皮質脊髄下降路興奮性増加を通して生じる下降性運動命令は減弱する．この減弱が無動の原因の1つとなっている可能性は高い．

②筋活動・筋出力増加速度の低下

筋出力低下には中枢からの下降性運動命令の増減速度減少が関与するかもしれない．パーキンソン病においては，力の増加速度および減少速度の減少[8]，筋活動増加速度の減少[6]が観察される．また，随意運動前には皮質脊髄下降路興奮性の増加速度が低下する[9,10]．これらの現象は，下降性運動命令およびそれに伴う運動単位の動員がゆっくり生じることを示唆している．これは，一定の力が必要とされる時刻までに十分に筋出力ができるような十分な下降性運動命令が降りず，運動がそれに必要な運動命令を短時間のうちに十分に受け取ることができないことを結果すると考えられる．まとめると，パーキンソン病患者では，運動野から運動ニューロンに至る皮質脊髄下降路興奮性の増加速度が低下し，それに伴って運動単位の動員速

度が低下し，したがって必要とする時間内での筋活動が十分できず，その結果として最大筋出力が低下している可能性がある．

> **メモ▶皮質脊髄下降路興奮性とは？**
> 皮質脊髄下降路興奮性（corticospinal excitability）は，皮質脊髄路を含めた，α運動ニューロンにシナプスする運動野からの下降路全体の興奮性を指す．運動野に経頭蓋磁気刺激を加えて一次運動野を刺激し，それにより記録される筋の反応（運動誘発電位）を用いてその興奮性を計測する．

③繰り返される筋収縮

パーキンソン病患者が素早い標的運動をすると，働筋と拮抗筋の繰り返しの筋活動が生じる[4]．また，レボドパが効いていない時，筋力が低下すると同時に10Hz程度の活動時振戦（action tremor）が生じる[11]．これらの知見から，筋出力低下には，これら繰り返し筋活動によって示現する，筋活動を同期する能力（多くの運動単位を同期して活動させる能力）の低下が関与する可能性がある．つまり，運動単位の活動を同期化させることができないため，単位時間あたりの最大筋活動量が低下するのではないかということである．

④拮抗筋の活動

固縮は屈筋と伸筋双方に生じる．したがって働筋を作用させようとした時に拮抗筋の活動が運動を妨げるというのは，臨床的な印象からも肯定可能な仮説である．追従課題における長潜時反応はパーキンソン病患者で亢進し，この亢進程度は無動と相関する[12]．この長潜時反応の亢進が拮抗筋の筋活動を高め，結果として運動速度を低下させているのではないかとの推測がある．

> **メモ▶長潜時反応とは？**
> 筋を急速に伸長すると伸張した筋が収縮する．20ms程度の潜時で生じる活動を短潜時反応，40ms以降に生じる活動を長潜時反応と呼ぶ．長潜時反応は皮質を介した反応と考えられている．

⑤運動のスケーリング

パーキンソン病では，運動距離に対する速度のスケーリングに問題がある．大きい動作をする時には速度を速くしないと動作が実用的な時間内で終了しない．したがって健常者では大きい動作をする時には運動速度が増加する．これに対してパーキンソン病では逆に大きな動作で運動速度低下が目立つ[13]．また，運動中の筋活動の時間や大きさを課題に適合させることが困難であるという報告もある[14]．これらを説明する仮説として，実行しようとする運動を過少評価するため，運動が小さく

なる，あるいはその過小評価を自覚していないのではないかという洞察がある．このようなスケーリング問題のあるパーキンソン病患者に対して，大きい運動をすることに注意を向けさせるトレーニングをすると，リーチと歩行の速度が向上したとの報告があり[15]，このスケーリング能力の改善が無動改善のキーになる可能性がある[16]．

⑥速度-精度交換則障害

健常者では，ある運動について運動精度に重きを置いて実行すると運動速度が減少する習性（速度-精度交換則）があるが，パーキンソン病においてもその交換則は維持されている[17]．ところで，パーキンソン病患者の運動にはばらつきがあり，再現性が低い．そのため，その再現性の問題を代償しようとして速度と精度の交換則におけるバランスが精度の側に傾斜する．その結果として運動速度が低下するのではないかという推論がある[18]．

これに関連し，運動の速度を速めることに対する躊躇があるとする説もある．パーキンソン病においては，素早く運動しようとすると運動精度が大きく低下する[19]．この運動精度の低下を恐れるあまり，大きい運動はより速くしなければいけないにもかかわらず，どんなサイズの運動も同じ速度でしようとする．したがって，特に大きい運動をしようとする時には運動速度は遅くなりやすい．

また，パーキンソン病では素早い運動時に筋活動の増加速度は低下する[6]．これを説明する仮説として，運動を速めようとすると，パーキンソン病では運動のコストが急峻に上がってしまうため，そのコスト上昇を躊躇するために運動速度が必要十分に上昇しないのではないかというものがある[20]．

⑦運動プログラミング障害

運動を実行するためには，運動に先立ってそれを企画し，その企画を具体的な運動パターンにプログラムする必要がある．無動は，その運動プログラミングのプロセスに起因するという説がある．実際，運動プログラミングを含めた運動準備に関与すると考えられる補足運動野や前補足運動野の活動はパーキンソン病において減弱する[1]．

パーキンソン病の運動プログラミング障害を検証する手法としては，従来，選択反応課題における事前予告がもたらす反応時間短縮の観察が用いられてきた．事前予告のある選択反応課題では，事前に実施すべき運動課題を複数の運動課題から1つ任意に選択して提示（事前予告）し，そのあとの開始合図で被験者は事前予告された運動課題を実施する．それに対し，事前予告のない反応課題では開始合図で初めて実施すべき運動課題を提示する．事前予告がある場合，開始合図前に反応を準備できるが，運動課題事前予告がない場合，運動準備を運動合図後にしなければいけないため，事前予告なしにおける選択反応時間の延長幅は運動準備プロセスを反映する．その運動準備に要する時間の大きな部分を運動プログラミングの所要時間が

占めると考えられる．パーキンソン病患者では運動課題事前予告を伴った選択反応課題において反応時間短縮幅の減少があることが報告され，運動プログラミングに問題があることが示唆されている[21, 22]．他方，これに反して運動前情報による反応時間短縮に異常はなく，反応選択・反応同定に異常はないとする知見もある[23]．これら以降，さまざまな実験が実施され，いろいろな論議がなされているが，未だに一致した結論には至っていない[24]．これは，プロトコルが実験間で一致していないためと思われ，これだけの知見の不一致を見ると，反応時間を用いてパーキンソン病の運動プログラミング障害に一定の結論を出すのは困難な状況にあるといえる．

⑧系列動作障害

異なる運動が連鎖して1つのまとまりを構成する運動課題を系列動作(sequential movement)と呼ぶ．系列動作である着脱動作や排泄動作などの課題においてパーキンソン病患者では問題が生じる場合が多い[25]．事実，系列動作を実行する時にその速度が低下することが報告されている[26]．とりわけ4つ以上の異なる運動パターンで構成された運動課題において，反応時間に異常は生じないが運動時間と正確性に異常が生じる[27]．この系列動作障害を説明する仮説として，運動プログラムを短期記憶に保存できる情報量がパーキンソン病では減少しているため，その代償として運動中に次の運動プログラムを生成して順次短期記憶に送り込んでいるため，系列動作実施時の運動時間や正確性に問題が生じているという考えがある．

⑨高次脳機能の関与

無動には高次脳機能が関与する可能性もある．例えば，運動における力の増加や脱力の速度がパーキンソン病では遅いが，その程度とうつの重症度や記憶障害が相関するという報告がある[8]．また，一度に2つ以上の課題を実行する二重課題で運動がスローダウンする[16]．これは，2つの課題を同時に実行することで運動を自動的に処理することができなくなり，自動的な運動を随意的な運動に切り替える，しかしそれを処理する認知機能が低下しているので必要とする処理プロセスの量が認知機能を超えてしまうので問題が生じる，と解釈することが可能である．

(3) kinesioparadox

パーキンソン病患者では外的開始合図に応じて運動する場合，自己ペースでの運動と比較してパフォーマンスが改善する，kinesioparadoxと呼ばれる現象がみられる．歩行時にリズミカルな聴覚刺激を導入したり，床面に規則的な模様を配すると歩行パフォーマンスが改善する．歩行開始時においては，皮膚刺激などの外的開始合図に応じて運動開始をさせると歩行開始前の予測的姿勢制御を反映する振り出し側への重心移動が抗パーキンソン病薬と同程度に改善することが報告されている[28]．この現象は，大脳基底核を介さずに運動前野から直接運動野に入力できるために起こる改善ではないかという仮説がある[29]．

4 すくみ足

(1) 症候

　　パーキンソン病の理学療法においてすくみ足（freezing of gait：FOG）は重要なアプローチ対象である．すくみ足とは，歩く意思があるにもかかわらず，下肢の振り出しが減少または消失する一時的な症状である．歩幅が1〜2cmあるいは数mmになる小刻み歩行もすくみ足の範中に入る．すくみ足は2〜3秒で終了するのが一般的だが，30秒くらい持続する場合もある．すくみ足以外にも上肢の反復運動，例えば歯磨きなどですくんだりすることがあることから，すくみ足は本質的にはリズミカルな反復運動において生じる症候の一形態だと考える向きもある．すくみ足は姿勢不安定・スピーチ障害・実行機能障害や認知機能とよく相関し，うつや不安もすくみ足を伴うパーキンソン病患者には多い[30]．特にうつや不安との関連は，すくみ足が脳全体の活性度や前頭葉機能などと関連することを示唆する．

　　すくみ足のあるパーキンソン病患者では，運動にばらつきが生じることが多い．例えば，健常者では常にどちらかの下肢から降り出すことが決まっているので歩行開始時の振り出し側下肢は被験者ごとに一様であるが，すくみ足が生じる患者では歩行開始時の振り出し側下肢が試行間で多様になることが報告されている[31]．これは，すくみのないパーキンソン病患者または健常者においてはすでに開始側下肢は事前に決定しているのに対して，すくみ足のある患者では振り出す下肢は事前に決定されておらず，歩行開始時に初めて決定されることを示唆するものである．これに推論を加えると，歩行のようなリズミカル動作を行う場合に健常者では脊髄内中枢パターン発生器と連絡してスムーズに下肢振り出しに移行できるのに対し，すくみ足の患者ではその移行が行えず，随意的に下肢振り出し側を決定して随意的に下肢を振り出すのではないかと推測する．

(2) すくみ足の状況依存性

　　すくみ足は状況依存的に発現する症候である．歩き始め，目標物に近づいた時，方向変換する時，細い道を歩く時，小さい歩幅で歩く時に誘発されやすい．その他，出入口付近，二重課題を行わせた時，混雑した環境，時間制限の導入で生じやすい．逆にオープンスペースをまっすぐに歩く時には生じにくい．感情の誘発，リズミカルな音刺激，ステップの目標作成，階段のぼり，外的合図によってすくみ足は改善する．また，すくみ足には非対称性があり，片側が重度で，方向転換の向きによってすくみ足が生じやすかったり生じにくかったりする．

　　混雑，時間制限，注意散漫，出入り口などの状況下ですくみ足が生じやすいことから，高次脳機能の活動異常がすくみ足のメカニズムの一部を構成している可能性がある．また，二重課題の実行時にもすくみ足が多発することから，歩行における

自動性が解除されて一時的に随意的な要素が高まり，そのための処理がその患者の認知機能のキャパシティーを超える時にすくむのではないかとの推測もある[32]．

(3) 前兆

すくみ足が発現する前には，歩幅減少と歩調増加，歩幅減少，下肢運動振幅減少，加速歩行，両下肢の3～8Hzの震え，筋活動開始や終了の早期化，あるいは腓腹筋活動の早期化と減弱が確認される場合が多い．理学療法場面においては，このような前兆を観測・記録し，それに対する対策を練ると良いかも知れない．

(4) すくみ足と予測的姿勢制御

ヒトが歩行開始する時には，歩き始める(振出側踵離地)前に足圧中心が振り出し側かつ後方に一度移動してから前方かつ支持側に重心を移して踵離地に移行していく．この位相では歩行開始における予測的姿勢制御（anticipatory postural activity）が機能する．パーキンソン病患者においては，歩行開始時の振り出し側の踵部離床までの準備相（postural phase）が延長し[33]，その際の重心の側方・後方移動も制限される[34,35]．これらの知見から，パーキンソン病における歩行開始時のすくみ（start hesitation）は，この予測的姿勢制御障害が関与するのではないかという推論がある．ただし，これら予測的姿勢制御における重心移動低下はすくみ足のあるパーキンソン病患者特有のものではないので，直接すくみ足のメカニズムを説明するものであるかどうかは明確ではない．他方，すくみ足のある患者において，この歩行開始時の予測的姿勢制御の活動が繰り返し生じることが報告されている[36]．すくむ時には膝の3～8Hz前後の震えが生じるが[30]，現象論的には，この膝の震えの正体は予測的姿勢制御の繰り返しである可能性がある．予測的姿勢制御が繰り返されるということは，それに続く歩行開始にうまく移行できていない，つまり，予測的姿勢制御と歩行の接続が問題であるとする解釈もある[30]．

> **メモ▶ 予測的姿勢制御とは？**
> 予測的姿勢制御とは，抗重力姿勢で運動を開始する時，その運動に先立って生じる姿勢制御活動である．立位で上肢を前方に挙上する時に生じる重心の前方移動を見越した運動前の重心の後方移動はその1例である．

(5) すくみ足と中枢パターン発生器

すくみ足は"動けなくなる"という意味において無動と似ているが，すくみ足の重症度は無動の重症度とは相関しない[30]ので，すくみ足と無動は異なるメカニズムによって生じている可能性がある．また，すくみ足は疾病の進行とレボドパの服用期間の増加に伴って悪化するが，初期や非治療群にもみられること，レボドパでの改善が小さいこと[3]から，この症候の原因は大脳基底核の直接経路や間接経路には起因しない可能性が高い．

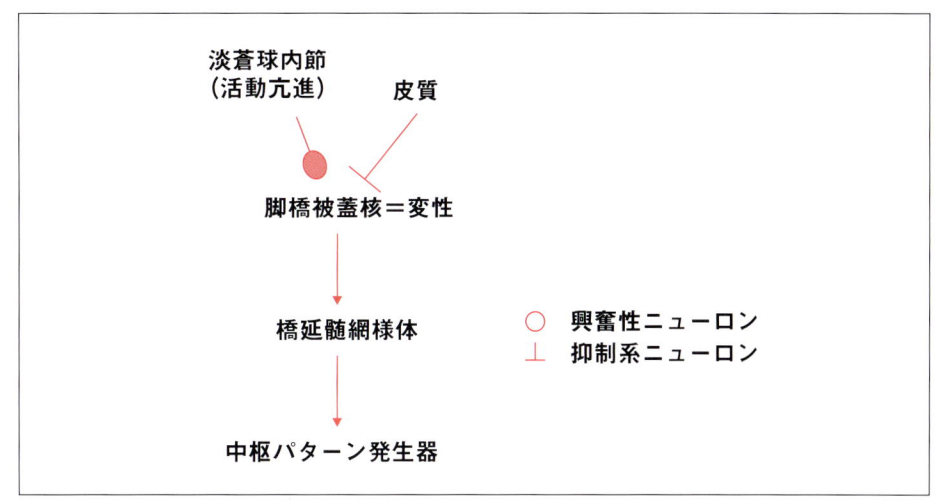

図2●中枢パターン発生器への基底核および延髄の神経核からの入力
すくみ足において，淡蒼球内節の活動亢進と脚橋被蓋核の変性の関与を図内に示す.

　基底核から皮質への出力異常が原因ではないとするとどのような可能性があるか．有力な考えとして，歩行などのリズミカル運動を発生させる脊髄の中枢パターン発生器（central pattern generator：CPG）に出力する経路に問題が生じるという説がある（図2）．橋延髄網様体（pontomedullary reticular formation：PMRF），中脳歩行誘発野（midbrain locomotor region：MLR），基底核，前頭野，中脳網様体（midbrain reticular formation：MRF）は脊髄の中枢パターン発生器に重要な促進性遠心路を送っている．中脳歩行誘発野における神経核の1つである脚橋被蓋核（pedunculopontine tegmental nucleus：PPN）は橋延髄網様体に入力し，橋延髄網様体が中枢パターン発生器に入力していることが知られている．この脚橋被蓋核には皮質からの興奮性入力と，淡蒼球内節からの抑制入力があるが，その淡蒼球内節の亢進によって脚橋被蓋核が抑制され，中枢パターン発生器の活動性を妨げている可能性がある．すくみ足患者において中脳歩行誘発野の灰白質の減少が確認されており，これはすくみ足が中枢パターン発生器を制御する脳幹神経核の機能不全と関連していることを示唆するものである[37]．

> **メモ▶中枢パターン発生器とは？**
> 　移動運動など，リズミカルな運動を行う時にその運動パターンを繰り返し発生させる脊髄内の神経機構を中枢パターン発生器と呼ぶ．除脳ネコなどにおいて自動歩行を誘発できたり，ヒトの脊髄完全損傷患者において脊髄刺激でリズミカルな運動を誘発できることから，この神経機構の存在が示唆されている．この機構は中脳歩行誘発野の活動により誘発される．

❺ 振戦

（1）症候

パーキンソン病患者では4〜7Hzの周波数帯域での静止時振戦（resting tremor）がみられる．指の丸薬様の振戦（pill rolling）がその典型であるが，指以外の足部や下顎など，あらゆる身体部位で静止時振戦は観察される．筋電図を記録すると，静止時振戦が生じている時には拮抗筋と働筋の交代性の筋活動が観察できる[38]．

パーキンソン病には，静止時振戦が出現するタイプとほとんど出現しないタイプがあり，それらによって予後も異なるとされている．つまり，静止時振戦が先行するタイプは進行が緩徐で，そうでないタイプは進行が速い．パーキンソン病の振戦には，静止時振戦のほかに運動時に振戦が生じる活動時振戦もある．この活動時振戦で観察されるような随意運動時の振動様運動（oscillatory movement）はパーキンソン病のすくみ足の場面においても観察される．例えば，予測的姿勢制御の繰り返し現象，膝の震え（trembling）などである．活動時振戦とこれらすくみ足における振動様運動が共通のメカニズムに由来するかどうかは定かではないが，興味深い共通性ではある．

（2）メカニズム

感覚神経麻酔，末梢神経除去などをしても大きな変化がないことから，パーキンソン病の静止時振戦は中枢由来と考えられている[39]．静止時振戦の程度は疾病の重症度やドパミン分泌不足と一致しないこと，軽症な側に生じる場合もある（wrong side tremor）こと[40]，静止時振戦は無動・固縮・歩行障害・姿勢制御障害とは異なる進行を示すこと，レボドパへの反応が固縮や無動と比較して小さいこと[39]などから，無動や固縮とは異なる機序を介しているのではないかと推測されている[41]．静止時振戦は生理学的には周期性の不随意運動なので，その起源は中枢由来と考えて間違いない．最近では直接経路・間接経路を経て皮質に興奮性入力する視床，大脳基底核を構成する淡蒼球内節や後外側腹側核，視床下核における神経活動の周波数が静止時振戦における筋活動と同期することが確認され，これらの神経核の異常振動が静止時振戦の源泉ではないかと考えられている[41]．また，視床・視床下核・淡蒼球を高周波電気刺激すると静止時振戦が消失することもこの仮説を支持する[42]．

他方，後外側腹側核の活動は静止時振戦と同期するが，淡蒼球の活動の同期は一時的であることから，静止時振戦は基底核の障害ではなく，小脳-視床-皮質経路が源泉ではないかとの考えもある[39]．この仮説に基づき，大脳基底核と小脳-視床-皮質経路の協調的な作用で静止時振戦が発生することを説明するdimmerモデルが提案されている（図3）．このモデルによると，静止時振戦は淡蒼球の異常活動によってトリガされ，実際の活動の強さは小脳-視床-皮質経路が実行する．小脳-視床-皮

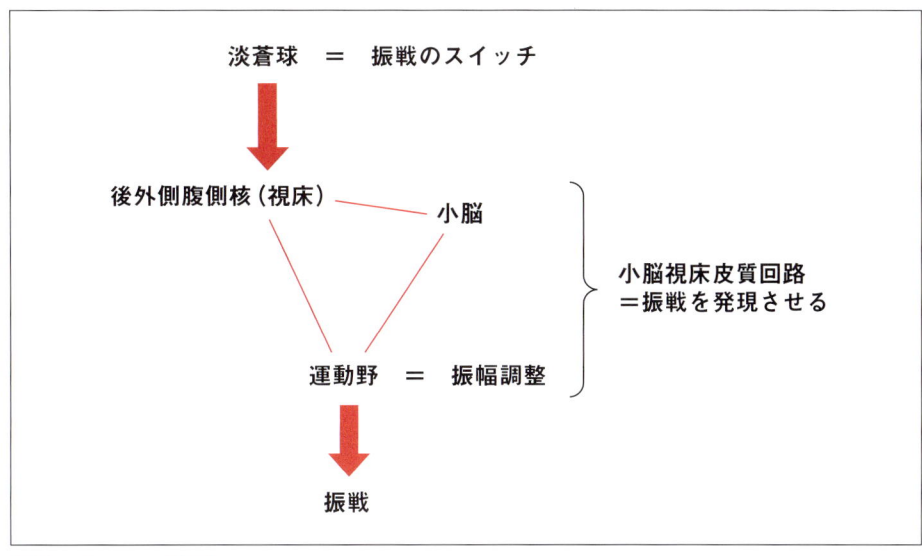

図3 ● dimmer モデル
淡蒼球が静止時振戦のスイッチとなり，小脳視床皮質回路がその強弱を調整することを示す．

質経路に含まれている運動野は振幅調整を担う．

(3) 静止時振戦はなぜ運動によって抑制されるのか？

　運動によって静止時振戦が抑制されるということは，運動の企画・プログラム・実行，あるいは実行に伴って生じる感覚フィードバックが静止時振戦を抑制すると仮説を立てることは可能である．運動のプログラムに関しては，後外側腹側核では運動を企図した時と静止時振戦が生じた時における活動部位が一致するが，小脳と運動野の活動部位は運動を企図した時と静止時振戦が生じる時の間で一致しない．また，脳が運動実行時と似たような活動をするとされる運動イメージにおいて静止時振戦は抑制されない[39]．したがって，運動企図に伴う神経活動が静止時振戦を抑制しているとは考えにくい．また，淡蒼球は運動時にも活動するが，運動時の淡蒼球の活動が振戦時の淡蒼球の活動と入れ替わるのではないかという説もある[39]．

❻ 固縮

(1) 症候

　パーキンソン病患者は常に筋緊張を緩めることが困難で[38]，緊張性の筋活動が観察される場合もある．主観的にもパーキンソン病患者はリラックスしづらいと感じている．これらは固縮を反映したものと考えられる．固縮は，手足がぎこちなくなったり，歩くときに手や足の振りが小さくなって気付く．固縮を伴う患者では，他動運動時，関節運動範囲全体にわたって鉛管状の抵抗感を伴った授動感覚が生じる．固縮は身体全体に生じるが，それは特に頸部や体幹に強く，屈筋優位に分布する．

(2) メカニズム

　固縮の強い側で運動ニューロン興奮性を反映するF波興奮性も増大し[43]，F波興奮性増大と固縮との関連も指摘されている[44]．F波は運動神経細胞興奮性を反映することから，固縮は運動神経興奮性増加と関係があることは間違いない．しかし，この運動神経興奮性増大をもたらす中枢神経系の異常はどんなことが考えられるであろうか．この問いに示唆を与える知見としては，長潜時反応（筋を伸張した40 ms後以降に生じる皮質を介した反応）の振幅および持続時間が増大し，これが筋トーヌスと良く相関したという報告がある[45]．

　また，パーキンソン病においては随意運動による皮質脊髄下降路の興奮や背景筋活動が随意収縮終了後に速やかに復旧せず，長時間にわたって皮質脊髄下降路の興奮や背景筋活動が残存し，その程度が固縮の程度と相関する[9,46]．これらの知見は，パーキンソン病において筋活動を自制する機構に問題があることを示唆し，この自己抑制機構の機能不全と固縮との関連が推測される．事実，脊髄レベルでは，グループⅠb群求心性線維による自己抑制の減弱が固縮と関連することが示唆されている[47]．さらに脊髄上レベルでは，指運動時の運動野興奮性が上肢の固縮重症度と正の相関があること，短潜時および長潜時の皮質内抑制メカニズムがパーキンソン病において低下していることが報告され，このような皮質内抑制機構の問題も固縮と関係があると考えられている[1,48,49]．

> **メモ ▶ F波**
>
> 　F波とは，末梢神経に強い電気刺激を加えたことにより運動神経を脊髄に向かって軸索を逆行する活動電位により，軸索反射を誘発して筋から得られる反応を指す．この反応の出現頻度や振幅は運動ニューロンの興奮性を反映すると考えられている．

> **メモ ▶ 皮質内抑制**
>
> 　皮質内抑制（intracortical inhibition）とは，一次運動野内において，一次運動野の活動を抑制する神経活動のことを指す．さまざまな運動制御にこの皮質内抑制が関与することが報告されている．

7 姿勢制御障害

　進行したパーキンソン病においては姿勢制御障害を伴う．例えば，歩行などにおいて運動開始時や運動方向転換時に姿勢不安定性が生じる．また，突進歩行も姿勢制御異常に起因した症候である．パーキンソン病においては，静止立位において後

方バランスの余力が低下し，開脚立位では後方に加えて側方バランスの余力も低下する[50]．さらに側方バランス余力低下は体幹の柔軟性低下で代償し，後方バランス余力低下は膝屈曲制限で代償している[50]．また，立位での外乱に対する姿勢制御においては，姿勢変動の減少，拮抗筋の過剰活動，外乱パターンへの適応障害が生じる[51]．

8 姿勢アライメント異常

(1) 体幹の側屈
①症候
進行したパーキンソン病において側屈姿勢はしばしば観察される姿勢である．体幹側屈のあるパーキンソン病患者では，その他の運動障害の非対称性が強く，側屈する側の脊柱起立筋および腹斜筋の筋活動の亢進がみられ，かつ筋萎縮は側屈する側により強く生じる[52]．また，ほとんどの患者で側屈には前屈を伴う．

②メカニズム
ピサ症候は厳密には向精神薬による緊張性ジストニアがもたらす体幹傾斜を指す[53]．したがって，パーキンソン病における側屈姿勢が厳密な定義におけるピサ症候と同じメカニズムかどうかは議論の余地がある[54]．体幹側屈がみられるパーキンソン病患者では，姿勢の異常は自分では感知できず，さらに他動的に垂直位に体幹を矯正されるとむしろ傾斜を感じる[54]．パーキンソン病においては身体図式における垂直軸が傾斜している（斜め症候：oblique sign）という報告もある[55]．これらより，パーキンソン病における体幹の側屈は身体軸の傾斜が原因であるとする説明が現状では有力である．

(2) camptocormia
①症候
進行したパーキンソン病においては体幹が屈曲する前屈症（camptocormia）が生じる．立位や歩行で camptocormia は悪化し，抗重力姿勢制御を必要としない臥位では消失する．過剰な頸部屈曲（dropped head syndrome）は見られず，むしろ camptocormia を呈する患者では頸部を過伸展して代償する傾向にあることから，dropped head syndrome と camptocormia は別の症候と考えられている[56]．また，患者が意識して体幹を一時的に伸展することは可能だがすぐに疲労してもとの姿勢に戻ってしまう[57]．camptocormia が原因と思われる腰痛はまれである[57]．

②メカニズム
camptocormia を説明する仮説には中枢説と末梢説がある．中枢説の1つは，camptocormia は能動性ジストニアの一種だというものである．また，淡蒼球や視床下核の脳深部電気刺激によって camptocormia の症状が改善したという報告は，

camptocormiaがこれら基底核における神経核と関連があることを示唆する．これに対し，レボドパはcamptocormiaに対して効果が低いことから，ドパミン不足由来の運動制御障害とは別のメカニズムが関与する可能性がある．これに対し，camptocormiaは抗重力筋の筋炎が原因ではないかという末梢説もある．最近支持されつつある考えとしては，中枢説と末梢説は対立する仮説ではなく，一時的には能動性ジストニアによる問題が生じ，その二次的変化として脊柱起立筋の萎縮が生じるのではないかという考えが支配的である[58, 59]．

summing-up

- 無動では，運動速度を増加すると異常に制御コストが増大すること，スケーリングの問題，筋活動が同期しないことなどが関与する可能性がある．すくみ足では予測的姿勢制御と歩行動作間の接続に問題が生じている可能性がある．静止時振戦は淡蒼球によってトリガされ，活動の強さには小脳-視床-皮質経路が関与する可能性がある．固縮には自己抑制機構の異常が関与する可能性がある．パーキンソン病の立位姿勢制御においては特定の方向のバランス余力が低下する．

参考文献

1) Yu H, Sternad D, Corcos DM, et al：Role of hyperactive cerebellum and motor cortex in Parkinson's disease. Neuroimage, 35：222-233, 2007
2) Follett KA, Torres-Russotto D：Deep brain stimulation of globus pallidus interna, subthalamic nucleus, and pedunculopontine nucleus for Parkinson's disease：which target? Parkinsonism Relat Disord, 18 (suppl 1)：S165-S167, 2012
3) Sethi K：Levodopa unresponsive symptoms in Parkinson disease. Mov Disord, 23 (suppl 3)：S521-S533, 2008
4) Hallett M, Khoshbin S：A physiological mechanism of bradykinesia. Brain, 103：301-314, 1980
5) Allen NE, Canning CG, Sherrington C, et al：Bradykinesia, muscle weakness and reduced muscle power in Parkinson's disease. Mov Disord, 24：1344-1351, 2009
6) Godaux E, Koulischer D, Jacquy J：Parkinsonian bradykinesia is due to depression in the rate of rise of muscle activity. Ann Neurol, 31：93-100, 1992
7) Valls-Solé J, Pascual-Leone A, Brasil-Neto JP, et al：Abnormal facilitation of the response to transcranial magnetic stimulation in patients with Parkinson's disease. Neurol, 44：735-741, 1994
8) Jordan N, Sagar HJ, Cooper JA：A component analysis of the generation and release of isometric force in Parkinson's disease. J Neurol Neurosurg Psychiatry, 55：572-576, 1992
9) Chen R, Kumar S, Garg RR, et al：Impairment of motor cortex activation and deactivation in Parkinson's disease. Clin Neurophysiol, 112：600-607, 2001
10) Hiraoka K, Notani M, Iwata A, et al：Premovement facilitation of corticospinal excitability in patients with Parkinson's disease. Int J Neurosci, 120：104-109, 2010
11) Brown P, Corcos DM, Rothwell JC：Does parkinsonian action tremor contribute to muscle weakness in Parkinson's disease? Brain, 120 (Pt 3)：401-408, 1997
12) Johnson MT, Kipnis AN, Lee MC, et al：Modulation of the stretch reflex during volitional sinusoidal tracking in Parkinson's disease. Brain, 114：443-460, 1991
13) Berardelli A, Rothwell JC, Thompson PD, et al：Pathophysiology of bradykinesia in Parkinson's disease. Brain, 124 (Pt 11)：2131-2146, 2001
14) Berardelli A, Dick JP, Rothwell JC, et al：Scaling of the size of the first agonist EMG burst during rapid wrist movements in patients with Parkinson's disease. J Neurol Neurosurg Psychiatry, 49：1273-1279, 1986
15) Farley BG, Koshland GF：Training BIG to move faster：the application of the speed-amplitude relation as a rehabilitation strategy for people with Parkinson's disease. Exp Brain Res, 167：462-467, 2005
16) Hallett M：Bradykinesia：why do Parkinson's patients have it and what trouble does it cause? Mov Disord, 26：1579-1581, 2011
17) Montgomery EB Jr, Nuessen J：The movement speed/accuracy operator in Parkinson's disease. Neurology, 40：269-272, 1990
18) Sheridan MR, Flowers KA：Movement variability and bradykinesia in Parkinson's disease. Brain, 113 (Pt 4)：1149-1161, 1990

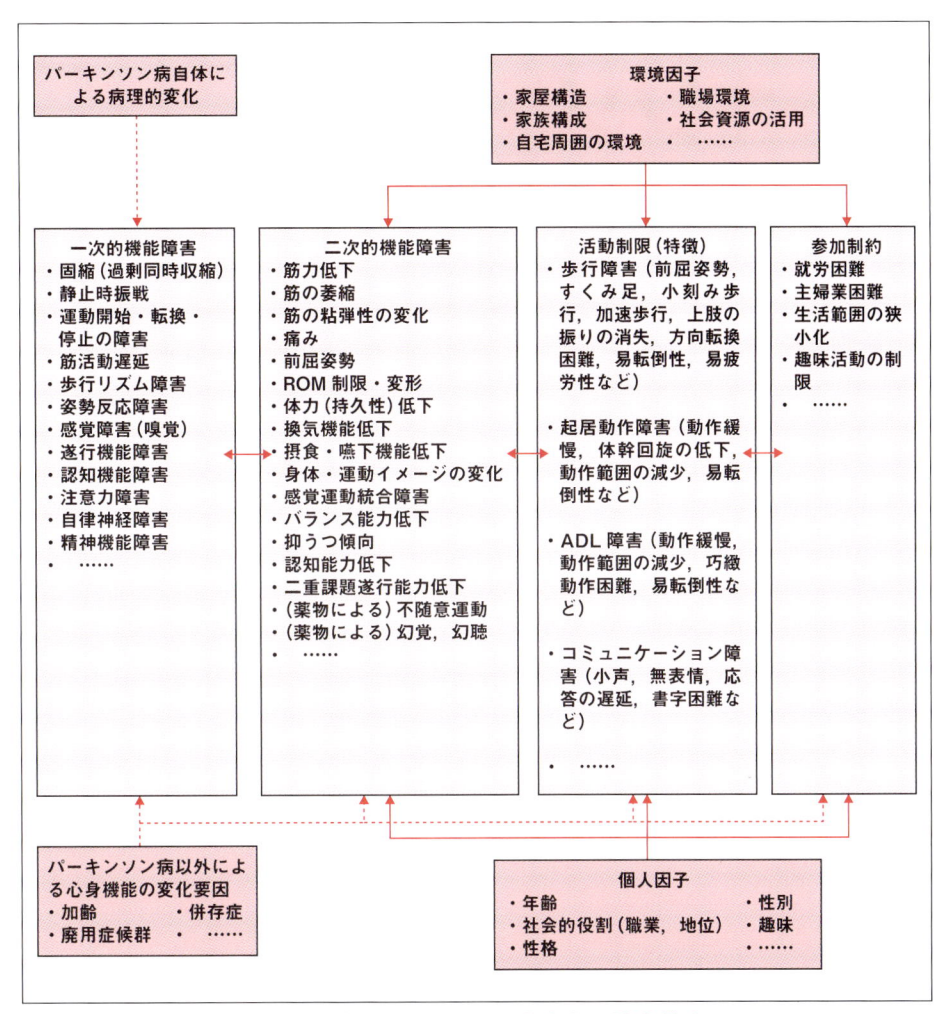

図1 ● 国際生活機能分類に基づくパーキンソン病患者の障害構造

2 評価の手順

　パーキンソン病の障害は多岐にわたるため，臨床ではポイントを押さえて効率的に評価することが求められる．まず，患者自身や介護者に対する問診と，理学療法士によるスクリーニング的な検査によって患者の障害特性や主要な問題点を推測し，その障害や問題点に適した評価指標を用いてより詳細な検査を行う．パーキンソン病の症状や機能障害，ADL上の制限を包括的に検査する評価指標としてパーキンソン病統一スケール（Unified Parkinson's Disease Rating Scale：UPDRS）[1,2]がある．また，パーキンソン病の重症度分類としてHoehn & Yahrの重症度分類[3]がある．図2にパーキンソン病の理学療法評価の流れと評価に使われる主な検査・測定バッテリー（評価指標）をまとめた．

04 理論編

（文京学院大学：望月 久）

パーキンソン病の理学療法評価

ビューポイント

- パーキンソン病の症状・障害は多彩で，大きく運動機能障害と非運動機能障害に分けられる．
- 理学療法評価の主な対象は，運動機能に関するパーキンソン病症状（振戦，筋緊張（固縮），無動，姿勢・姿勢反応障害），バランス能力（転倒も含む），起居動作，歩行，基本的な体力（柔軟性（関節可動域），筋力，全身持久性など），呼吸機能である．
- パーキンソン病の重症度分類としては Hoehn & Yahr の重症度分類およびその改訂版，包括的評価指標としては統一パーキンソン病評価スケール（UPDRS）が最もよく使用される．
- 動作分析においては，患者ができる動作とできない動作は何か，動作の開始から停止のなかでどの部分に問題があるか，どのような姿勢や動作方法で動作を遂行しているか，動作の自己修正はどの程度可能か，どのようなキューにより動作に改善がみられるか，などを評価する．
- 症状の日内変動，環境や心理状態による動作能力の変動があるため，時間，場所を考慮して評価を実施する．
- 進行性であるため，患者自身の評価だけでなく，介護環境に関わる評価も実施する．
- 障害の背景に高齢による全般的な心身機能の低下があることに注意する．

1 理学療法評価の目的

　パーキンソン病による障害は，安静時振戦，固縮，無動，姿勢反応障害の四大徴候をはじめとする運動機能障害と，精神障害，認知機能障害，自律神経障害，感覚障害，睡眠異常などの非運動機能障害に分類され，その内容は多岐にわたる．そして症状の進行とともに，パーキンソン病自体による一次的障害に廃用症候群などの二次的障害や薬物による副作用が加わり，より複雑な障害像を呈する．また，パーキンソン病は高齢期に発症することが多く，加齢に伴うさまざまな心身機能の低下が障害の背景に加わっている．さらに，個々の患者の抱える問題点は，患者の家族環境，家屋環境，仕事や趣味などの個人因子，環境因子によって異なっている．

　このようにパーキンソン病には多くの障害が伴う可能性があるため，総合的な評価の中で個々の患者の障害構造上の特性を抽出し，適切な理学療法の介入に結びつけることが重要になる（図1）．

52) Tassorelli C, Furnari A, Buscone S, et al：Pisa syndrome in Parkinson's disease：clinical, electromyographic, and radiological characterization. Mov Disord, 27：227-235, 2012
53) Ekbom K, Lindholm H, Ljungberg L：New dystonic syndrome associated with butyrophenone therapy. Z Neurol, 202：94-103, 1972
54) Yokochi F：Lateral flexion in Parkinson's disease and Pisa syndrome. J Neurol, 253 (suppl 7)：VII17-20, 2006
55) Furukawa T：The oblique signs of Parkinsonism. Neurol Med, 25：11-13, 1986
56) Djaldetti R, Melamed E：Camptocormia in Parkinson's disease：new insights. J Neurol Neurosurg Psychiatry, 77：1205, 2006
57) Melamed E, Djaldetti R：Camptocormia in Parkinson's disease. J Neurol, 253 (suppl 7)：VII14-16, 2006
58) Bloch F, Houeto JL, Tezenas du Montcel S, et al：Parkinson's disease with camptocormia. J Neurol Neurosurg Psychiatry, 77：1223-1228, 2006
59) Lepoutre AC, Devos D, Blanchard-Dauphin A, et al：A specific clinical pattern of camptocormia in Parkinson's disease. J Neurol Neurosurg Psychiatry, 77：1229-1234, 2006

〔平岡浩一〕

19) Sanes JN : Information processing deficits in Parkinson's disease during movement. Neuropsychologia, 23 : 381-392, 1985
20) Mazzoni P, Hristova A, Krakauer JW : Why don't we move faster? Parkinson's disease, movement vigor, and implicit motivation. J Neurosci, 27 : 7105-7116, 2007
21) Evarts EV, Teräväinen H, Calne DB : Reaction time in Parkinson's disease. Brain, 104 : 167-186, 1981
22) Bloxham CA, Mindel TA, Frith CD : Initiation and execution of predictable and unpredictable movements in Parkinson's disease. Brain, 107 : 371-384, 1984
23) Stelmach GE, Worringham CJ, Strand EA : Movement preparation in Parkinson's disease. The use of advance information. Brain, 109 : 1179-1194, 1986
24) Gauntlett-Gilbert J, Brown VJ : Reaction time deficits and Parkinson's disease. Neurosci Biobehav Rev, 22 : 865-881, 1998
25) Benecke R, Rothwell JC, Dick JP, et al : Disturbance of sequential movements in patients with Parkinson's disease. Brain, 110 : 361-379, 1987
26) Agostino R, Berardelli A, Formica A, et al : Analysis of repetitive and nonrepetitive sequential arm movements in patients with Parkinson's disease. Mov Disord, 9 : 311-314, 1994
27) Yágüez L, Lange HW, Hömberg V : Differential effect of Huntington's and Parkinson's diseases in programming motor sequences of varied lengths. J Neurol, 253 : 186-193, 2006
28) Burleigh-Jacobs A, Horak FB, Nutt JG, et al : Step initiation in Parkinson's disease : influence of levodopa and external sensory triggers. Mov Disord, 12 : 206-215, 1997
29) Morris ME, Iansek R, Matyas TA, et al : Stride length regulation in Parkinson's disease. Normalization strategies and underlying mechanisms. Brain, 119 (Pt 2) : 551-568, 1996
30) Nutt JG, Bloem BR, Giladi N, et al : Freezing of gait : moving forward on a mysterious clinical phenomenon. Lancet Neurol, 10 : 734-744, 2011
31) Okada Y, Fukumoto T, Takatori K, et al : Variable initial swing side and prolonged double limb support represent abnormalities of the first three steps of gait initiation in patients with Parkinson's disease with freezing of gait. Front Neurol, 2 : 85. doi : 10.3389/fneur.2011.00085, 2011
32) Vandenbossche J, Deroost N, Soetens E, et al : Freezing of gait in Parkinson's disease : disturbances in automaticity and control. Front Hum Neurosci, 6 : 356. doi : 10.3389/fnhum.2012.00356, 2012
33) Gantchev N, Viallet F, Aurenty R, et al : Impairment of posturo-kinetic co-ordination during initiation of forward oriented stepping movements in parkinsonian patients. Electroencephalogr Clin Neurophysiol, 101 : 110-120, 1996
34) Elble RJ, Moody C, Leffler K, et al : The initiation of normal walking. Mov Disord, 9 : 139-146, 1994
35) Halliday SE, Winter DA, Frank JS, et al : The initiation of gait in young, elderly, and Parkinson's disease subjects. Gait Posture, 8 : 8-14, 1998
36) Jacobs JV, Nutt JG, Carlson-Kuhta P, et al : Knee trembling during freezing of gait represents multiple anticipatory postural adjustments. Exp Neurol, 215 : 334-341, 2009
37) Snijders AH, Leunissen I, Bakker M, et al : Gait-related cerebral alterations in patients with Parkinson's disease with freezing of gait. Brain, 134 (Pt 1) : 59-72, 2011
38) Valls-Solé J, Valldeoriola F : Neurophysiological correlate of clinical signs in Parkinson's disease. Clin Neurophysiol, 113 : 792-805, 2002
39) Helmich RC, Hallett M, Deuschl G, et al : Cerebral causes and consequences of parkinsonian resting tremor : a tale of two circuits? Brain, 135 (Pt 11) : 3206-3226, 2012
40) Koh SB, Kwon DY, Seo WK, et al : Dissociation of cardinal motor signs in Parkinson's disease patients. Eur Neurol, 63 : 307-310, 2010
41) Rosin B, Nevet A, Elias S, et al : Physiology and pathophysiology of the basal ganglia-thalamo-cortical networks. Parkinsonism Relat Disord, 13 (suppl 3) : S437-S439, 2007
42) Benabid AL, Deuschl G, Lang AE, et al : Deep brain stimulation for Parkinson's disease. Mov Disord, 21 (suppl 14) : S168-170, 2006
43) Cantello R, Gianelli M, Bettucci D, et al : Parkinson's disease rigidity : magnetic motor evoked potentials in a small hand muscle. Neurol, 41 : 1449-1456, 1991
44) Abbruzzese G, Vische M, Ratto S, et al : Assessment of motor neuron excitability in parkinsonian rigidity by the F wave. J Neurol, 232 : 246-249, 1985
45) Berardelli A, Sabra AF, Hallett M : Physiological mechanisms of rigidity in Parkinson's disease. J Neurol Neurosurg Psychiatry, 46 : 45-53, 1983
46) Grasso M, Mazzini L, Schieppati M : Muscle relaxationin Parkinson's disease : a reaction time study. Mov Disord, 11 : 411-420, 1996
47) Delwaide PJ, Pepin JL, Maertens de Noordhout A : Short-latency autogenic inhibition in patients with Parkinsonian rigidity. Ann Neurol, 30 : 83-89, 1991
48) Ridding MC, Inzelberg R, Rothwell JC : Changes in excitability of motor cortical circuitry in patients with Parkinson's disease. Ann Neurol, 37 : 181-188, 1995
49) Cantello R, Tarletti R, Varrasi C, et al : Cortical inhibition in Parkinson's disease : new insights from early, untreated patients. Neuroscience, 150 : 64-71, 2007
50) Horak FB, Dimitrova D, Nutt JG : Direction-specific postural instability in subjects with Parkinson's disease. Exp Neurol, 193 : 504-521, 2005
51) Horak FB, Nutt JG, Nashner LM : Postural inflexibility in parkinsonian subjects. J Neurol Sci, 111 : 46-58, 1992

評価の流れと目的・視点	検査・測定項目	検査・測定バッテリー（評価指標）
医学的情報収集 □医師からの依頼目的を確認し，診療記録や関連スタッフから患者の医学的・社会的情報を収集・整理する □患者の障害像を想定し，理学療法評価の内容を検討する	□依頼(処方)目的・内容 □診断名，併存症 □疾患の経過，治療内容 □医師の診察所見，検査結果，画像所見，看護診断 □患者に関する社会的情報	□依頼書(処方箋)からの情報 □診療記録からの情報 □他部門からの情報収集
患者・介護者への問診と動作観察 □患者・介護者への問診を通して，患者・家族の抱えている身体的・社会的問題を把握する □個人因子，環境因子に関わる情報を収集する □問診時に，自然な状態での姿勢や起居移動動作を観察し，パーキンソン病症状の程度や動作障害の程度・特徴を推測する	□患者の主訴，患者や介護者の希望 □重症度 □生活の質 □参加，活動の実行状況 □転倒状況 □パーキンソン病症状全般 □座位・立位姿勢 □歩行の自立度，特徴 □起居動作の自立度，特徴	□問診 □Hoehn-Yahr の重症度分類 □Parkinson's Disease Quality of Life Questionnaire (PDQ-39) □Parkinson Activity Scale □History of Falling Questionnaire
スクリーニング的検査 □運動機能障害を中心にパーキンソン病症状全般について，問題の有無とその程度を把握する	□パーキンソン病の運動機能障害（振戦，筋緊張（固縮），無動，姿勢・姿勢反応障害など） □パーキンソン病の非運動機能障害（感覚機能・疼痛，自律神経障害，認知・遂行機能など） □薬物による副作用（運動機能面）	□MDS-UPDRS の Part III □すくみ足質問紙 □動作分析，触診 □MDS-UPDRS の Part I □嗅覚，感覚検査 □MMSE，Trail-making Test □MDS-UPDRS の Part IV
より詳細な検査 □スクリーニング的検査・測定によって問題点が確認された事項について，それぞれの事項に適した評価指標やより詳細な動作分析を行い，患者の問題点を明確化する	□関節可動域 □筋力 □全身持久性 □感覚検査 □バランス能力	□関節可動域検査 □徒手筋力検査，ハンドヘルドダイナモメータ (HHD) □6分間歩行，2分間歩行 □嗅覚検査，疼痛，深部感覚検査 □Berg Balance Scale, Timed Up & Go Test, Functional Reach Test, Falls Efficacy Scale, Balance Evaluation Systems Test, 重心動揺検査
統合と解釈 □検査・測定，およびその他の情報を統合して，患者の障害構造を明確化する	□呼吸機能 □嚥下機能 □二重課題 □身体・運動イメージ □歩行（動作分析も含む） □起居動作（動作分析も含む） □ADL（動作分析も含む）	□胸郭拡張差，肺活量，最高咳嗽流量 □反復唾液嚥下テスト，水飲みテスト □Stops Walking when Talking Test □見積もり誤差（リーチ可能性） □10m歩行，8の字歩行，すくみ足質問紙 □Parkinson Activity Scale □MDS-UPDRS の Part II，機能的自立度評価法 (FIM), Barthel Index
介入計画・評価計画 □問題の解決や軽減に向けて，理学療法介入の目標，方略，評価および介入プログラムを作成する		
理学療法の実施と再評価 □経過の把握と介入効果の検証，介入修正	動作分析の方法： 　動作分析においては，患者ができる動作とできない動作は何か，動作の開始から停止のなかでどの部分に問題があるか，どのような姿勢や動作方法で動作を遂行しているか，動作の自己修正はどの程度可能か，どのようなキューにより動作に改善がみられるか，などを評価する．動作緩慢があるため，動作を実行するのに要する時間を測定しておくと，変化を量的に捉えやすい	

図2● パーキンソン病の理学療法評価の手順

知っておきたいこと　ア・ラ・カルト

理学療法の評価ではさまざまな検査・測定バッテリー（評価指標）が使用される．評価指標を適切に使用するためには，以下のような点に注意する．

1) 国際生活機能分類における機能障害，活動制限，参加制約などの障害のレベル，疾患への適用例の有無などを参考に，評価する目的に合致する評価指標を選ぶ．

2) 信頼性，妥当性の検証されている評価指標を選ぶ．
   - 信頼性は「その評価指標をだれが使用しても同じ結果が得られるかどうか」を意味している．検者内，検者間の測定値の一致度を級内相関係数などで評価することが多い．評価指標の信頼性において級内相関係数は 0.8 以上が望ましい．
   - 妥当性は「その評価指標が検査したいものを正しく測定しているか」を意味している．妥当性には，基準関連妥当性，構成概念妥当性，内容妥当性などがある．基準関連妥当性では，その時点で最も代表的な評価指標（ゴールデンスタンダード）との相関係数で妥当性を評価することが多い．評価指標の妥当性において相関係数は 0.7 以上が望ましい．

3) 臨床的に実際に使用できるか（測定時間，安全性，検査に必要な物品など）を確認する．

4) 評価指標の基準値（カットオフ値など）を確認する．
   - カットオフ値は感度と特異度で評価することが多い．感度，特異度とも 0.7 以上が望ましい．

メモ　感度（sensitivity）と特異度（specificity）

該当する被験者に検査をした結果，検査結果が陽性になる確率で，感度が高いほど見落としが少ない（検査で陽性であれば問題がある確率が高い）ことを表す．特異度は該当しない被験者に検査をした結果，陰性になる確率で，特異度が高いほど過剰な判断が少ない（検査で陰性であれば問題がない確率が高い）ことを表す．

<該当者と非該当者に検査をした結果のクロステーブル>

	検査結果陽性	検査結果陰性
該当者（問題あり）	a	c
非該当者（問題なし）	b	d

感度 = a／(a + c)　特異度 = d／(b + d)

表1 ● Hoehn & Yahrの重症度分類および改訂版 Hoehn & Yahrの重症度分類

Hoehn & Yahrの重症度分類		改訂版 Hoehn & Yahrの重症度分類	
		Stage 0	正常
Stage 1	症状は一側性で,機能障害はないか,あってもごく軽度	Stage 1	一側性の症状のみ
		Stage 1.5	一側性の症状と体幹の症状
Stage 2	両側性,または体幹の症状があるが,バランス障害はない	Stage 2	両側性の症状があるが,バランス障害はない
		stage 2.5	軽度の両側性の症状があるが,pull testで立ち直ることができる
Stage 3	姿勢反射障害が明らかになり,生活上の制限がいくらか生じるが,仕事によっては継続可能.日常生活は自立している	Stage 3	軽度から中等度の両側性の症状があり姿勢の不安定性を伴うが,身体的には自立している
Stage 4	かなり進行した段階で症状は重度.かろうじて1人で歩行と立位保持が可能	Stage 4	重度な障害だか,介助なしに立位保持または歩行が可能
Stage 5	介助なしではベッドまたは車いすのままの状態	Stage 5	介助なしでは,ベッドまたは車いすのままの状態

❸ 検査・測定バッテリー

(1) Hoehn & Yahrの重症度分類

　　パーキンソン病は進行性疾患であるため,障害の重症度とその経過を把握する必要がある.この目的のために最も広く使用されるのが Hoehn & Yahrの重症度分類とその改訂版である(表1)[4].Hoehn & Yahrの重症度分類には1〜5の5つのステージがあり,ステージが高いほど重症なことを示す.改訂版は1.5と2.5のステージを加えており,やや詳しい分類が可能になっている.

(2) 統一パーキンソン病スケール(UPDRS)

　　統一パーキンソン病スケール(Unified Parkinson's Disease Rating Scale:UPDRS)はパーキンソン病の包括的な評価指標である.項目数が多く,検査には時間がかかる(30分程度)が,パーキンソン病の症状や障害について包括的に数値として表現できるので,薬物療法やリハビリテーションの効果判定に使用されている.統一パーキンソン病スケール改訂版(MDS-UPDRS)は,2008年にMovement Disorder Societyにより作成されたものである[5].日常生活における非運動症状(PartⅠ,13検査項目),日常生活における運動症状(PartⅡ,13検査項目),運動能力検査(PartⅢ,18検査項目),運動合併症(PartⅣ,6検査項目)の4つのパートからなり,各パートには関連する検査項目が6〜18項目ある.検査項目ごとに0(正常)〜4(重症)の5段階で評定する.左右別に検査する項目もある.得点が大きいほうが重症なこ

表2● 改訂版統一パーキンソン病スケール（MDS-UPDRS）の4つのパートと検査項目

Part Ⅰ：日常生活における非運動症状	Part Ⅱ：日常生活における運動症状	Part Ⅲ：運動能力検査	Part Ⅳ：運動に関する合併症
1.1 認知機能障害 1.2 幻覚と精神症状 1.3 うつ気分 1.4 不安感 1.5 感情鈍麻（アパシー） 1.6 ドパミン調節異常症候群 **1.7 睡眠障害** **1.8 日中の眠気** **1.9 疼痛その他の感覚障害** **1.10 排尿障害** **1.11 便秘** **1.12 起立時の立ちくらみ** **1.13 疲労**	**2.1 会話** **2.2 唾液量やよだれ** **2.3 咀嚼と嚥下** **2.4 食事** **2.5 更衣** **2.6 整容** **2.7 書字** **2.9 寝返り** **2.10 振戦** **2.11 ベッドや椅子，車からの立ち上がり** **2.12 歩行とバランス** **2.13 すくみ**	3.1 会話 3.2 表情 3.3 固縮（頸部，左右上下肢） 3.4 指タッピング（左右） 3.5 手の運動（左右） 3.6 手の回内回外運動（左右） 3.7 つま先タッピング（左右） 3.8 下肢の敏捷性（左右） 3.9 椅子からの立ち上がり 3.10 歩行 3.11 すくみ足 3.12 姿勢の安定性 3.13 姿勢 3.14 運動の自発性 3.15 手の姿勢時振戦（左右） 3.16 手の運動時振戦（左右） 3.17 静止時振戦の振幅（上下肢，顎または口唇） 3.18 静止時振戦の恒常性	4.1 ジスキネジアの出現時間 4.2 ジスキネジアによる影響 4.3 オフ状態の時間 4.4 運動症状変動の影響 4.5 運動症状変動の予測性 4.6 有痛性のオフ時のジストニア

注：太字は患者または介護者への質問紙による検査．

（文献5）より筆者訳）

とを示す．1つのパートの合計点を使用したり，1つのパートの中のいくつかの検査項目を用いて特定の障害（歩行，すくみ足など）を評価したりすることもできる．表2にMDS-UPDRSの検査項目をまとめた．MDS-UPDRSの詳細はInternational Parkinson and Movement Disorder Societyのホームページで閲覧できる[6]．

(3) 運動機能障害の評価

パーキンソン病は高齢発症の進行性疾患であるため，疾患による一次的な機能障害に加えてさまざまな心身機能の低下を合併していることが多い．そのため，全般的な運動機能や認知・精神機能について，スクリーニング的に評価する必要がある．以下に，振戦，固縮，無動，姿勢反応障害の四大徴候，および主な運動機能障害の検査方法について述べる．パーキンソン病の包括的な評価指標であるUPDRSを用いて検査をすると，検査項目の漏れがなく，結果の活用性も高い．

> **知っておきたいこと　ア.ラ.カルト.**
>
> **パーキンソン病における理学療法の対象**
>
> 　オランダ理学療法士協会によるパーキンソン病のガイドライン（2004）[7]では，理学療法によって機能の改善を図るべき対象として，起居動作（transfer）・身体姿勢（body posture）・リーチと把握（reaching and grasping）・バランス（balance）・歩行（gait）を，そして予防すべき対象として，不活動性（inactivity）・褥瘡（pressure sores）・転倒（falls）を記載している．理学療法評価においても，これらに関する評価が重要になる．

①**振戦**

　パーキンソン病では安静時振戦が出現しやすい．安静時振戦は動作時には消失することが多く，動作に及ぼす影響は少ないとされる．しかし，振戦は外部から観察されやすく，外見上の問題となりやすい．振戦の出現する部位，振幅，周期，左右差，出現しやすい姿勢や状況について記録する．

②**筋緊張**

　パーキンソン病では筋緊張の異常として固縮が出現しやすい．上肢では肘関節や手関節，下肢では膝関節や足関節を他動的に動かすと，その間に持続的な抵抗感（鉛管様固縮）や断続的な「ガクガク」とした抵抗感（歯車様固縮）を感じる．固縮の程度は，他動運動時の抵抗感や可動範囲で判断する．固縮の影響は全身に及び，体幹の回旋・伸展，頸部の回旋・屈曲，四肢の伸展・外転・外旋方向の運動を阻害しやすい．

　筋緊張は，触診，体幹や四肢を揺すったり回旋させたりするときの抵抗感や可動範囲によっても推測できる．身体全体を他動的に動かしながら触診していくと，全身的な筋緊張の分布を捉えやすい．

③**無動（寡動）**

　無動には，動作緩慢，運動範囲の減少，運動頻度の低下，すくみ足，仮面様顔貌など多くの現象が含まれる．評価のさまざまな場面で観察される無動に関する事象を記録し，総合的に評価する．動作緩慢は，一定時間内の上肢や下肢のタッピング動作回数，背臥位から立位への立ち上がり，複数回の椅子からの立ち上がり，10 m歩行などに要する時間を測定することで客観的な評価ができる．運動範囲の減少はリーチ動作の範囲，重心動揺計による足圧中心の移動距離などで評価する．また，運動頻度の低下は，一定時間内の瞬きの回数などで評価する．

④**すくみ足**

　すくみ足は，Giladiら[8]によって「パーキンソニズムもしくはhigh-level gait disorders以外に原因がなく，有効な足の振り出しが突然（数秒間継続して）できなく

なる症状である．方向転換や歩行開始でもっともよく経験され，狭い空間やストレス，注意散漫によって生じやすい．注意の集中や外部刺激（手掛かり）により，時に症状克服が可能である」と定義されている．すくみ足は，主観的に「足が床に貼り付いて離れない感覚（magnetic feeling）」があり，予測困難で突然生じ，発生期間は比較的短い（多くは10秒未満で，30秒以上続くことはまれ）．

　すくみ足の評価では，すくみ足の頻度や持続時間，すくみ足の種類（shuffling forward with small steps：すり足によりわずかに前進するすくみ足，trembling in place：数歩足踏みするが，前進はしないすくみ足，total akinesia：下肢の動きが伴わないすくみ足），すくみ足の出やすい状況（start hesitation：歩行開始時，turning hesitation：方向転換時，destination hesitation：目標物に近づく時，tight quarters hesitation：狭い場所，open space hesitation：広い空間，二重課題時など）を評価する．すくみ足の評価指標として，後述する freezing of gait questionnaire（FOGQ）がある．

⑤姿勢・姿勢反応障害

　パーキンソン病では，前屈姿勢や側彎などの姿勢の異常，立ち直り反応・平衡反応などの姿勢反応の障害がみられる．体幹の前屈（円背），脊柱側彎，骨盤後傾，下肢関節の屈曲傾向などの姿勢の異常も生じやすい．正面，後面，両側面，上方から姿勢を観察し，アライメントの特徴を記録する．写真や図として記録しておくと，経過による詳細な変化を捉えることができる．静的な姿勢を観察するだけでなく，異常な姿勢を指摘された際に患者自身が随意的に姿勢を修正できるか，理学療法士が他動的に修正できるか，他動的に矯正しようとしても変形や関節可動域制限があり修正できないかを確認しておくと，介入方法の選択に役立つ．

　姿勢反応障害は，立ち直り反応や平衡反応の検査（上肢の保護伸展反応，下肢のステップ反応など），日常生活や検査場面での起居移動動作の観察から評価する．

⑥関節可動域

　パーキンソン病では固縮，無動，長期わたる不良姿勢や運動範囲の狭小化により，関節可動域制限が生じやすい．関節可動域制限は，寝返り・起き上がり・立ち上がり・歩行などの起居移動動作能力，リーチ・把握機能，呼吸機能に影響を及ぼす．軽症のパーキンソン病患者でも関節可動域の最終域の制限がみられるので[9]，軽症の段階から頸部・体幹，近位部の大関節の可動域を中心に定期的に検査する．肩甲帯，胸郭，骨盤帯の自動的および他動的な可動性も確認する．また，足部の小さな関節の動きは姿勢の調節に影響するので，足根骨や足指間の関節運動にも注意する．

⑦筋力低下・筋萎縮

　パーキンソン病では同年齢の健常者と比べて筋力の低下が認められる[10]．臨床的には体幹筋，股関節の伸筋や外転筋，膝関節伸筋などが低下しやすい傾向がある．また，加齢や廃用性の筋力低下も生じやすいので，大関節筋を中心に粗大筋力を検

査する．検査方法としては，徒手筋力検査（MMT），ハンドヘルドダイナモメータ（HHD）などが臨床的である．進行した症例では，脊柱の伸筋群の萎縮により相対的に棘突起が突出してきたり，四肢の筋が萎縮し線維状で固く触診されたりする．

⑧全身持久性・活動性

症状が進行するにつれ，活動量が減少して持久性の低下が生じやすい．6分間歩行テスト[11]や2分間歩行テスト[12]など，実用的な方法で持久性を評価する．また，持久性と関連が強い活動量の評価も重要である．歩行が可能であれば万歩計も有用である．

⑨バランス能力

パーキンソン病患者の転倒頻度は高く，進行した段階では骨折が障害進行の引き金になることも多い．転倒頻度や転倒時の状況（何時ころ，どこで，何をしているときに，どのように転倒したか）を確認すると転倒予防に役立つ．バランス能力検査としては，以下のような評価指標が使用される．パーキンソン病では静的なバランス課題よりも動的なバランス課題において，障害が現れやすい傾向がある．

知っておきたいこと ア.ラ.カルト.

パーキンソン病のバランス障害の特徴

バランス能力の評価として重心（足圧中心）動揺計が使用される．重心動揺計の上で静止立位時の重心動揺と，同じ支持基底面で患者に随意的に重心を移動できる範囲（安定性限界に相当する）を測定すると，パーキンソン病患者では重心動揺自体は健常者とあまり変わらないが，安定性限界は狭小化する傾向がある．パーキンソン病では動的課題において障害が現れやすい1つの例であるとともに，パーキンソン病の運動療法の方向性を示唆する特徴である．

---

a. Berg Balance Scale（Functional Balance Scale）

姿勢保持，重心移動，姿勢変換など，静的および動的なバランス能力を必要とする14の細項目から構成される評価指標である．14の細項目ごとに0〜4点の評定があり，合計で56点となる[11, 13]．45点以下の場合に転倒の危険性が高いとされる．

b. Timed Up and Go Test（TUGT）

肘かけと背もたれのある椅子から立ち上がり，3m前方の目標のところで回転し，再び着席するまでの時間を測定する[11, 14]．パーキンソン病患者の動作緩慢や起居移動動作の困難さが動作の遂行時間に反映されやすいため，動的なバランス能力検査としてよく使用される[15]．

c. Functional Reach Test（FRT）

パーキンソン病患者では立位時の前後方向の重心移動距離が低下する[16]．FRT

は立位において，上肢をどの程度前方に移動できるかを測定するので[11,17]，パーキンソン病患者のバランス能力の指標となる．FRTは前方への重心移動能力を反映するが，動作方法によって測定値が異なるため，動作方法を観察する必要がある．

d. 外乱応答による検査

急激な外部からの刺激に対する応答の検査で，Push and Release Test[18,19]，姿勢反射の検査などがある．

e. Balance Evaluation Systems Test（BESTest）

バランスには，(1)生体力学的制約，(2)安定性限界と垂直性，(3)予測的姿勢調節，(4)姿勢反応，(5)感覚指向性，(6)歩行安定性，の6つのサブシステムがあることに基づいて作成された介入指向型の評価指標である[20]．転倒歴のあるパーキンソン病患者では，生体力学的制約，予測的姿勢制御，歩行安定性のサブシステムの成績が低いとされる[21]．

f. Falls Efficacy Scale

主観的なバランス能力評価指標で，患者に部屋の掃除，着替え，簡単な食事の準備，階段昇降など，10項目の日常生活上の動作について動作実行時の転倒の危険性を，0：心配なし，1：少し心配がある，2：かなり心配がある，3：非常に心配がある，の4段階に評定させる[22,23]．

⑩呼吸・嚥下機能

パーキンソン病の死因の第1位は呼吸機能障害であり，嚥下機能は自立した栄養の摂取に不可欠であるとともにその低下は誤嚥性肺炎の原因ともなる．パーキンソン病では拘束性の呼吸障害を生じやすく，咳嗽機能が低下すると誤嚥性肺炎を起こしやすいため，呼吸機能評価として，胸郭の可動性，肺活量(VC)や咳嗽機能(PCFなど)などを継時的に測定する[24]．

嚥下機能評価としては，食事姿勢，頸部や舌骨可動性，食事の観察，反復唾液嚥下試験・水飲みテストなどの簡便な嚥下のスクリーニング検査を行う．また嚥下造影検査(VF)，嚥下内視鏡検査(VE)などの結果も参考にする[25]．

(4)非運動機能障害の評価

①感覚機能・疼痛

パーキンソン病では発症初期から嗅覚障害が出現する頻度が高く，固有感覚系を統合する機能の低下も報告されている[26,27]．パーキンソン病の動作障害の一部にはこのような感覚統合機能の低下が関連している可能性がある．嗅覚に関する問診や脳神経検査，深部感覚系の感覚検査(位置覚，関節運動覚，母指探し検査など)を行う．

不良姿勢や筋緊張の異常，自律神経系障害による循環障害などによって，頸部や腰部に二次的な疼痛が出現しやすい．主に問診により，疼痛部位，疼痛の程度，疼痛の発生する姿勢や動作，疼痛発生時の患者の対応などを把握する．また，触診に

より疼痛部位の筋緊張，筋硬結の有無や程度を確認する．脊柱の変形による脊髄根性の感覚障害や疼痛が推測される場合は，より詳細な感覚検査が必要になる．

> **メモ▶ 親指探し検査**
> 検査する側の手を握り，母指だけを伸展させる．患者に閉眼させ，検者が患者の手の位置を変える．そして，患者にもう一方の手で母指をつまむように指示する検査である．通常は，うまくつかめない場合に母指を伸展した側の関節覚の低下を疑う．パーキンソン病では両側性の固有感覚系の統合障害と運動実行自体の障害が関連するので，解釈が難しい面があるが，感覚系と運動系を含めた感覚運動統合の検査として，パーキンソン病にも適用できると考えられる．

②自律神経機能障害

理学療法との関連では，起立性低血圧，便秘，四肢の循環障害などを確認する．起立性低血圧では，臥位と比較して立位で3分以内に20mmHg以上の収縮期血圧の低下があるとき，起立性低血圧があると判断する．立ちくらみ感など，患者の自覚症状も確認する．

③認知・遂行機能検査，二重課題

パーキンソン病では認知機能や遂行機能が低下しやすいので，Mini-Mental State Examination（MMSE）やTrail Making Test[28]などの検査を行う．また，パーキンソン病では同時に2つ以上の課題を実行するのが困難となりやすいので，二重課題による影響も確認する．二重課題には，運動課題＋運動課題の二重課題と，運動課題＋認知課題の2種類がある．二重課題の簡便な検査にStops Walking when Talking（SWWT）がある．SWWTは歩行中に会話をすることで，歩行が停止するかどうかをみるもので，転倒との関連性が報告されている[29]．

> **メモ▶ 二重課題**
> 1つの課題を実行しているときに，並行して別の課題を実行することを二重課題という．同時に2つの課題を実行するためには，同時に2つのことに注意を向けなければならず，1つ1つの課題に対する注意の分配量は低下する．歩行など普段行っている動作は，動作自体が自動化されており，あまり注意を向けなくとも実行できる．しかし，パーキンソン病では歩行自体が困難となり注意を要すること，注意機能の障害により同時に処理できる容量の低下が想定されることにより，二重課題の遂行能力が低下しやすい．

④動作の見積もり誤差（運動イメージの障害）

パーキンソン病では，患者自身がイメージしている運動の大きさ（または運動の

表 3 ● Parkinson Activity Scale

Ⅰ 椅子での起居動作
1. 椅子からの立ち上がり（肘かけのある椅子から立ち上がる．最初に上肢を使用しないで行い，次に上肢を使用して行う）
    - 正常，特に問題なし　　　　　　　　　　　　　　　　　　　　　　　　　□ 4
    - 上肢を使用せず，軽度の困難があるが立ち上がれる（バランス保持のための足関節背屈など）　　　　　　　　　　　　　　　　　　　　　　　　　　　　　□ 3
    - 上肢を使用しないと立ち上がれないか，上肢を使用すれば普通に立ち上がれるが，数回の試行を要する　　　　　　　　　　　　　　　　　　　　　　　　□ 2
    - 上肢を使用しても立ち上がるのが困難（数回の試行を要したり，動作が停止したりする）　　　　　　　　　　　　　　　　　　　　　　　　　　　　　　□ 1
    - 介助を要する　　　　　　　　　　　　　　　　　　　　　　　　　　　　□ 0
2. 椅子への着座（最初は手を着かないで，次に必要があれば手を着いて行う）
    - 正常，特に問題なし　　　　　　　　　　　　　　　　　　　　　　　　　□ 4
    - 上肢を使用せず，軽度の困難で座れる（不意な着座など）　　　　　　　　　□ 3
    - 上肢を使用すれば普通に座れるが，上肢を使用しないと突然座ったり，不適切な場所に座ってしまう　　　　　　　　　　　　　　　　　　　　　　　　□ 2
    - 上肢を使用しても突然座ったり，不適切な場所に座ってしまう　　　　　　　□ 1
    - 介助を要する　　　　　　　　　　　　　　　　　　　　　　　　　　　　□ 0

Ⅱ 歩行時の無動
3. 歩行の開始（椅子から立ち上がった後にテストする）
    - 正常，特に問題なし　　　　　　　　　　　　　　　　　　　　　　　　　□ 4
    - すくみや短時間の加速歩行がある　　　　　　　　　　　　　　　　　　　□ 3
    - 加速歩行を伴うまたは伴わない，5 秒以内の意思によらない運動の停止がある　□ 2
    - 加速歩行を伴うまたは伴わない，5 秒より長い意思によらない運動の停止がある　□ 1
    - 歩行開始に介助を要する　　　　　　　　　　　　　　　　　　　　　　　□ 0
4. 360 度回転（日常生活において回転が困難な場所でテストする）
    - 正常，特に問題なし　　　　　　　　　　　　　　　　　　　　　　　　　□ 4
    - 短時間のすくみがある　　　　　　　　　　　　　　　　　　　　　　　　□ 3
    - 加速歩行を伴うまたは伴わない，5 秒以内の意思によらない運動の停止がある　□ 2
    - 加速歩行を伴うまたは伴わない，5 秒より長い意思によらない運動の停止がある　□ 1
    - 介助を要する　　　　　　　　　　　　　　　　　　　　　　　　　　　　□ 0

Ⅲ ベッドでの起居動作
5. ベッド座位から背臥位になる（患者に背中を下にして寝るように指示する）
    - 正常，特に問題なし　　　　　　　　　　　　　　　　　　　　　　　　　□ 4
    - 足の挙上，体幹の運動，適切に腕を伸ばすことの 1 つに問題がある　　　　　□ 3
    - 足の挙上，体幹の運動，適切に腕を伸ばすことの 2 つに問題がある　　　　　□ 2
    - 足の挙上，体幹の運動，適切に腕を伸ばすことの 3 つに問題がある　　　　　□ 1
    - 介助を要する　　　　　　　　　　　　　　　　　　　　　　　　　　　　□ 0
6. 側臥位に寝返る（患者に横向きに寝返るように指示する）
    - 正常，特に問題なし　　　　　　　　　　　　　　　　　　　　　　　　　□ 4
    - 回転，体幹の移動，適切に腕を伸ばすことの 1 つに問題がある　　　　　　　□ 3
    - 回転，体幹の移動，適切に腕を伸ばすことの 2 つに問題がある　　　　　　　□ 2
    - 回転，体幹の移動，適切に腕を伸ばすことの 3 つに問題がある　　　　　　　□ 1
    - 介助を要する　　　　　　　　　　　　　　　　　　　　　　　　　　　　□ 0
7. 起き上がり（患者に起き上がってベッドの端に座るように指示する）
    - 正常，特に問題なし　　　　　　　　　　　　　　　　　　　　　　　　　□ 4
    - 足の運動，体幹の運動，適切に腕を伸ばすことの 1 つに問題がある　　　　　□ 3
    - 足の運動，体幹の運動，適切に腕を伸ばすことの 2 つに問題がある　　　　　□ 2
    - 足の運動，体幹の運動，適切に腕を伸ばすことの 3 つに問題がある　　　　　□ 1
    - 介助を要する　　　　　　　　　　　　　　　　　　　　　　　　　　　　□ 0

Ⅳ 布団を掛けた状態でのベッド動作	
8. 布団を掛けて背臥位になる（患者に布団をかけて背中を下にして寝るように指示する）	
―正常，特に問題なし	☐4
―身体の運動，布団の扱い，適切に腕を伸ばすことの1つに問題がある	☐3
―身体の運動，布団の扱い，適切に腕を伸ばすことの2つに問題がある	☐2
―身体の運動，布団の扱い，適切に腕を伸ばすことの3つに問題がある	☐1
―介助を要する	☐0
9. 布団を掛けた状態での側臥位への寝返り（患者に布団を掛けたまま横向きに寝返るように指示する）	
―正常，特に問題なし	☐4
―身体の運動，布団の扱い，適切に腕を伸ばすことの1つに問題がある	☐3
―身体の運動，布団の扱い，適切に腕を伸ばすことの2つに問題がある	☐2
―身体の運動，布団の扱い，適切に腕を伸ばすことの3つに問題がある	☐1
―介助を要する	☐0
10. 布団を掛けた状態での起き上がり（患者に起き上がってベッドの端に座るように指示する）	
―正常，特に問題なし	☐4
―身体の運動，布団の扱い，適切に腕を伸ばすことの1つに問題がある	☐3
―身体の運動，布団の扱い，適切に腕を伸ばすことの2つに問題がある	☐2
―身体の運動，布団の扱い，適切に腕を伸ばすことの3つに問題がある	☐1
―介助を要する	☐0

（文献31）より筆者訳）

予測）に比べて，実際に実行できる運動の大きさ（運動の結果）が小さい傾向がある[30]．この乖離（見積もり誤差）が大きいと転倒の要因となったり，理学療法士の指示が理解されにくかったりする．Functional Reach Testや立位でのステップ動作課題の際に，施行前に患者にどの程度リーチやステップが可能かを予測させて，実施後の結果と比較することによって見積もり誤差を測定する．

⑤心理・精神面の評価

理学療法士にとって精神機能の詳細な評価は困難だが，患者の性格，抑うつ傾向の程度などを，患者や家族とのコミュニケーションや作業療法士・臨床心理士などからの情報から把握する．介助が必要な段階では，介助者の疲労感や負担感などの把握も必要になる．

(5) 活動制限

①起居移動動作機能検査（動作分析を含む）

歩行・動作障害はパーキンソン病患者の生活状況を規定するので，重要な評価事項である．動作の観察によって，動作の自立度，動作の特徴を把握し，それらの程度や発生機序を推測し，理学療法の介入に役立てる．動作の自立度や特徴は，動作を実施する環境によっても異なるので，患者の生活場面を考慮して評価する必要がある．評価指標としては，以下のようなものがある．

a. Parkinson Activity Scale

パーキンソン病患者の起居移動動作全体をみる評価指標で，椅子からの起立や着

座，歩行時の無動，ベッド動作の3つの部分を含んでいる．14の検査項目があり，0（正常）〜4（重度）までの5段階に評定する．合計点が0に近いほど，起居移動動作の障害は軽度なことを示す（表3）[31]．Keusらによる改訂版も報告されている[32]．

b. 10m歩行

加速と減速のための3mの補助路を設けて，10mの直線距離を歩行するのに要する時間，その時のステップ数を測定する[11]．ここから，歩行速度，歩幅，歩行率を計算することができる．歩行速度には，最大歩行速度と快適歩行速度がある．パーキンソン病の動作遂行能力を簡便に，かつ量的に把握できるため臨床や研究で多用される．

10m歩行検査時に，歩行姿勢，歩行開始や停止時のすくみ足，歩行中の加速歩行，腕の振り，肩甲帯・体幹部・骨盤帯の回旋なども観察する．

c. すくみ足質問紙(freezing of gait questionnaire)

パーキンソン病に特徴的なすくみ足に関する質問紙である（表4）[33]．すくみ足については，どのような時に生じやすいか，視覚刺激や動作方法を変更することで足が出やすくなるかを確認すると，生活指導に役立つ．

② ADL

ADLの評価指標として，機能的自立度評価法（FIM），Barthel index，UPDRSのADLに関するパートなどが使用される．症状の変動が大きな患者では，オン時とオフ時のADL状況や1日の時間によるADLの状況なども評価する．

(6) 参加制約，QOL

参加制約やQOLは，活動制限の程度や個人・環境因子によって患者ごとに大きく異なるため，問診などを通して患者ごとの問題点を把握する必要がる．パーキンソン病に特異的なQOL評価指標として，Parkinson's Disease Questionnaire（PDQ-39）がある（表5）[34,35]．

(7) リスク評価

①転倒

パーキンソン病の転倒発生率は高く，半数以上の患者が1年に1回以上の転倒を経験している．転倒による骨折は患者の生活自立度，QOL，生命予後に大きな影響を及ぼす．転倒には多因子が関係するので，患者のバランス能力，認知機能，性格，生活環境などを考慮し，活動性を低めないことを基本に転倒への対策をたてる．転倒歴がある場合は，転倒場所，転倒時の動作，転倒時間などを調べ，具体的な対策をたてる．

②嚥下障害

症状が進行すると嚥下機能も低下し，誤嚥性の肺炎や食物を喉に詰まらせることによる窒息死の危険性がある．嚥下障害に関する検査結果，食事中の「むせ」の状

表4 ● Freezing of gait questionnaire（FOGQ）

1	最も状態の悪い時に歩けますか
	0：普通に歩ける 1：いくぶん遅いが，ほぼ正常に歩ける 2：遅いが一人で歩ける 3：介助または歩行補助具はあれば歩ける 4：歩けない
2	歩行障害は日常生活活動や自立度に影響していますか
	0：全く影響ない 1：少し影響がある 2：中等度の影響がある 3：かなり影響がある 4：歩けない
3	歩行中，方向転換時，歩き始めに足が床に貼り付いたように感じますか
	0：全くない 1：ごくまれで，月に1回くらい 2：まれで，週に1回くらい 3：しばしばあり，日に1回くらい 4：歩くたびにいつも感じる
4	最も長い時間すくむときは，どのくらいですか
	0：すくみはない 1：1～2秒 2：3～10秒 3：11～30秒 4：30秒以上すくんで歩けない
5	歩き始めのすくみ(1歩を踏み出す際のすくみ)は，普段どのくらい続きますか
	0：すくみはない 1：歩き出すまで1秒以上かかる 2：歩き出すまで3秒以上かかる 3：歩き出すまで10秒以上かかる 4：歩き出すまで30秒以上かかる
6	方向転換時のすくみ(向きを変えるときのすくみ)は，普段どのくらい続きますか
	0：すくみはない 1：再び歩き出すまで1～2秒かかる 2：再び歩き出すまで3～10秒かかる 3：再び歩き出すまで11～30秒かかる 4：30秒以上経っても方向転換できない

（文献33）より筆者訳）

態，食事中の姿勢などを評価し，摂食・嚥下の改善に役立てる．

③肺炎（呼吸機能）

　パーキンソン病患者の直接的な死亡原因で最も多いのは肺炎である．嚥下性肺炎が最も危険であるが，肺炎の症状が悪化しやすい背景として呼吸機能の低下がある．パーキンソン病の肺機能低下は主に拘束性機能障害であるので，姿勢，胸郭の可動

表5 ● Parkinson's Disease Questionnaire（PDQ-39）

質問事項

「パーキンソン病によって，この1ヵ月に以下のようなことがどの程度の頻度ありましたか．解答肢のうちの1つをチェックしてください」

		一度もない	まれにある	ときどきある	しばしばある	いつもある（まったくできない）
		0点	1点	2点	3点	4点
1	好きな余暇活動ができない	□	□	□	□	□
2	日曜大工，家事，調理などができない	□	□	□	□	□
3	買い物の荷物が運べない	□	□	□	□	□
4	半マイル歩けない	□	□	□	□	□
5	100ヤード歩けない	□	□	□	□	□
6	家の中を思うように歩けない	□	□	□	□	□
7	公共の場で歩けない	□	□	□	□	□
8	外出時に他人の介助が必要	□	□	□	□	□
9	公共の場では転倒が怖い	□	□	□	□	□
10	家に閉じこもりがちになる	□	□	□	□	□
11	体を洗えない	□	□	□	□	□
12	着替えができない	□	□	□	□	□
13	靴ひもを結べない	□	□	□	□	□
14	きれいに字が書けない	□	□	□	□	□
15	食物を切ることができない	□	□	□	□	□
16	飲み物をこぼす	□	□	□	□	□
17	気分が沈む	□	□	□	□	□
18	孤独感や疎外感がある	□	□	□	□	□
19	涙もろく悲しい	□	□	□	□	□
20	怒りや辛辣さを感じる	□	□	□	□	□
21	不安がある	□	□	□	□	□
22	将来に不安がある	□	□	□	□	□
23	パーキンソン病であることを隠したい	□	□	□	□	□
24	公共の場で飲食をしたくない	□	□	□	□	□
25	公共の場ではパーキンソン病であることが恥ずかしい	□	□	□	□	□
26	他人からの反応が気になる	□	□	□	□	□
27	身近な個人的信頼関係に問題がある	□	□	□	□	□
28	配偶者やパートナーから援助が得られない	□	□	□	□	□
	配偶者やパートナーがいない場合はここをチェック □					
29	家族や親友から援助が得られない	□	□	□	□	□
30	日中，思わず寝てしまう	□	□	□	□	□
31	読書やテレビ鑑賞に集中できない	□	□	□	□	□
32	記憶が悪くなった	□	□	□	□	□
33	苦痛な夢や幻覚をみる	□	□	□	□	□
34	睡眠できない	□	□	□	□	□
35	人とうまく会話できない	□	□	□	□	□
36	人から無視されていると感じる	□	□	□	□	□
37	痛みを伴う筋のこむら返りや痙攣がある	□	□	□	□	□
38	関節や身体に痛みがある	□	□	□	□	□
39	不快な暑さや寒さを感じる	□	□	□	□	□

（文献35）より筆者訳）

性，肺活量，咳嗽能力などを評価する．

> **知っておきたいこと ア.ラ.カルト.**
>
> **パーキンソン病の死亡原因**
> 薬物療法や療養体制の進歩によって，パーキンソン病患者の平均余命は一般高齢者の平均余命に近づきつつある．パーキンソン病患者の死亡原因は，肺炎（20％），癌（17％），虚血性心疾患（13％），脳血管障害（10％）で，肺炎が最も多い（一般人口の2.2倍）．誤嚥性肺炎が最も多く，呼吸・嚥下機能の維持は生命予後の観点からも重要である．

④薬物による副作用

パーキンソン病では長期間，症状に応じてさまざまな抗パーキンソン病薬が使用される．代表的な副作用には，症状の変動（wearing off 現象，on-off 現象），薬剤性の不随意運動（ジスキネジア），幻覚・幻想などがある．理学療法の実施にあたって，患者にどのような薬剤を使用し，それにはどのような副作用があるか確認する必要がある（「理論編5 パーキンソン病患者における薬効と運動」を参照）．

summing-up

- パーキンソン病の評価では，障害像が多彩で時間とともに変化するので，患者ごとの障害特性や生活環境の把握が重要である．まず，Hoehn & Yahrの重症度分類で概略の進行度を把握する．次にUPDRSなどを使用して患者の全体的な障害特性をスクリーニング的に評価する．スクリーニング的な評価において問題点があれば個別的な検査を行い，より詳細な障害特性を把握する．そして，理学療法の主要な関心である起居移動動作，基本的運動能力に関する検査を行い，多彩な症状や機能障害がどのように活動制限につながり，それらが環境との関わりの中でどのように参加制約と結び付いているかを検討することが，理学療法の介入につながる．

引用文献

1) Gancher ST：Scales for the assessment of movement disorders. Herndon RH eds, Handbook of neurologic rating scales（2nd ed），pp.145-161, 2006, Demos Medical Publishing, New York
2) Fahn S, Elton RL, members of the UPDRS development committee：Unified Parkinson's disease rating scale. Fahn S, Maesden CD, Calne BD, et al. eds, Recent development in Parkinson's Disease. vol 2, pp.153-164, 1987, Macmillan Heath Care Information, Fiorham Park, NJ
3) Margaret M, Hoehn MD, Melvin D, et al：Parkinsonism：onset, progression, and mortality. Neurology, 17：427-442, 1967
4) Goetz CG, Poewe W, Rascol O, et al：Movement disorder society task force report on Hoehn and Yahr staging scale：Status and recommendations. Mov Disord, 19：1020-1028, 2004
5) Goetz CG, Tilley BC, Shaftman SR, et al：Movement disorder society-sponsored revision of the unified Parkinson's disease rating scale（MDS-UPDRS）：Scale presentation and clinimetric testing results. Mov Disord, 23：2129-2170, 2008
6) http://www.movementdisorders.org/search/index.php?cx=015381214919528163032%3Axd5yakq5-x8&cof=FORID%3A11&q=MDS-UPDRS&sa=Search
7) KNGF Guidelines for physical therapy in patients with Parkinson's disease. http://fysio.dk/Upload/Fafo/PDF/Kliniske%20

Retningslinjer/Neurologi/Kliniske_retningslinjer_parkinson_2011.pdf
8) Giladi N, Nieuwboer A：Understanding and treating freezing of gait in parkinsonism, proposed working difinition, and setting the stage. Mov Disord, 23（suppl 2）：S423-425, 2008
9) Schenkman ML, Clark K, Xie T, et al：Reach task in participants with and without spinal movement and performance of a standing. Phys Ther, 81：1400-1411, 2001
10) Cano-de-la-Cuerda R, Pérez-de-Heredia M, Miangolarra-Page JC, et al：Is there muscle weakness in Parkinson's disease? Am J Phys Med Rehabil, 89：70-76, 2010
11) 内山靖, 小林武, 潮見泰蔵編：臨床評価指標入門, 2003, 協同医書出版社
12) Connelly DM, Thomas BK, Cliffe SJ, et al：Clinical utility of 2-minutes walk test for older adults living in long-term care. Physiother Can, 61：78-87, 2009
13) Berg K, Wood-Dauphinee S, Williams JI, et al.：Measuring balance in the elderly：preliminary development of an instrument. Physiother Can, 41：304-311, 1989
14) Podsiadlo D, Richardson S：The timed "Up and Go"：a test of basic functional mobility for frail elcerly persons. J Am Geriatr Soc, 39：142-148, 1991
15) Morris S, Morris ME, Iansek R：Reliability of measurements obtained with the timed "Up & Go" test in people with Parkinson disease. Phys Ther, 81：810-818, 2001
16) 井上隆三：パーキンソン病及びパーキンソン病症候群患者の重心位置, 重心移動, 重心動揺の変化. 理学療法学, 19：546-550, 1992
17) Duncan PW, Studenski S, Chandler J, et al：Functional reach：a new clinical measure of balance. J Gerontol, 45：M192-197, 1990
18) Jacobs, JV, Horak FB, Tran VK, et al：An alternative clinical postural stability test for patients with Parkinson's disease. J Neurol, 253：1404-1413, 2006
19) Valkovic P, Brozova H, Bözel K, et al：Push-and-release test predicts Parkinson fallers and nonfallers better than the pull test：comparison in OFF and ON medication states. Mov Disord, 23：1453-1457, 2008
20) Horak FB, Wrisley DM, Frank J：The balance evaluation systems test（BESTest）to differentiate balance deficits. Phys Ther, 89：484-498, 2009
21) Leddy AL, Crowner BE, Earhart GM：Utility of the mini-BESTest, BESTest, and BESTest sections for balance assessments in individuals with Parkinson disease. JNPT, 35：90-97, 2011
22) 奈良勲, 内山靖編：姿勢調整障害の理学療法, 第2版, pp.232-254, 2012, 医歯薬出版
23) Tinetti ME, Richman D, Powell L：Falls efficacy as a measure of fear of falling. J Gerontol, 45：329-423, 1990
24) 松尾善美編：パーキンソン病の理学療法, pp.199-205, 2011, 医歯薬出版
25) 松尾善美編：パーキンソン病の理学療法, pp.206-218, 2011, 医歯薬出版
26) Sage MD, Almedia QJ：Symptom and gait change after sensory attention focused exercise vs aerobic training in Parkinson's disease. Mov Disord, 24：1132-1138, 2009
27) Vaugoyeau M, Hakam H, Azulay JP：Proprioception impairment and postural orientation control in Parkinson's disease. Hum Mov Sci, 30：405-414, 2011
28) 星文彦, 伊藤俊一, 盆子原秀三編：理学療法評価テキスト, pp.243-248, 2010, 南江堂
29) Bloem BR, Grimbergen YAM, Cramer M, et al：Prospective assessment of falls in Parkinson's disease. J Neurol, 248：950-958, 2001
30) Kamata N, Matsuo Y, Yoneda T, et al：Overestimation of stability limits leads to a high frequency of falls in patients with Parkinson's disease. Clin Rehabil, 21：357-361, 2007
31) Nieuwboer A, De Weerdt W, Dom R, et al：Development of activity scale for individuals with advanced Parkinson disease：reliability and "On-Off" variability. Phys Ther, 80：1087-1096, 2000
32) Keus SHJ, Nieuwboer A, Bloem BR, et al：Clinimetric analysis of the modified Parkinson activity scale. Parkinsonism Relat Disord, 15：263-269, 2009
33) Giladi N, Shabtai H, Simon ES, et al：Construction of freezing of gait questionnaire for patients with parkinsonism. Parkinsonism Relat Disord, 6：165-170, 2000
34) Peto V, Jenkenson C, Fitzpatric R, et al：The development and validation of a short measure of functioning and well being for individuals with Parkinson's disease. Qual Life Res, 4：241-248, 1995
35) http://www.stvincents.ie/dynamic/File/PDQ39_SVUH_MedEL_tool.pdf

〈望月　久〉

05 理論編

（大阪保健医療大学：阿部和夫）

パーキンソン病患者における薬効と運動

ビューポイント

● パーキンソン病（PD）は，運動症状が中心の疾患と考えられており，薬物治療も運動症状の改善に重点が置かれてきており一定の効果を上げてきた．しかし，PDでは，うつ，疲れやすさ，睡眠障害，消化器症状などの非運動症状も高い頻度で認められており，非運動症状に対する薬物治療も重要であるとの認識が広がっている．

1 PDに対する薬物療法とその効果

　James Parkinson は，彼のエッセイの中で，「振戦麻痺とは，不随意に起こる振戦．筋力の低下を伴い，静止している部位に起こるが，支えられている場合にも起こる．体幹を前屈した姿勢をとる傾向，歩きはじめると小走りペースになる．しかし，感覚と知能は侵されない」と記述している[1]．こうしたことから，PD は，運動異常症（movement disorders）として，振戦，無動，筋緊張異常および姿勢反射障害などの運動症状が注目され，治療も運動症状の改善に主眼が置かれてきた[1~3]．こうした運動症状は，投薬とリハビリテーションを早期から行うことにより改善することが見込まれる[4~7]．しかし，最近は，運動症状だけではなく，疲労感，睡眠障害，自律神経症状，などの非運動症状も注目されるようになり，非運動症状の改善がPD 患者の ADL 生活の質（quality of life）の向上に重要であることが知られてきている[8~12]．また，非運動症状が PD の初発症状として需要であると主張する研究者もいる[13]．したがって，PD の薬物治療では，非運動症状に対する治療も考慮する必要がある[14~16]．

(1) 薬物治療を行う前に

　薬物治療は，多くの患者で効果がある．特に，初期には劇的に効く（honey moon effect）．したがって，薬物治療が PD 治療の原則である．しかし，PD の治療を行う前に，まず以下のことを主治医が行う必要がある（米国神経学会[17]）．

①本当に PD なのかを確認する．
②PD について，本人および家族（介護者）に十分な理解をしてもらう．
③服薬をするのか否かを，患者に判断をしてもらう．

表1 ● 主なパーキンソン病治療薬

1. ドパミン作用を高める薬剤
    1) 脳にドパミンを補う薬
        - L-ドパのみの薬剤(ドパゾール®, ドパストン®, など)
        - L-ドパ脱炭酸酵素阻害薬を配合した薬剤(メネシット®, ネオドパストン®, マドパー®, ECドパール®)
    2) 脳のドパミンの利用を高める薬
        - モノアミン酸化酵素Bを阻害:セレギリン(エフピー®)
    3) L-ドパの利用を高める薬
        - カテコール-O-メチル転移酵素阻害:エンタカポン
    4) 脳のドパミン遊離促進薬(またはグルタミン酸受容体阻害薬)
        - アマンタジン(シンメトレル®)
2. ドパミン受容体を直接刺激する薬剤(ドパミンアゴニスト)
    - 麦角系:ブロモクリプチン(パーロデル®), ペルゴリド(ペルマックス®), カベルゴリン(カバサール®)
    - 非麦角系:プラミペキソール(ビ・シフロール®), タリペキソール(ドミン®), ロピニロール(レキップ®)
3. 抗コリン薬(脳のアセチルコリン作用を阻害)
    - トリヘキシフェニジル(アーテン®)

知っておきたいこと ア.ラ.カルト.

パーキンソン病の命名

　パーキンソン病という病名は，1817年James Parkinsonが，「Essay on the shaking palsy(振戦麻痺についての小論)」を発表し，その後，1868年に近代神経学の祖であるCharcoが，パーキンソン病と命名したことによる．

　James Parkinsonは，6名の"shaking palsy"の患者について記載している．その中の2名は，Parkinsonが街を歩いているおりに偶然見かけた患者であった．彼は，6例をまとめて，振戦麻痺とは，「不随意に起こる振戦，筋力の低下を伴い，静止している部位に起こるが，支えられている場合にも起こる．体幹を前屈した姿勢をとる傾向，歩きはじめると小走りペースになる．しかし，感覚と知能は侵されない」とした．

　Parkinsonの記述は古めかしいが，個々の患者の特徴を捉えており，良い臨床を行うためには，個々の患者の日常生活での動作を良く観察することが必要であることを再確認させてくれる．

(2)薬物治療

　PDでは，中脳黒質緻密層のドパミンニューロンの変性により，ドパミンの生産が著しく減少している．ドパミンは，中脳黒質緻密層から線条体への神経伝達物質であり，線条体にあるドパミン受容体に結合することで機能を発揮する．したがって，PDの治療において最も基本的で治療効果が強い薬物はドパミンである．しかし，ドパミンは血液脳関門を通過し難いために前駆体のL-ドパを投与する．L-ド

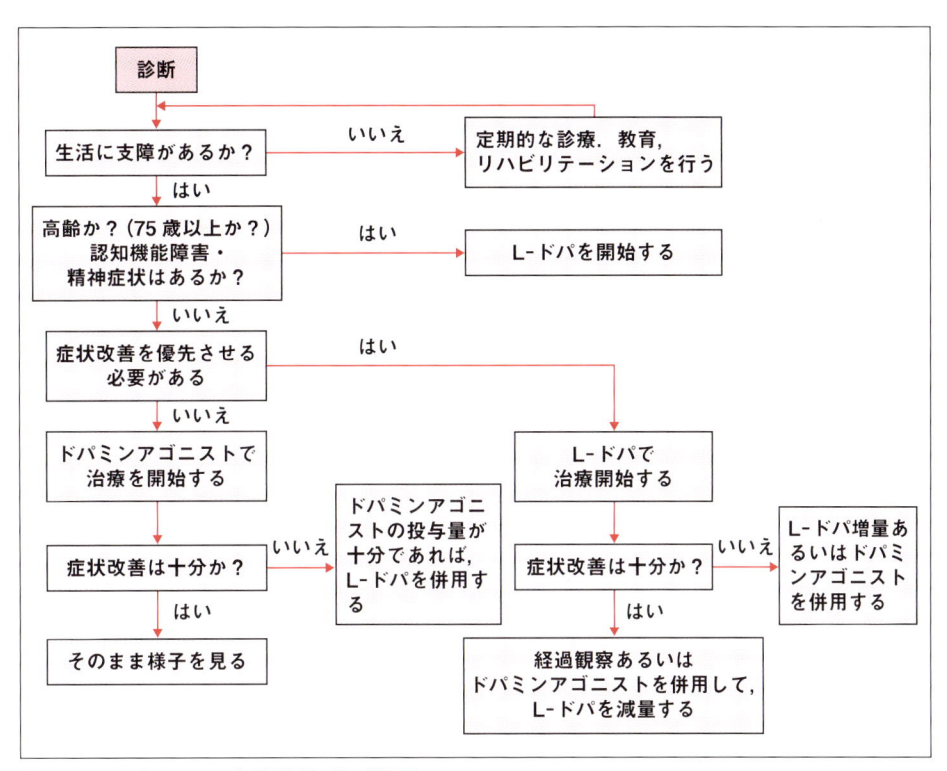

図1 ● パーキンソン病薬物治療の可否
(日本神経学会「パーキンソン病治療ガイドライン」作成委員会:パーキンソン病治療ガイドライン 2011, p.77, 2011, 医学書院より改変引用)

パは,脳内でドパミンに変換され薬効を発揮する.L-ドパは,末梢でドパミン脱炭酸酵素(dopa decarboxylase:DC)により分解されるために,通常はPDの治療にはDC阻害薬であるカルビドパや塩酸ベンゼラシドとL-ドパとの合剤が使用されている.

PD治療ガイドライン2011[18]では,治療法について,1)運動症状の改善,2)長期的な有用性,3)安全性,4)服用のしやすさに注目して,年齢や健康状態を考慮して投与薬剤を選択するとしている.具体的は,PDの運動症状に対して,L-ドパ,ドパミンアゴニスト,モノアミン酸化酵素B阻害薬などのドパミン補充療法と抗コリン作動薬やアマンタジンなどの薬物療法に大別される.

これまでの研究結果から,症状改善にはL-ドパが優れ,運動合併症の発現を遅くする効果はドパミンアゴニストが優れているとされている.また,精神症状や認知機能障害は,L-ドパがドパミンアゴニストと比較して,出現し難いとしている.こうしたエビデンスを踏まえて,PD治療ガイドライン2011では,図1に示す方針での治療を奨めている.

❷ 薬物療法による症状の変動，副作用

　前項でも記述したように，PD では，ドパミンの合成と貯蔵が低下しているために，L-ドパを投与して，ドパミンの量を増加させる．通常，ドパミンは，食事などにより摂取されたチロシンが tyrosine hydroxylase により L-ドパに変換され，aromatic L-amino acid decarboxylase（AADC）によって L-ドパから合成される．PD の初期では，AADC の活性とドパミンの貯蔵能が保たれているので，少量の L-ドパにより線条体のドパミン濃度が一定に維持され，症状の改善も比較的長く持続する．しかし，長期の治療に伴いドパミンの産生が低下し貯蔵も不十分となり，wearing off と称される効果の持続時間の短縮が出現するようになる．また，wearing off は，ドパミンの脳内での濃度変化から，ドパミンの効果がなくなる時間がある程度予測可能であるが，電灯のスイッチを切るように突然効果がなくなってしまうオン・オフ（on・off）という現象も認められるようになる．オン・オフでは体が固まったように突然動けなくなることがあるので，患者の日常生活の大きな問題になる．

　また，PD に対する薬剤の服薬後に出現する不随意運動（ジスキネジア）も大きな問題になる．これらには，L-ドパ製剤の内服後の最も薬物が効いている時間帯に体が勝手に動いてしまうピークドーズ・ジスキネジア（peak-dose dyskinesia）や薬物濃度の急激な上昇や下降に伴って出現する2相性ジスキネジア（diphasic あるいは biphasic dyskinesia）あるいは薬剤効果の出始めと切れかかってきた時期や朝起床時に体や足に力が入って硬くなる筋緊張異常（ジストニア）がある．

　wearing off 現象が出現したばかりの症例では，オフ時に合わせて，L-ドパを少量追加する．また，血中濃度が急激に上昇しないようにするために，L-ドパと一緒にエンタカポン（コムタン®）服用するようにする．この際，オン時にジスキネジアが出現していないことを確認する必要がある．また，セレギリン（エフピー®）を投与することで，脳内のドパミンの作用増強効果と作用時間を延長させることも行う[18]．

　こうした運動合併症は，一度出現すると治療は困難であるので，初期の治療時から，将来的な病態も考慮して抗 PD 薬の投与法を考えることが重要である．

知っておきたいこと ア.ラ.カルト.

悪性症候群

　抗精神病薬治療中に原因不明の発熱，意識障害，筋硬直や振戦などの錐体外路症状および発汗，尿閉などの自律神経症状を呈し，適切な治療が行われないと死に至る重篤な病態である．1960年フランスのDelayなどにより"syndrome maline"として報告され，英語圏においては"neuroleptic malignant syndrome"と呼ばれる．

　当初は，抗精神病薬の重篤な副作用として議論を呼んだが，抗うつ薬による症例，L-ドパなどの抗パーキンソン病薬の中断でも生じる．

知っておきたいこと ア.ラ.カルト.

治療ガイドライン

　厚生労働省委託事業のEBM（根拠に基づく医療）普及推進事業により，「医療情報サービス Minds (http://minds.jcqhc.or.jp)」に掲載されている．ここで，「診療ガイドラインは，科学的根拠に基づき，系統的な手法により作成された推奨を含む文書です．患者と医療者を支援する目的で作成されており，臨床現場における意思決定の際に，判断材料の1つとして利用することができます」としているように，あくまでも，「一般的な診療方法であり，必ずしも個々の患者の状況に当てはまるとは限りません」個々の患者により，症状が大きく異なるパーキンソン病のような神経疾患では，ガイドラインを参照しながらも，盲従せずに，個々人を把握し，患者の希望を取り入れて診療方針を決めていく必要がある．

❸ 薬物療法と運動の関係

　リハビリテーションを行うのは，症状が安定していて，"動ける"時に行うことが原則である．PDの特徴として，日内変動，日差変動，季節による変化，環境に依存して変動する症状，などがある．こうしたことから，薬物を変更しなくても，「これが同一人物か？」と疑わせるほどの症状の変化が見られることはよくある．また，freezing（すくみ）と呼ばれる，全く動けなくなる状態，が出現することがある．こうしたことから，同一の患者で，薬物が変更なくても，動ける時間帯は変化することがある．しかし，ある程度の期間，同じ投薬状態で，患者の動きを観察することにより1日のうちで"動ける時間（オン）"と"動けない時間（オフ）"とを区別する

ことは可能である．また，比較的最近になりリハビリを開始した患者でも，家族や介護者からの聞き取りにより"動ける時間（オン）"を推定することは可能である．まずは，"動ける時間（オン）"にリハビリテーションを行い，入院している，投薬が変更になり，"動ける時間（オン）"と"動けない時間（オフ）"とが変化した場合には，時間帯を変更する必要がある．また，運動量が過剰であったり（過用），適切でない（誤用）場合には，リハビリを行うことで症状あるいは日常生活動作がかえって障害されるので，リハビリを行うのではなく，評価を併せて行うことでリハビリの内容を調整することが必要である．

summing-up

- 1960年代に佐野勇とHomykiewiczによりPD患者の線条体でドパミン量減少が確認されて以来，PDの薬物治療は発展した．しかし，wearing offやジスキネジアなどの合併症が問題となっている．こうしたPD治療の概要を知ることはPDのリハビリテーションを行う上で非常に大切である．

引用文献

1) Parkinson J：An essay on the shaking palsy. J Neuropsychiatry Clin Neurosci, 14：223-233, 2002
2) Hoehn MM, Yahr MD：Parkinsonism：onset, progression and mortality. Neurology, 17：427-442, 1967
3) Jankovic J：Parkinson's disease：clinical features and diagnosis. J Neurol Neurosurg Psychiatry, 79：368-376, 2008
4) Duvoisin RC, Sage J：Parkinson's disease. A guide for patient and family, 5th ed, 2001, Lippincott Williams & Wilkins, Philadelphia, New York
5) 阿部和夫：治療の最前線．パーキンソン病―リハビリテーションの役割―．Brain Medical, 14：45-54, 2002
6) 阿部和夫：パーキンソン病治療の変遷と今後の展望．リハビリテーション．Progress in Medicine, 28：2391-2394, 2008
7) 中馬孝容，眞野行生：パーキンソン病に対するリハビリテーション．脳の科学, 26：393-399, 2004
8) 藤原瑞穂，西岡江理子，阿部和夫：脳血管患者とパーキンソン病患者のSelf-Esteem ―罹病期間と日常生活活動との関係―．近畿作業療法学会誌, 17：26-27, 1998
9) Chaudhuri KR, Healy DG, Schapira AHV：Non-motor symptoms of Parkinson's disease：diagnosis and management. Lancet Neurol, 5(3)：235-245, 2006
10) 阿部和夫：パーキンソン病と疲労．日本医師会雑誌, 135(1)：74, 2006
11) Martinez-Martin P, Schapira AHV, Stocchi F, et al：Prevalence of nonmotor symptoms in Parkinson's disease in an international setting：Study using nonmotor symptoms questionnaire in 545 patients. Mov Disord, 22：1623-1629, 2007
12) Chaudhuri KR, Martinez-Martin P, Brown RG, et al：The metric properties of a novel non-motor symptoms scale for Parkinson's disease：Results from an international pilot study. Mov Disord, 22：1901-1911, 2007
13) 立花直子：レム睡眠行動異常症の歴史的展開とその病態生理．Brain Nerve, 61：558-568, 2009
14) 阿部和夫：パーキンソン病の非運動症状．神経心理学, 25(3)：197-202, 2009
15) Martinez-Martin P, Rodriguez-Blazquez C, Abe K, et al：International validation of the non-motor symptoms scale：Comparison with the pilot study. Neurology, 73：1584-1591, 2009
16) Hoehn MM, Yahr MD：Parkinsonism：onset, progression and mortality. Neurology, 17：427-442, 1967
17) Olanow CW, Watts RL, Koller WC：An algorithm（decision tree）for the management of Parkinson's disease（2001）：treatment guidelines. Neurology, 56：S1-S88, 2001
18) 日本神経学会「パーキンソン病治療ガイドライン」作成委員会：パーキンソン病治療ガイドライン2011, 2011, 医学書院
19) 長谷川一子：パーキンソン病治療最近の動向．脳外誌, 21：758-764, 2012
20) Schrag A, Jahanshahi M, Quinn N：What contributes to quality of life in patients with Parkinson's disease? J Neurol Neurosurg Psychiatry, 69：308-312, 2000
21) Martinez-Martine P, Benito-León J, Alonso F, et al：Quality of life of caregivers in Parkinson's disease. Qual Life Res, 14：463-472, 2005
22) 阿部和夫，河野奈美，内田豊，他：パーキンソン病に対する運動療法の開発．リハビリテーション科診療近畿地方会, 10：15-19, 2010

（阿部和夫）

06 理論編

(聖マリアンナ医科大学横浜市西部病院：大森圭貢)

パーキンソン病における理学療法のエビデンス

ビューポイント

- 用いる介入方法や評価指標を考える際は，ガイドラインやエビデンスを参考とする．
- エビデンスの信頼性は，研究のデザインに左右されるため，研究の対象や方法，結果などともに研究デザインを確認する．
- ガイドラインには，推奨される介入がグレードとして記載されており，グレードの高いものが強く勧められる．
- 研究は常に新しいものが公表されるため，エビデンスに基づいた介入のためには最新の情報を得る．

1 理学療法のエビデンスレビュー

(1) パーキンソン病の日常生活活動，生活の質に関連する運動障害のエビデンス

　パーキンソン病 (Parkinson's disease：PD) 患者はさまざまな障害を有するが，なかでもバランス障害と歩行障害が日常生活活動 (activities of daily living：ADL) に強く影響する．Tan ら[1]は，Berg Balance Scale (BBS) によって評価した姿勢不安定性が Unified Parkinson's Disease Rating Scale (UPDRS) の ADL 項目に大きな効果量を有し，また歩行速度によって評価した歩行運動の減少 (gait hypokinesia) との間に有意な相関があったことをシステマティックレビューによって報告している．また Scalzo ら[2]はバランス能力と歩行能力の変化が quality of life (QOL) に及ぼす影響を検討し，BBS の点数が低いことおよび6分間歩行距離が短いことは，対象者自身が評価した QOL の低さと関連していたことを報告している．

　PD 患者に対する理学療法目的や介入手段の設定は，患者や家族の要望を踏まえる必要があるが，患者の ADL や QOL には，バランスや歩行といった運動機能が強く関連していることを考慮するべきであろう．

表1 ● エビデンスレベルの分類

エビデンスのレベル	内容
I	システマティックレビュー/RCTのメタアナリシス
II	1つ以上のランダム化比較試験による
III	非ランダム化比較試験による
IVa	分析疫学的研究（コホート研究）
IVb	分析疫学的研究（症例対照研究，横断研究）
V	記述研究（症例報告やケースシリーズ）
VI	患者データに基づかない，専門委員会や専門家個人の意見

（Minds診療ガイドライン選定部会監：Minds診療ガイドライン作成の手引き2007，p.15，2007，医学書院より引用）

知っておきたいこと　ア.ラ.カルト.

　介入研究のエビデンスにはレベルをつけることができる．このレベルは研究のデザインによって異なる．最も高いレベルのエビデンス，すなわち良好な信頼性や妥当性を持つのが，適切な無作為化比較研究の複数の結果を統合して統計処理を行うメタアナリシス（システマティックレビュー）である．以下，無作為化比較研究，非無作為化比較試験，コホート研究，群内比較研究と続く[3]（**表1**）．

（2）理学療法全般（physical therapy，exercise）のエビデンス（表2）

　理学療法にはいくつかの手法があるが，理学療法全般の効果については，Tomlinsonら[4]がメタアナリシスを行い検討している．この研究では，理学療法介入を行った群と介入を行っていない群を設けた29のRCTのデータをメタアナリシスした結果，18の評価指標のうち9つの指標で理学療法による効果があったとしている．具体的には理学療法を行った者では，行っていない者に比べて歩行速度，BBS，UPDRSの総合点，ADL項目，運動項目に有意な改善があったとしている．一方，長期のPD患者に対する理学療法の効果と費用対効果を評価するための大規模かつ優れたデザインでのRCTが必要であるとしている．

　同様に理学療法介入を行った群と介入を行っていない群を設けた33のRCTのデータをメタアナリシスした研究[5]では，理学療法は理学療法を行わない場合に比べて歩行速度，2分間歩行あるいは6分間歩行距離，歩幅，TUG，BBS，UPDRSの総合点，ADLと運動の項目のそれぞれの改善に有効であると結論付けている．一方，転倒と患者の評価するQOLには差がないとしている．

　Goodwinら[6]はRCTを行った14の研究についてrandomized effects meta-analysis を行い，有酸素運動，ストレッチング運動，筋力トレーニング，バランス運動，歩行練習，トレッドミル歩行といった理学療法の効果として7研究で身体機能，4研究で健康関連 QOL に有意な改善が得られたとしている．また筋力は4研究中2研究，バランスは5研究中4研究，歩行速度は4研究中3研究で介入後に有意な改善があったとしている．一方，転倒とうつ症状については根拠が不十分あるいは運動の効果がないとしている．

これらのことから，PD 患者に対する理学療法は，身体機能，ADL そして QOL に対して効果があると考えられる．一方，より質の高い方法論での研究がさらに必要であり，特に転倒や長期効果，費用対効果に対する効果検証が課題である．

(3)介入方法別のエビデンス
①筋力トレーニング，バランストレーニング（表2）

筋力トレーニングの効果については，Lima[7]らが，漸増抵抗運動の効果についてメタアナリシスを行っている．取り込み基準を満たした4つの RCT のうち3つをメタアナリシスした結果，症状が軽度から中等度の PD 患者では，筋力の増加と歩行能力の改善がみられたとしている．一方，短期間の介入では TUG や階段昇降時間などの身体パフォーマンスには効果がなく，また長期の介入でも立ち座り時間以外の指標以外では改善が報告されていないとしている．Brienesse ら[8]は抵抗運動の効果について3つの RCT と2つの non-RCT を対象にシステマティックレビューを行い検証している．その結果，抵抗運動を行った場合には，筋力の増強と移動に関する機能的な評価指標に正の効果がみられたとしている．

RCT では，Hass ら[9]が漸増抵抗運動でのトレーニングが歩行障害の改善に与える可能性について，重心動揺と1歩目のストライド長と速度を効果指標として検証している．この結果では，コントロール群にはこれらの指標に変化がなかったのに対し，トレーニング群は後方重心と1歩目のストライド長と速度の改善を認めたとしている．Corcos ら[10]は，性別と off-medication 中の UPDRS の運動項目のスコアでマッチングした PD 患者を漸増抵抗運動群（11種類のウェイトリフティング）とフィットネス群（ストレッチング，バランス練習，呼吸と非漸増筋力トレーニング）に無作為に割付け，それぞれトレーニングを実施している．その結果，24ヵ月後の UPDRS の運動項目のスコアは漸増抵抗運動群がフィットネス群に比べて有意に改善したとしている．また，Dibble ら[11]は大腿四頭筋に対し高負荷の遠心性筋力増強トレーニングを週3回，12週間実施した群は，軽い体操やストレッチング，トレッドミル歩行，自転車エルゴメータ運動などを行った対象群と比べて，大腿四頭筋の筋量，移動能力，階段降段所要時間の項目に有意差があったとしている．

バランストレーニングに関しては，Dibble ら[12]がシステマティックレビューを行っている．この結果では，姿勢不安定性が4研究中3研究，Functional Reach Test（FRT）や BBS などのバランス課題では9研究の全ての研究で有意な改善が

表2● PD 患者に対する理学療法全般と筋力トレーニング，バランストレーニングの効果に関する文献のアブストラクト

デザイン	対象や方法	主な結果やまとめ	文献
meta-analysis	理学療法を行った群と介入を行っていない群を比較したRCTデータのメタ分析を実施	29のRCTのデータを分析した結果，理学療法は歩行速度，BBS，UPDRSの総合点，ADL項目，運動項目を有意に改善した．長期のPD患者に対する理学療法の効果と費用対効果を検証するための大規模かつ優れたデザインでのRCTが必要である	4)
meta-analysis	理学療法介入を行った群と理学療法介入を行っていない群を比較したRCTデータのメタ分析を実施	理学療法は介入を行わない場合に比べて歩行速度，2分間歩行あるいは6分間歩行，歩幅，TUG，BBS，UPDRSの総合点，ADL，運動の項目を有意に改善した．一方，転倒と患者の評価するQOLには差がない	5)
meta-analysis	電子ジャーナルからPDと理学療法に関連するキーワードで検索されたシステマティックレビューとRCT，比較対照研究を対象にメタ分析を実施	有酸素運動，ストレッチング運動，筋力トレーニング，バランス運動，歩行練習，トレッドミル歩行といった理学療法の効果として7研究で身体機能，4研究で健康関連QOLに有意な改善が得られた．筋力は4研究中2研究，バランスは5研究中4研究，歩行速度は4研究中3研究で介入後に有意な改善があった．一方，転倒とうつ症状については根拠が不十分あるいは運動の効果がない	6)
meta-analysis	漸増抵抗運動の効果を検討したRCTと準RCTを対象にメタ分析を実施	4つの準RCTのうち3つの研究データを分析した結果，症状が軽度から中等度のPD患者では，漸増抵抗運動は筋力を増加し，歩行能力を改善した．しかし，短期間の介入では身体パフォーマンスには効果がなく，また長期の介入でも立ち座り時間での改善以外はなかった	7)
systematic review	抵抗運動の効果についてのシステマティックレビューを実施	3つのRCTと2つのnon-RCTでは抵抗運動は筋力の増強と移動に関する機能的な評価指標の双方に正の効果があった	8)
RCT	漸増抵抗運動トレーニングが歩行障害に与える可能性について，漸増抵抗運動を行った群と対照群で比較	対照群では評価指標に変化がなかったのに対し，漸増抵抗運動群は後方重心と1歩目のストライド長と速度に改善があった	9)
RCT	性別とUPDRSの運動項目スコアでマッチングしたPD者を漸増抵抗運動群とフィットネス群に無作為に割付け，それぞれトレーニングを実施	24ヵ月後のUPDRSの運動項目スコアは漸増抵抗運動群がフィットネス群に比べて有意に低かった	10)
RCT	大腿四頭筋に対し高負荷の遠心性筋力増強トレーニングを実施した介入群と対照群を比較	週3回のトレーニングを12週間実施した結果，介入群は，軽い体操やストレッチング，トレッドミル歩行，自転車エルゴメータ運動などを行った対照群と比べて，筋力，運動減少，QOLがより高い割合で改善した	11)

systematic review	バランス運動の効果についてシステマティックレビューを実施	姿勢不安定性が4研究中3研究，FRTやBBSなどのバランス課題では9研究全てで有意な改善があった．QOLに関しては7研究中2研究に有意な改善があり，転倒数を検討した2つの研究では転倒数の減少傾向はあったが有意差はなかった	12)
RCT	virtual realityのバランス練習がPD患者の姿勢制御に対する効果を40名の対象者を無作為にvirtual reality (VR) 群，通常練習群，対照群に割付け，6週間の介入を実施し，比較	VR群と通常練習群間では平衡機能の指標と言語反応速度に有意な差は認められなかったが，VR群では視覚と身体が揺れた状況などでの平衡機能のスコアが対照群に比べて有意に改善した．また閉眼での身体が揺れた状況などでの平衡機能のスコアは，VR群，通常練習群ともにコントロール群に比べて有意に改善した	13)

認められたとしている．またQOLに関しては7研究中2研究に有意な改善があり，転倒数を検討した2つの研究では転倒数の減少傾向はあったが有意差がなかったとしている．

Yenら[13]がvirtual realityによるバランス練習がPD患者の姿勢制御に与える効果についてRCTを行っている．この研究では対象者を無作為にvirtual reality (VR) 群，通常練習群，コントロール群に分類し，6週間介入している．その結果，VR群と通常練習群間では平衡機能の指標と言語反応速度に有意な差は認められなかったが，VR群では，視覚と身体が揺れる状況などでの平衡機能がコントロール群に比して有意な改善が認められた．また閉眼で身体が揺れる状況での平衡機能が，VR群，通常練習群ともにコントロール群に比べて有意な改善が認められたとし，VRと一般的なトレーニングは，PD患者の姿勢制御の感覚統合を改善するとしている．

これらのことから筋力トレーニングとバランストレーニングは，それぞれトレーニング特性を有し，筋力トレーニングであれば筋力増強，バランストレーニングはバランス指標の改善に少なくとも効果があると考えられる．

② **トレッドミル歩行運動（treadmill walking）（表3）**

Mehrhilzら[14]は，トレッドミル歩行運動に関する歩行機能の改善，受け入れと安全性について，8つの研究を対象にメタアナリシスを行い，歩行率の改善はなかったが，歩行速度とストライド長，歩行距離の改善，また脱落者の増加のリスクと有害事象がなかったことを報告している．またHermanら[15]のシステマティックレビューでは，短期効果として歩行速度と歩幅の改善，長期効果では歩行速度，UPDRSの運動項目，転倒恐怖の改善があったことを報告している．

トレッドミル歩行運動形態の違いとしては，Yangら[16]が，トレッドミルを用いた下り勾配の歩行路で歩行運動が歩行指標の改善と胸椎の後彎の保持に貢献するとしている．その他のトレッドミルを用いた歩行運動には，速度依存性でのトレッドミル歩行[17]や体重免荷でのトレッドミル歩行[18]，後進でのトレッドミル歩行[19]など

表3● PD 患者に対するトレッドミル歩行，感覚刺激，手掛かり刺激の効果に関する文献のアブストラクト

デザイン	対象と方法	主な結果やまとめ	文献
meta-analysis	電子データベースからトレッドミル歩行練習と非トレッドミル歩行練習を比較した RCT を抽出し，メタ分析を分析	トレッドミル歩行練習は歩行速度，ストライド長，歩行距離，を改善するが，歩行率は改善しない．トレッドミル歩行練習は，患者のドロップアウトを増加しない	14)
systematic review	トレッドミルトレーニング歩行練習効果を調査した研究をレビュー	トレッドミル歩行練習は，短期効果として歩行速度や歩幅などを改善し，長期効果では歩行速度，UPDRS の運動項目，転倒恐怖，QOL を改善をした	15)
RCT	PD 患者 33 名を無作為に降り勾配でのトレッドミル歩行群と一般的な治療群に割付け，それぞれの介入を4週間実施し，介入前，介入後，介入後1ヵ月に評価を実施	降り勾配でのトレッドミル歩行は歩行能力を改善し，胸椎の後彎維持に寄与する可能性がある	16)
RCT	PD 患者 31 名を無作為に2群に介入群と対象群に割付け，介入群にはストレッチング，関節可動域運動，速度依存性トレッドミル歩行を8週間実施	介入群では Berg Balance Test, Dynamic Gait Index, Falls Efficacy Scale の点数が有意に改善したが，対照群では介入前後で有意な変化がなかった	17)
cross-over design	PD 患者 10 名に対して，介入期には12分間の体重免荷トレッドミル歩行を実施し，対照期には関節可動域運動，日常生活動作練習，歩行練習を実施して，クロスオーバーデザインを用いて効果を検証	介入期の前後で UPDRS の総合点，ADL と運動項目，歩行速度と歩幅に有意な改善があった	18)
cross-over design	PD 患者 6 名に対して介入期には6分間のトレッドミル後進歩行を行い，対照期にはトレッドミル前進歩行を行い，クロスオーバーデザインを用いて効果を検証	介入期後の10m 歩行速度は，ベースライン期，対照期に比べて有意に増加し，歩数は有意差がなかった	19)
RCT	歩行障害のある PD 患者 67 名を無作為に高強度でのトレッドミル歩行練習，低強度でのトレッドミル歩行練習，ストレッチと抵抗運動，を行う3群に割付け，歩行，心肺機能，筋力を検討	6分間歩行距離は3つの群で増加し，2つのトレッドミル歩行練習の群の peak VO$_2$ はストレッチと抵抗運動の群に比べて改善した．ストレッチと抵抗運動の群のみが筋力が改善した	20)
systematic review	他者からの言語指示が PD 者の歩行に及ぼす影響についてシステマティックレビューを実施	1つの RCT と 12 の non-RCT を対象とした結果，根拠は弱いながら歩行の際には「足を大きく踏み出して（take big steps）」と言語指示を行うことが，有益性のある言語指示の方法である．一方，歩行速度などに対する十分なエビデンスはない	21)

systematic review	PD患者に対するwhole body vibration（WBV：全身振動）の効果についてのRCTとnon-RCTについてシステマティックレビューを実施	2つの研究結果は，WBVがUPDRSの振戦と固縮を有意に減少したが，UPDRSの全体でみた場合には相反した結果であった．2つの研究ではWBVが一般的なエクササイズに比べて良好な結果を得なかった	22)
time-series design	PD患者における手掛かり刺激が運動学習に及ぼす効果を検証するために，153名を対象に単独課題と二重課題中の歩行運動中に聴覚，視覚と体性感覚野3つの外的なリズミカルな手掛かりを実施して3週間実施	単独課題と二重課題での歩行速度と歩幅はいずれの刺激を行った群でも有意に増加した．また効果は手掛かり歩行に限られてなく，手掛かりなしでの二重課題の歩幅にみられた．外的なリズミカルな手掛かりの使用は，運動学習を強化する	23)
time-series design	聴覚，視覚，体性感覚の3つの感覚刺激をリズミカルに与え，方向転換時間に与える短期効果を検討	全てのタイプの感覚刺激がfreezerとnon-freezer両群の方向転換速度を向上させ，freezerでの聴覚刺激は視覚刺激に比べて方向転換速度を向上させたが，体性感覚刺激との間には違いがなかった	24)

があるが，いずれもコントロール期に比べて介入群あるいは介入期で歩行能力などの指標に有意な改善があったとしている．

Shulmanら[20]は，歩行障害のあるPD患者を無作為に高強度（予測最大心拍数の70〜80%）でのトレッドミル歩行運動群，低強度（予測最大心拍数の40〜50%）でのトレッドミル歩行運動群，そしてストレッチングと筋力トレーニングを実施した群に割付け，心肺機能と筋力に及ぼす影響について検討している．この結果では，全ての群で6分間歩行距離が延びたが3群間で差はなかったとしている．また最高酸素摂取量の増加はストレッチングと筋力トレーニングを実施した群ではみられなかったが，一方，2つのトレッドミル歩行群では増加がみられている．また筋力の増加はストレッチングと筋力トレーニングを実施した群でのみ得られたとしている．

これらを踏まえると，トレッドミル歩行運動は歩行速度をはじめとする歩行指標の改善に効果があると考えられ，さらに筋力トレーニングなどを掛け合わせることで，付加的な効果が獲得できる可能性が考えられる．

③感覚刺激，手掛かり刺激（表3）

Fokら[21]は他者からの言語指示がPD者の歩行に及ぼす影響について1つのRCTと12のnon-RCTを対象にシステマティックレビューを行っている．その結果，ストライド長の有意な改善が，十分な質を有さないRCTで1つ，十分な質を有したnon-RCTで1つ，不十分な研究の質でのnon-RCTの1つでみられ，それら全ての研究で「足を大きく踏み出して（take big steps）」歩くよう言語指示をしていたとし，根拠は弱いながら歩行の際に「足を大きく踏み出して（take big steps）」と言語指示を行うことは，有益性のある方法としている．一方，歩行速度の改善などに関するエビデンスは十分ではなく，これまでの研究の限界を示唆して

いる．Lauら[22]は，PD患者に対するwhole body vibration（WBV：全身振動）の効果についてのシステマティックレビューを行っている．その結果，非介入との比較を行った2つの研究ではWBVの感覚運動に対する効果のエビデンスは十分なものとはいえず，今後さらに検討されるべきとしている．

Rochesterら[23]は，PD患者における手掛かり刺激が運動学習に及ぼす効果を検証するために，153名を対象に単独課題と二重課題中の歩行運動中に聴覚，視覚と体性感覚野3つの外的なリズミカルな手掛かりを行ってトレーニングを3週間実施している．その結果，単独課題と二重課題での歩行速度と歩幅はいずれの刺激を行った群でも有意に増加したことを報告している．また効果は手掛かり刺激を用いた歩行に限られたものではなく，手掛かりなしでの二重課題の歩幅にみられたとし，外的なリズミカルな手掛かりの使用は，運動学習を強化するとしている．またNieuwboerら[24]は，聴覚，視覚，体性感覚の3つの感覚刺激様式をリズミカルに与え，方向転換時間に与える短期効果を検討している．その結果，全てのタイプの感覚刺激がfreezerとnon-freezer両群の方向転換速度を向上させ，freezerでは聴覚刺激は視覚刺激に比べて方向転換速度を向上させたが，体性感覚刺激との間には違いがなかったとしている．

これらのことから聴覚，視覚，体性感覚への刺激は，歩行機能を改善する可能性があると考えられる．

④患者教育と介入場所，実行性（表4）

患者教育についてはA'Campoら[25]が，著しい精神機能障害のない外来PD患者とその介護者を対象にその効果を検証している．対象者を無作為にコントロール群と介入群に割付け，介入群に対しては90分間のPD患者への教育プログラムを実施し，コントロール群には通常のケアを行った．その結果，介入群では介護者の社会心理的問題の改善が得られ，また患者のQOLも改善傾向にあり，患者，介護者とも半数以上が役立ったと回答したとしている．

入院中の介入と在宅での介入の違いについてはFrazzittaら[26]がRCTによって入院中の集中的なリハビリテーションの効果について検討している．PD患者50名を無作為に介入群とコントロール群に分類し，介入群には4週間の入院中にトレッドミルとstabilometricプラットフォームでの運動の実施と退院時に運動の継続を推奨した．一方コントロール群には薬物療法と退院時に一般的な運動の実施を推奨した．その結果，介入群はUPDRS項目の点数が良好で，またレボドパの処方量が減少したとしている．Schenkmanら[27]は理学療法士の監視下で柔軟性，バランス，機能練習を行った群と監視下で有酸素運動を行った群，そして在宅を基本とした運動群の3群で4，10，16ヵ月後の身体パフォーマンス，バランス，歩行効率，UPDRSのADLと運動の項目，QOLを評価した．その結果，4ヵ月後の身体運動パフォーマンスは，監視下で柔軟性，バランス，機能練習を行った群が他の2群に

表4 ● PD患者に対する患者教育と介入場所の効果,実行性に関する文献のアブストラクト

デザイン	対象と方法	主な結果やまとめ	文献
RCT	PD患者64名とその介護者46名を無作為に介入群と非介入群に割付け,介入群には1回90分週1回の教育プログラムを実施し,対照群には通常のケアを行い,心理社会的な問題,QOL,うつに関する評価を実施	教育プログラムは介護者の心理社会的な問題と援助の必要性に有意な効果があり,またPD患者のQOLの改善傾向があった	25)
RCT	PD患者50名を無作為に,4週間の入院中にトレッドミルとstabilometricプラットフォームでの運動と退院時に習った運動の継続を推奨する介入群と,薬物療法と退院時に一般的な運動の実施を推奨する対照群に割付け,それぞれ実施	介入群は,UPDRS項目の点数が良好で,またレボドパの処方量は介入群で減少した	26)
RCT	理学療法士の監視下で柔軟性,バランス,機能練習を行った群と監視下で有酸素運動を行った群,そして在宅を基本とした運動群の3群に無作為に割付け,4,10,16ヵ月後の身体パフォーマンス,バランス,歩行効率,UPDRSのADLと運動の項目,QOLを評価	4ヵ月後には,監視下で柔軟性,バランス,機能練習を行った群が他の2群に比べて身体運動パフォーマンスが高かった.バランスは3群間でいずれの時期も差がなかった.有酸素運動を行った群の歩行効率は,監視下で柔軟性,バランス,機能練習を行った群に比べて4,10,16ヵ月後に良好であった.UPDRSのADL項目は,監視下で柔軟性,バランス,機能練習を行った群が在宅を基本とした運動群に比べて,4,16ヵ月後に有意に良好であった	27)
RCT	過去1年間に2度以上の転倒を経験したが移動が自立しているPD患者142名を対象に,在宅介入の効果について検討.介入群には6週間ホームプログラムとしてストレッチング,関節可動域運動,バランス練習,歩行練習,転倒予防教育を実施.対照群には通常のケアを実施	介入群では対照群に比べて8週と6ヵ月後の転倒頻度は減少傾向した.また6ヵ月後の外傷を伴う転倒の発生は低率であった.転倒しそうになった割合は,介入群で8週と6ヵ月後で低かった.介入群は6ヵ月後のFRとQOLに対して正の効果を有した	28)
observational study	転倒減少を目的とした6週間の個別理学療法プログラムに同意したPD患者のプログラム完遂割合とアドヒアランスを予測する患者の特徴を調査	対象者の79%(95%信頼区間73~86%)が指示された運動を実施した.一方,高齢,健康状態が低い,健康状態に不安を持つ,うつ,あるいは精神機能に問題がある場合には,アドヒアランスが低かった	29)
observational study	PD患者210名を筋力トレーニング,運動方略,コントロールの3群に無作為に割付け,安全性,実行性,コンプライアンスを調査	介入中の最初の転倒の時期は群間で差はなく,有害な作用は少なかった.介入中,後を含めて参加をやめたのは8名で,維持性は高かった.群間でアドヒアランスの差はなかった(参加率80%以上).治療群のコンプライアンスは高かった	30)

比べて高かった．一方，バランスは3群間でいずれの時期も差がなかった．また有酸素運動を行った群の歩行効率は，監視下で柔軟性，バランス，機能練習を行った群に比べて4，10，16ヵ月後に良好であり，UPDRSのADL項目は，監視下で柔軟性，バランス，機能練習を行った群が在宅を基本とした運動群に比べて，4，16ヵ月後に有意に良好であったこととしている．

在宅における介入についてはAshburnら[28]が，過去1年間に2度以上の転倒を経験している移動が自立したPD患者を対象にRCTを行っている．介入群にはホームプログラムとして，ストレッチング，関節可動域運動，バランス練習，歩行練習，転倒予防教育を行った結果，介入群は非介入群に比べて介入後8週と6ヵ月時点での転倒頻度や外傷を伴う転倒の発生率が低かった．

運動療法の実行性については，Pickeringら[29]とMcGinleyら[30]が，在宅での運動療法について報告している．Pickeringら[29]は，転倒減少を目的とした6週間の個別理学療法プログラムに同意したPD患者のプログラムの完遂割合とアドヒアランスを予測するための患者の特徴を調査した．指示された筋力トレーニング，関節可動域運動，バランス運動の実施回数を自己申告させた結果，対象者の79%（95%信頼区間73〜86%）が指示された運動を実施していた．一方，高齢，健康状態が低い，健康状態に不安を持つ，うつ，あるいは精神機能に問題がある場合には，アドヒアランスが低いとしている．McGinleyら[30]は，PD患者210名を無作為に筋力トレーニング群，運動方略群，コントロールの3群に割付け，それぞれの安全性，実行性，コンプライアンスを調査している．その結果，介入中の最初の転倒の時期は群間で有意差がなく，有害な作用はなかった．また介入中，後を含めて参加をやめたのは8名で，維持性は高かった．群間でアドヒアランスの差はなかった（参加率80%以上）．さらに治療群のコンプライアンスは高かったことから，在宅での運動の履行は安全に可能としている．

これらのことから，入院での集中的な介入を行った対象者においても在宅でのホームプログラムを継続することが効果と実行性の点で有効と考えられる．

⑤その他の介入（表5）

a. constraint-induced movement therapy（CI療法）

Leeら[31]は，PD患者の手指と上肢機能に対するconstraint-induced movement therapy（CI療法）の効果についてRCTを行っている．介入群は，CI療法を1日3時間，週5回を4週間実施し，コントロール群は，一般的な上肢運動を1日3時間，週5回を4週間実施した．その結果，介入群は上肢の運動機能の評価指標であるFugl-Meyer assessmentの全ての下位項目で有意な改善がみられたとしている．さらに介入群では，コントロール群に比べ手指巧緻性の評価指標であるbox and block testと日常生活に関連する上肢機能をモニターするaction research arm testで有意な改善が認められたとしている．

表5 ● その他の介入と認知機能に対する効果に関する文献のアブストラクト

デザイン	対象と方法	主な結果，まとめ	文献
time-series design	PD患者の手指，上肢機能に対するconstraint-induced movement therapy（CI療法）の効果について，介入群はCI療法を1日3時間，週5回を4週間実施し，対照群は，一般的な上肢運動を1日3時間，週5回を4週間実施	介入群は上肢の運動機能の評価指標であるFugl-Meyer assessmentの全ての下位項目で有意な改善がみられた．介入群では，対照群に比べ手指巧緻性の評価指標であるbox and block testと日常生活に関連する上肢機能をモニターするaction research arm testで有意な改善があった	31)
RCT	PD患者195名を無作為に太極拳群，筋力トレーニング群，ストレッチ群の3群に割付け，1回60分の週2回，24週にわたり運動を実施	太極拳を行った群は，筋力トレーニング群，ストレッチ群より，体幹の支持性の改善が認められ，また太極拳群はストレッチ群に比し，転倒が少なかった	32)
RCT	軽度から中等度のPD患者60名を無作為に，ロボット歩行練習とトレッドミル歩行練習，理学療法に割付け，それぞれの効果を検証	いずれの群でも介入後には，歩行能力に有意な改善を認めたが，ロボット歩行練習とトレッドミル歩行練習では歩行能力に有意差はなかった	33)
systematic review	PD患者を対象に，認知リハビリテーション，身体的リハビリテーション，運動，脳刺激といった非薬物療法の認知機能に対する効果についてシステマティックレビューを実施	PD患者の認知機能障害と認知症のための非薬物療法の研究は量，質ともきわめて限られている	34)
non-RCT	PD患者20名を対照群とトレーニング群に分類し，トレーニング群は6ヵ月間有酸素運動を主とした運動を実施	トレーニング群は，対照群に比べてWisconsin Card Sorting Testの達成カテゴリー数と保続の点でコントロール群に比べて改善があった	35)
non-RCT	MMSEが23点以上のPD患者28名を介入群と対照群に割付け，介入群には有酸素運動と抵抗運動を1回60分，週に2回を12週間．対照群は通常の生活を継続	介入群では，言語，視空間性作業記憶（spatial working memory），前向きな発言で対照群に比べて改善があった．また，認知機能の改善は気分やQOLとは関連がなかった	36)
RCT	PD患者240名を無作為に，認知に対する介入を行った群，認知に対する介入に移動に関するトレーニングを併用して行った群，これらに加えて有酸素運動と精神運動に関するトレーニングを行った群の3つに無作為割付け，それぞれの介入を実施	認知と移動さらに有酸素運動と精神運動に関するトレーニングを行った群は，他の2群に比べて全ての認知機能，長期の言語記憶，注意課題，遂行機能が優れていた	37)
case-report	PD患者1名を対象に8週間有酸素運動を実施	介入後には，遂行機能，作業記憶，言語に関する改善と，二重課題のパフォーマンスとモーターアウトプットの改善があった	38)

b. 太極拳

Li ら[32]は，PD 患者 195 名を無作為に太極拳群，筋力トレーニング群，ストレッチ群の 3 群に割付け，1 回 60 分の週 2 回，24 週にわたりトレーニングを実施した．その結果，太極拳を行った群は，筋力トレーニング群，ストレッチ群より，体幹の支持性の改善が認められ，また太極拳群はストレッチ群に比し，転倒が少なかったことを報告している．

c. ロボット歩行

Picelli ら[33]は，軽度から中等度の PD 患者を対象に，ロボット歩行練習とトレッドミル歩行練習，理学療法との効果を RCT によって検証している．それぞれの群は，45 分間，週 3 回の介入を計 12 回実施した結果，いずれの群でも介入後には，歩行能力に有意な改善を認めたが，ロボット歩行練習とトレッドミル歩行練習間では歩行能力に有意差はなかったとしている．

(4) 認知機能に対する介入のエビデンス(表5)

Hindle ら[34]は，認知症がある，認知障害がある，認知障害がない，それぞれの PD 患者を対象に，認知リハビリテーション，身体的リハビリテーション，運動，脳刺激といった非薬物療法の認知機能に対する効果をシステマティックレビューしている．その結果，PD 患者の認知機能障害と認知症のための非薬物療法の研究は量，質ともきわめて限られているとしている．

コントロール研究では，主に有酸素運動を行った群がコントロール群に比べて Wisconsin Card Sorting Test の達成カテゴリー数と保続の点で改善があったことが報告[35]されている．また Cruise ら[36]は MMSE が 23 点以上の 28 名の PD 患者を介入群とコントロール群に割付け，介入群には 1 回 60 分，週に 2 回を 12 週間，有酸素運動と抵抗運動を行った結果，介入群では言語，視空間性作業記憶（spatial working memory），前向きな発言でコントロール群に比べて改善があったとしている．なお，認知機能の改善は気分や QOL とは関連がなかったとしている．

Reuter ら[37]は，認知に対する介入と運動を用いた介入の効果を検証している．介入は，認知に対する介入を行った群，認知に対する介入に移動に関するトレーニング（スーパーマーケットまでの道を探すあるいは食事の準備をする）を併用して行った群，これらに加えて有酸素運動（ノルディックウォーキング）と精神運動（歩行，跳ねる，投げる）に関するトレーニングを行った群の 3 つである．その結果，認知と移動と有酸素運動と精神運動に関するトレーニングを行った群は，他の 2 群に比べて全ての認知機能，長期の言語記憶，注意課題，遂行機能が優れていたとしている．Nocera らは PD 患者 1 名でのケースレポートにおいて，運動あるいは有酸素運動を実施した結果，遂行機能，作業記憶，言語に関する改善と，二重課題のパフォーマンスとモーターアウトプットの改善が得られたことを報告[38]している．

> **メモ ▶ single-subject design（シングルケースデザイン）**
> single-subject design は，実験研究に位置付けられ，複数の治療間，治療の構成間，治療と非治療間などを検証するために用いることができる[39]．

❷ 診療ガイドラインの紹介

(1) わが国におけるガイドライン

　理学療法に関連する内容が記載されたわが国の PD 患者のガイドラインには，日本神経学会の「パーキンソン病治療ガイドライン 2011」[40]と（社）日本理学療法士協会が作成したパーキンソン病の診療ガイドライン[41]がある．

　日本神経学会の「パーキンソン病治療ガイドライン 2011」[40]では，第Ⅱ編の第3章に運動症状の非薬物療法の章があり，リハビリテーションは運動症状の改善に有効か，というクリニカルクエスチョンに対し，運動療法がグレード A（強い科学的根拠があり，行うよう強く勧められる）としてあげている．具体的には，運動療法が身体機能，健康関連 QOL，筋力，バランス，歩行速度の改善に有効であるとしている．また外部刺激，特に聴覚刺激による歩行練習も歩行を改善するとしてグレード A とされている．運動療法による転倒の頻度の減少に関してはグレード B（科学的根拠があり，行うよう勧められる）である．

　（社）日本理学療法士協会が作成したパーキンソン病の診療ガイドライン[41]は，理学療法介入の推奨グレードとエビデンスレベルとともに，理学療法評価（指標）の推奨グレードも明示している．

　推奨グレード A の理学療法評価としては，疾患特異的評価指標として Unified Parkinson's Disease Rating Scale（UPDRS），Parkinson's Disease Questionnaire（PDQ-39），身体機能に関する評価指標として歩行速度，歩幅，歩行率，Berg Balance Scale，Functional Reach Test，Timed up & Go Test，Falls Efficacy Scale をあげている．また QOL や精神機能に関する評価としては，Medical Outcome Study 36-Item Short-Form Health Survey と Geriatric Depression Scale が推奨グレード A である．

　理学療法介入としては，推奨グレード A が理学療法全般（physical therapy, exercise），トレッドミル歩行（treadmill training）であり，筋力増強運動，バランス運動，全身運動（aerobic training, aerobic exercise），感覚刺激はそれぞれグレード B である．また，パーキンソン病の運動症状・障害に関する用語および評価指標についての解説もされている．なお，現在このガイドラインの閲覧は日本理学療法士協会会員のみに限られている．

表6 ● KNGF ガイドラインによる理学療法評価の推奨グレード

評価指標	評価を行う必要のある状況や患者特性	推奨グレード	appendixの番号
Patient Specific Complaints Questionnaire	病歴の聴取時	4	4.1
History of Falling Questionnaire			4.2
Freezing of gait (FOG) questionnaire	近来, 足が床から離れないあるいは床に足が張り付いたような経験をした患者	4	4.6
(Modified) Falls Efficacy Scale (FES)	過去1年に転倒を経験したあるいは転倒しそうになった患者	4	4.4
Falls diary			4.3
Retropulsion test	理学的(身体)検査	4	4.5
Modified Parkinson's Activity Scale (PAS)			4.10
Timed Up and Go test (TUG)			4.11
Six-minute walk test			4.8
Ten-meter walk test			4.9

(文献42)より一部改変引用)

わが国以外では, オランダ理学療法士協会によるガイドライン[42], Canadian Neurological Sciences Federation によるガイドライン[43], Royal College of Physicians によるガイドライン[44]にPDに関する理学療法の記載がなされている.

オランダ理学療法士協会のKNGFガイドライン[42]は, 理学療法評価(表6)と理学療法介入(表7)の推奨グレードに加えて, PDの定義や疫学, 予後, 各病期における理学療法士の役割, 理学療法の適応, 効果指標, 治療計画, 非適応, 治療回数と頻度, 治療方略についても記されている. また巻末にmeasuring instruments が記載されており, PD患者の理学療法を行う際には, 非常に有用な情報が記載されている. なお表6にはKNGFガイドラインによる推奨グレードの記載された理学療法評価とmeasuring instruments のappendixの番号, 表7には推奨グレードが3以上の理学療法介入を抽出して記載した. なお, KNGFガイドラインで用いている介入研究のエビデンスレベルのグレード付けの基準とエビデンスレベルによる推奨グレードはそれぞれ表8と表9に示す.

Canadian Neurological Sciences Federation によるガイドライン[43]では, 理学および運動療法は歩行再教育, バランスと柔軟性の改善, 有酸素運動能力, 機能的自立と移動, ADLなどの改善におおよそ効果があるとされている. 一方, Royal College of Physicians のガイドライン[44]には, 理学療法の推奨グレードの記載はない.

表7 ● KNGF ガイドラインの治療的プロセスの推奨グレード

介入目的と介入内容	推奨グレード
移動能力改善のために認知運動方略を用いる	2
移動能力改善のための認知運動方略に手掛かりを併用する	3
活動を容易にするために筋活動の協調性の改善を行う	3
バランス改善のためのバランスエクササイズと筋力トレーニングからなる運動プログラムを実施する	2
歩行，関節の動き，筋力に焦点を当てた運動プログラムと太極拳は転倒回数を減少する	1
歩行練習中の視覚と聴覚の手掛かりの使用は歩行を改善する	2
認知運動方略に手掛かりの併用が歩行開始と歩幅を改善する	3
腕の振りを大きくする，歩隔を広げて歩く，踵接地をすることは歩行速度とストライド長を改善する	2
歩幅を大きくして歩くことは歩行速度の向上に効果がある	2
Hoehn & Yahr 分類が3までは，トレッドミル上での運動が快適歩行速度とストライド長を増加させる	2
下肢の筋力トレーニングによって歩行が改善する	3
歩行あるいはバランストレーニングに伴う関節の動きの改善のプログラムは，ADL機能を改善する	2
筋力の改善に焦点を当てたプログラムは，筋力を改善する	2
有酸素作業能力の改善に焦点を当てたエクササイズプログラムは運動技能を改善する	3
すくみのある者では，歩行器の使用は勧められない	3
ヒッププロテクターの使用は，転倒による股関節の骨折を予防する	1

推奨グレード　1：実証されている，2：信頼できそうである，3：適応がある，4：ガイドライン作成グループの見解

(文献42)より一部改変引用）

表8 ● KNGF で用いられている介入研究のエビデンスレベルのグレード付け

A1	少なくともいくつかの研究間で一致する結果を表すレベルA2の無作為化比較試験を含むメタアナリシス（システマティックレビュー）
A2	十分な統計的パワーと一貫性を備えた無作為化二重盲検比較研究のような優れた方法論を持つ無作為化比較研究
B	中等度の方法論あるいは不十分な統計的パワーでの無作為化比較研究，その他の非無作為化研究，群内比較研究を含むコホート研究
C	症例報告
D	専門家の意見

(文献42)より一部改変引用）

表9 ● エビデンスレベルによる推奨グレード

A1	少なくともいくつかの研究間で一致する結果を表すレベルA2の無作為化比較試験を含むメタアナリシス（システマティックレビュー）
A2	十分な統計的パワーと一貫性を備えた無作為化二重盲検比較研究のような優れた方法論を持つ無作為化比較研究
B	中等度の方法論あるいは不十分な統計的パワーでの無作為化比較研究，その他の非無作為化研究，群内比較研究を含むコホート研究と症例対照研究
C	症例報告
D	専門家の意見

(文献42)より一部改変引用）

表10 ● Minds 推奨グレード

エビデンスのレベル	内容
A	強い科学的根拠があり，行うよう強く勧められる
B	科学的根拠があり，行うよう勧められる
C1	科学的根拠はないが，行うよう勧められる
C2	科学的根拠がなく，行わないよう勧められる
D	無効性あるいは害を示す科学的根拠があり，行わないよう勧められる

(Minds 診療ガイドライン選定部会監：Minds 診療ガイドライン作成の手引き 2007, p.16, 2007, 医学書院より引用)

なお，今後 2004 年に公表された KNGF をアップデートしたガイドラインが The European Guideline for Physiotherapy in Parkinson's Disease として Europian Parkinson's disease association によって作成されることが示されている．

知っておきたいこと　ア.ラ.カルト.

推奨グレード

　ガイドラインには，推奨グレードが記されている．推奨グレードは，ガイドラインの作成もととなった各研究のエビデンスレベルをもとに作成されている．推奨グレードはガイドライン作成委員会で独自の推奨を用いている場合もあるが，代表的なグレーディングの方法に Minds[3]に基づいた方法がある．Minds[3]では，A は強い科学的根拠があり，行うよう強く勧められる，B は科学的根拠があり，行うよう勧められる，C1 が科学的根拠はないが，行うよう勧められる，などとされる(表10)．

メモ ▶ PD 患者に対するガイドラインの有効性

　PD 患者に対するガイドラインの有効性に関しては，Larisch ら[45]が診療ガイドラインの効果的な実施方略の必要性について検討している．この研究では，ガイドライン施行者にガイドラインに関するセミナーを行ったとしても，QOL の向上，不安やうつの軽減，満足度を表す指標には影響しなかったとし，ガイドラインの内容や効果的な実施方略については，今後の検討が必要としている．

❸ エビデンスをどう生かすか？

　エビデンスは，適切な介入方法や評価指標を選択する際の情報として活用するとともに，適切な介入を導入する際の患者への説明に用いる．

これまで記してきたように理学療法は，PD患者の歩行速度を増加させたり，QOLを高めたり，さまざまな正の効果をもたらすといえる．一方，このような効果は，対象者が理学療法を実践しない限りは得ることはできない．このため，理学療法を開始する際には，効果的な理学療法を選択，提示するとともに，その理学療法を確実に実施してもらうための配慮が必要になる．一般に，治療行動に高いコンプライアンスを得るためには，目的とする行動の明確化，見通しの提示などが有効とされている[46]．目的とする行動の明確化とは，トレッドミル歩行トレーニングを例にあげると「快適な歩行速度でトレッドミル上を後ろ向きで5分間実施します」など行うべき運動を具体的に提示することである．また見通しとは「この運動を終わったら5分間休憩を入れましょう」や「PDを患った方では，トレッドミル上を快適な速さで5分間後ろ向き歩きの練習をした場合，その直後に全員の方の歩行速度が平均7％増加したことが報告されています」などと行う運動の直後の行動や，運動の効果などの見通しを示すことである．エビデンスとなる研究には，このような行うべき運動や効果が具体的に記載されているため，これらの情報を収集し，理学療法を行う際に提示，説明を行う．特に，自宅での運動効果は，自宅での実行性に左右されるため，十分な説明が必要である．

次の活用の視点は，PD患者の理学療法における研究課題を考える際の情報にできることである．研究は，いかに優れたデザインであっても研究限界が伴い，1つの研究結果は新たな研究課題を生む．このため，研究論文を読むことで，新たな知見を獲得するとともに新たな研究課題を考える情報となる．もし対象者にエビデンスに基づいた介入を行ったとしても，得られた結果が期待されたものより低いあるいは高い効果が得られたならば，研究で示されていなかった因子が関与している可能性が考えられるかもしれない．これらは，いずれも研究で用いられた具体的な介入方法と得られた結果が明示されていることによって初めて考えることができる．このため，エビデンスとなる研究を熟読し，実践することが重要である．

知っておきたいこと　ア.ラ.カルト.

指示した運動を上手くできない，あるいは行わない対象者には，運動内容を絵と文章で提示することで，コンプライアンスが向上する可能性がある．一般に言葉での指示などは直ぐに与えることができるといった即時性の点で優れている．しかし，このような聴覚刺激は記憶の保持の面では優れているとはいえない．一方，絵や文章は記載に時間を要するために即時性の点では劣る．しかし，絵や文章は視覚刺激に作用するものであり，また忘れても何度も確認できる点で有用な場合がある．指示した運動を行わない，上手くできない対象者は，やる気がないと捉えるのではく，このような対応をしてみる．

summing-up

- パーキンソン病患者に対する理学療法は，経験を基に行うのではなく，ガイドラインやエビデンスに基づいた介入を実施する．その結果，得られた知識，経験が新たな研究課題を生み，エビデンスとなる研究の蓄積，患者への提供へとつながる．

引用文献

1) Tan D, et al：Relationships between motor aspects of gait impairments and activity limitations in people with Parkinson's disease：A systematic review. Parkinsonism Relat Disord, 18：117-124, 2012
2) Scalzo PL, et al：Impact of changes in balance and walking capacity on the quality of life in patients with Parkinson's disease. Arq Neuropsiquiatr, 70：119-124, 2012
3) Minds 診療ガイドライン選定部会監：Minds 診療ガイドライン作成の手引き2007, 2007, 医学書院, 東京
4) Tomlinson CL, et al：Physiotherapy intervention in Parkinson's disease：systematic review and meta-analysis. BMJ, 345：e5004, 2012
5) Tomlinson CL, et al：Physiotherapy versus placebo or no intervention in Parkinson's disease. Cochrane Databases Syst Rev, 15 (8)：CD002817, 2012
6) Goodwin VA, et al：The effectiveness of exercise interventions for patients with Parkinson's disease：a systematic review and meta-analysis. Mov Disord, 23：631-640, 2008
7) Lima LO, et al：Progressive resistance exercise improves strength and physical performance in people with mild to moderate Parkinson's disease：a systematic review. J Physiother, 59：7-13, 2013
8) Brienesse LA, Emerson MN：Effects of resistance training for people with Parkinson's disease：A systematic review. J Am Med Dir Assoc, 14：236-241, 2013
9) Hass CJ, et al：Progressive resistance training improves gait initiation in individuals with Parkinson's disease. Gait & Posture, 35：669-673, 2012
10) Corcos DM, et al：A two-year randomized controlled trial of progressive resistance exercise for Parkinson's disease. Mov Disord, 27：1230-1240, 2013
11) Dibble LE, et al：High-intensity resistance training amplifies muscle hypertrophy and functional gains in persons with Parkinson's disease. Mov Disord, 21：1444-1452, 2006
12) Dibble LE, et al：The effects of exercise on balance in persons with Parkinson's disease：a systematic review across the disability spectrum. J Neurol Phys Ther, 33：14-26, 2009
13) Yen CY, et al：Effects of virtual reality-augmented balance trainig on sensory organization and attetional demand for postural control in people with Parkinson disease：a randomized controlled trial. Phys Ther, 91：862-874, 2011
14) Mehrhilz J, et al：Treadmill training for patients with Parkinson's disease. Cochrane Databases Syst Rev, 20 (1)：CD007830, 2010
15) Herman T, et al：Treadmill training for the treatment of gait disturbances in people with Parkinson's disease：a mini-review. J Neural Transm, 116：307-318, 2009
16) Yang YR, et al：Downhill walking training in individuals with Parkinson's disease. Am J Phys Med Rehabil, 89：706-714, 2010
17) Cakit BD, et al：The effects of incremental speed-dependent treadmill training on postural instability and fear of falling in Parkinson's disease. Clin Rehabil, 21：698-705, 2007
18) Miyai I, et al：Treadmill training with body weight support：its effect on Parkinson's disease. Arch Phys Med Rehabil, 81：849-852, 2000
19) 大森圭貢, 他：パーキンソン病患者に対するトレッドミル後進歩行運動が平地歩行能力に及ぼす即時効果—クロスオーバーデザインを用いた検討—. 理学療法学, 37：22-28, 2010
20) Shulman LM, et al：Randomized clinical trial of 3 types of physical exercise for patients with Parkinson's disease. JAMA Neurol, 70：183-190, 2013
21) Fok P, et al：The effects of verbal instructions on gait in people with Parkinson's disease：a systematic review of randomized controlled and non-randomized trial. Clin Rehabil, 25：396-407, 2011
22) Lau RW, et al：Effects of whole-body vibration on sensorimotor performance in people with Parkinson's disease：a systematic review. Phys Ther, 91：198-209, 2011
23) Rochester L, et al：Evidence for motor learning in Parkinson's disease：Acquisition, automaticity, and retention of cued gait performance after training with external rhythmical cues. Brain Res, 10：103-111, 2010
24) Nieuwboer A, et al：The short-term effects of different cueing modalities on turn speed in people with Parkinson's disease. Neurorehabil Neural Repair, 23：831-836, 2009
25) A'Campo LE, et al：The benefits of a standardized patient education program for patients with Parkinson's disease and their caregivers. Parkinsonism Relat Disord, 16：89-95, 2010
26) Frazzitta G, et al：Effectiveness of intensive inpatient rehabilitation treatment on disease progression in parkisonian patients：a randomized controlled trial with 1-year follow-up. Neurorehabil Neural Repair, 26：144-150, 2012
27) Schenkman M, et al：Exercise for people in early-or mid-stage Parkinson disease：A 16-month randomized controlled trial. Phys Ther, 92：1395-1410, 2012

28) Ashburn A, et al：A randomized controlled trial of a home based exercise programme to reduce the risk of falling among people with Parkinson's disease. J Neurol Neurosurg Psychiatry, 78：678-684, 2007
29) Pickering RM, et al：Self reported adherence to a home-based exercise programme among people with Parkinson's disease. Parkinsonism Relat Disord, 19：66-71, 2013
30) McGinley JL, et al：Feasibility, safety, and compliance in a randomized controlled trial of physical therapy for Parkinson's disease. Parkinsons Dis, 2012：795294, 2012
31) Lee KS, et al：Modified constraint-induced movement therapy improves fine and gross motor performance of the upper limb in Parkinson disease. Am J Phys Med Rehabil, 90：380-386, 2011
32) Li F, et al：Tai chi and postural stability in patients with Parkinson's disease. N Engl J Med, 366(6)：511-519, 2012
33) Picelli A, et al：Robot-assisted gait training versus equal intensity treadmill training in patients with mild to moderate Parkinson's disease：A randmized controlled trial. Parkinsonism Relat Disord, 19(6)：605-610, 2013
34) Hindle JV, et al：Nonpharmacological enhancement of cognitive function in Parkinson's disease：A systematic review. Mov Disord, 28：1034-1049, 2013
35) Tanaka K, et al：Benefits of physical therapy on executive functions in older people with Parkinson's disease. Brain Cogn, 69：435-441, 2009
36) Cruise KE, et al：Exercise and Parkinson's；benefits for cognition and quality of life. Acta Neurol Scand, 123：13-19, 2011
37) Reuter I, et al：Efficacy of a multimodal cognitive rehabilitation including psychomotor and endurance training in Parkinson's disease. J Aging Res, 2012：235765, 2012
38) Nocera JR, et al：Can exercise improve language and cognition in Parkinson's disease? A case report. Neurocase, 16：301-306, 2010
39) Portney LG, Watkins MP：Foundations of Clinical Research：Applications to Practice, 2nd ed, pp.223-264, 2000, Pretence-Hall
40) 日本神経学会監修：「パーキンソン病治療ガイドライン」作成委員会編集：パーキンソン病治療ガイドライン 2011, 医学書院, 東京
41) ガイドライン特別委員会, 理学療法診療ガイドライン部会：理学療法診療ガイドライン, 第1版, 2011, 社団法人日本理学療法士協会
42) KNGF guidelines for physical therapy in patients with Parkinson's disease. Supplement to the Dutch journal of physiotherapy 114, 2004
43) Grimes D, et al：Canadian guidelines on Parkinson's disease. Can J Neurol Sci, 39：S1-S30, 2012
44) National Collaborating Center for Conditions (UK)：Parkinson's Disease：National clinical guideline for diagnosis and management in primary and secondary care [internet]. Royal College of Physicians (UK), 2006
45) Larisch A, et al：Does the clinical practice guideline on Parkinson's disease change health outcomes? A cluster randomized controlled trial. J Neurol, 258：826-834, 2011
46) 山崎裕司, 山本淳一編：リハビリテーション効果を最大限に引き出すコツ 応用行動分析学で運動療法とADL訓練は変わる, 第2版, 2012, 三輪書店, 東京

(大森圭貢)

和 文 索 引

あ

歩きはじめ　087
安静時振戦　232, 265
安定性限界　061, 073
安定性余裕　063

い

息こらえ嚥下　171
移乗動作　159
一次性機能障害　224
移動　204
イメージトレーニング　138

う

ウェアリングオフ　078
運動イメージ　133〜135
運動感覚　133, 136
運動減少　091, 094, 097
運動症状　218, 277
運動スキル　134
運動制御　022
運動前野　123, 125
運動耐容能　048
運動プログラミング障害　247

え

エネルギー消費量　054
エビデンスレベル　284, 297
嚥下障害　272
円背　200

お

起き上がり　202
──動作　157
オフ状態　003
オン状態　003
オン・オフ　280

か

介護サービス　206
介護認定審査会　207
介護保険　189
──制度　199, 206
介護予防訪問リハビリテーション　208
介護老人保健施設　191
咳嗽機能　268
咳嗽反射　165
外的キュー　120, 138
外的手掛かり　081, 097
外的要因　138
外転枕　155
ガイドライン　295
──の有効性　298
介入場所　290, 291
外発性随意運動　107, 123
外部刺激　077
外乱応答による検査　268
外乱負荷応答　062
家屋改修　175
家事動作　201
加速歩行　002, 091
寡動　232
感覚刺激　049, 288, 289
感覚情報統合　066, 069
感覚の再重み付け　066
環境調整　087
患者教育　177, 290, 291
関節可動域運動　153
関節可動域制限　266
間接経路　242
丸薬様の振戦　252

き

基底核回路　232
機能障害　013
機能的自立度評価法　272
逆説的運動　218
逆説的歩行　082, 233

逆説動作　120
胸郭の可動域運動　170
胸郭の可動性　268
狭所の通過　089
強制呼気　169
起立性低血圧　073
筋強剛　232
筋緊張の異常　265
筋出力低下　245
筋力　013
──増強運動　035, 153
──低下　035, 266
──トレーニング　285, 286

く

駆動ユニット　200
首下がり　024
──現象　168
区分支給限度額　207
クリニカル・リーズニング　009, 221
車いす　187

け

ケアマネージャー　210
系列効果　094, 095
系列動作　248
健康関連QOL　221, 226
建築基準法　183

こ

公的支援制度　205
抗パーキンソン病薬　149
誤嚥　177
──性肺炎　166
股関節角度　161
股関節戦略　063, 071
呼気筋トレーニング　171, 213
小刻み歩行　002, 091
呼吸機能　214

呼吸筋力　214, 215
呼吸ジスキネジア　166
国際生活機能分類　226
コクランレビュー　223
小声症　244
腰曲り　023, 040
骨接合術　144
コンセンサスメニュー　224
コンプライアンス　299

さ

最高呼気流速　165
最大酸素摂取量　054
在宅アプローチ　209
在宅生活支援施設　192
在宅復帰施設　191
在宅復帰準備　193
在宅療養　212
作業遂行　181

し

視覚イメージ　136
視覚キュー　120, 125, 138
時間的同時性　134
持久性の低下　267
自己管理　220, 227
ジスキネジア　070
ジストニア　023, 025, 026
姿勢　013
──異常　021, 045, 233
──制御　022
────戦略　070
──反射障害　212, 232
──反応の障害　266
肢節間協調性障害　081
実行性　290, 291
質量中心　061
シーティング　199
シートユニット　200
住環境整備　203
重心動揺　062
住宅改修　209, 211
──費　210
10m歩行　272
障害像　146
上気道閉塞　164
状況依存性　079

小字症　244
衝動制御障害　233
小脳-視床-皮質経路　252
小歩症　091
褥瘡　151
シングルケースデザイン　295
神経リハビリテーション　135
人工股関節全置換術　144
人工骨頭置換術　144
進行性核上性麻痺　065, 189
深部静脈血栓症　151

す

遂行機能障害　082, 179, 229
推奨グレード　297
すくみ　182
すくみ足　002, 004, 010, 077, 120, 233, 249, 265
──質問紙　272
スケーリング　246
ステッピング戦略　063, 071
ストレッチ　050
すり足歩行　091

せ

生活機能　193
生活時間　198
静止時振戦　252
精神機能　004
静的姿勢制御　061
摂食嚥下機能　213
摂食嚥下質問紙　214, 215
セット変換　082
セルフ・エフィカシー　220, 227
前屈姿勢　164
全身持久力　048
前頭葉機能評価検査　130

そ

総務省統計局基本調査　198
足圧中心　061
足関節戦略　063, 071
足底板　204

速度-精度交換則　247

た

体幹側屈　023
太極拳　074, 294
対照試験　219
代償的嚥下方法　168
退所前訪問　195
体性感覚キュー　120
大腿骨頸部骨折　142
大脳基底核　022, 067, 136, 138
大脳皮質　069
体力　047
多重課題　068, 074
立ち上がり動作　122, 159
立ち座り　202
脱臼　144, 145
縦手すり　179
短期集中リハビリテーション実施加算　208

ち

地域に根ざした施設　192
地域包括支援センター　201
着座動作　159
注意　005
──障害　227
──の集中　077
──負荷　137
中枢パターン発生器　251
聴覚キュー　120, 128
長期効果　131
長潜時反応　246
直接経路　242

つ

通所リハビリテーション　192
杖歩行　161

て

手掛かり刺激　288, 289
手掛かり方略　156
手すり設置　211

と

転倒　002, 010, 065, 142, 176, 179, 181, 272
── 恐怖心　149
── 頻度　267
── 予防　161

トイレ　185
統一パーキンソン病スケール　263
── 改訂版　263
動作の分割　084
特発性正常圧水頭症　092
ドパミン　218, 278
努力嚥下　171
トレッドミル後進歩行　056
トレッドミル歩行　049, 288
── 運動　287

な

内発性随意運動　108, 123
内発的動機付け　227
斜め徴候　167, 255

に

二次性機能障害　224
二重課題　005, 080, 122, 219, 249, 269
── 下　227
── の回避　084
日常生活活動　283
日内変動　003, 011
入浴　203
認知運動戦略　049, 080, 084, 110
認知機能　004, 013, 293, 294
── 障害　227, 229
── 低下　148
認知的制御技術　137
認知負荷　002
認知方略　156

ね

寝返り動作　156
ネットワークバランス　218

の

脳血管性パーキンソニズム　092
脳深部刺激療法　239

は

肺炎　151, 273
── 予防　212
肺活量　268
排泄　203
肺塞栓症　151
ハイパー直接路　244
パーキンソン病治療ガイドライン 2011　279
パーキンソン病理学療法診療ガイドライン　038
パニック　086
バランス　014
── トレーニング　285, 286
ハンソンピン　144
反復磁気刺激　240

ひ

非運動症状　218, 277
皮質-基底核ループ　109
皮質内抑制　254
標準的リハビリ介入　193
費用対効果　224

ふ

複合的運動　049
複合的機能障害　224
福祉用具　196, 209, 211
── 相談員　210

へ

平均歩数　054
ベストエビデンス　220
ベストプラクティス　223, 224, 229

ほ

包括的ケアサービス施設　191
方向転換　088
── 動作　122
訪問理学療法　205
訪問リハビリテーション　193, 205, 208
歩行　004, 159
── 開始　121
── 観察　014, 228
── 条件　007
── 障害　002
── 能力　002
── の自動性　006
── 分析　005
補足運動野　067, 123, 125

ま

マイルストーンモデル　221
末梢神経障害　152

む

矛盾性運動　082
無動　232, 244, 265

め

目印　204
メンタルクロノメトリー　136
メンタルリハーサル　084, 156
メンデルソン手技　171

も

目標物の手前　089
モダリティ　133

ゆ

有酸素運動　050

よ

要介護認定 206, 207
予期不安 085
予測的姿勢制御 064, 073, 121, 124, 250

り

理学療法ガイドライン 049

リハビリ施設 191
リハビリテーション 240
リハビリ・ケア 199

れ

レヴィ小体 231
連続効果 128

ろ

6分間歩行距離 054
——テスト 051
ロボット歩行 294

欧文索引

A

activities of daily living（ADL） 283
Alexander technique 155

B

Balance Evaluation Systems Test（BESTest） 069, 268
Barthel index 272
Berg Balance Scale 267
bucket handle motion 167

C

camptocormia 023, 102, 167, 255
cannulated cancellous screw 144
chin down 169
CI療法 292
cognitive strategies 156
cueing strategies 156

D

DBS 239
dimmer モデル 252
DVT 151
dyskinesia 147, 237

E

EMT 213
exercise 284

F

F波 254
Falls Efficacy Scale 268
freezing of gait 077
freezing of gait questionnaire（FOGQ） 083, 123
frontal assessment battery（FAB） 130
Functional Reach Test 267

G

Garden Stage 143

H

head rising exercise 171
higher level gait disorders 092
Hoehn & Yahr 198
──の分類 002, 263

K

kinesie paradoxale 120
kinesioparadox 248
KNGF ガイドライン 038, 051, 296, 297

L

L-ドパ 230
Lee Silverman Voice Treatment（LSVT） 171

M

MDS-UPDRS 083
Minds 推奨グレード 298
Mini-Mental State Examination（MMSE） 269
modified Parkinson activity scale（PAS） 083

O

ORIF 144

P

Parkinson Activity Scale 271
Parkinson's Disease Questionnaire 272
PE 151
physical therapy 284
Pisa syndrome 023, 025
posture second strategy 068
pull test 065
pump handle motion 167
pushing exercise 171

Q

quality of life（QOL） 283

R

resistance training（RT） 037

S

sensory reweighting 066
sequence effect 128
silent aspiration 166
single-subject design 295
Stops Walking when Talking（SWWT） 269

T

Timed Up and Go Test 050, 267
Trail Making Test（TMT） 013, 269
treadmill walking 287
Trunk Impairment Scale（TIS） 103
Trunk Mobility Scale（TMS） 104

U

Unified Parkinson's Disease Rating Scale（UPDRS） 012, 047

W

wearing off 237, 280
wrong side tremor 252